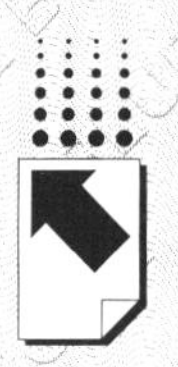

权威·前沿·原创

皮书系列为

“十二五”“十三五”国家重点图书出版规划项目

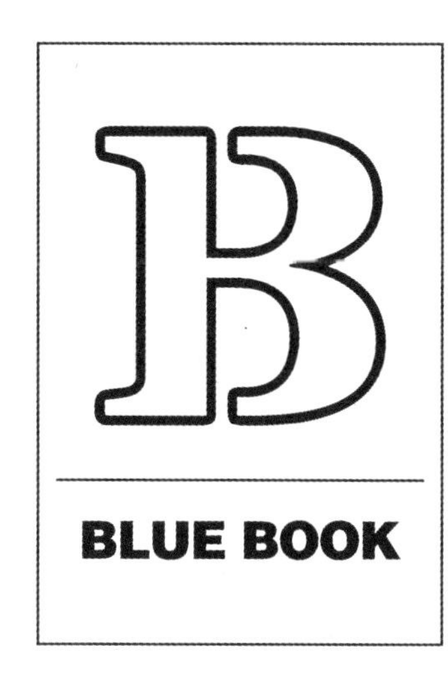

智库成果出版与传播平台

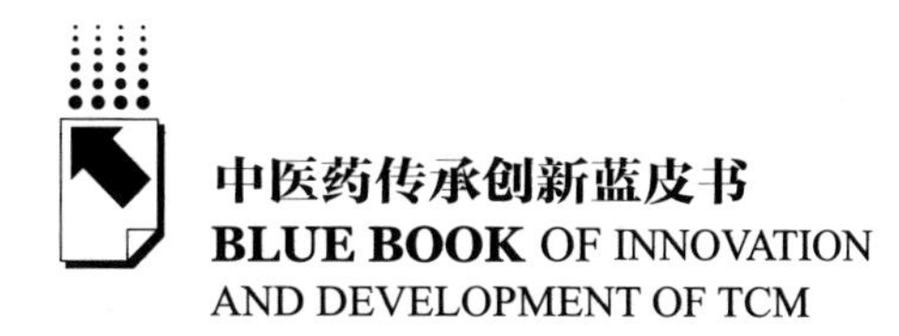

中国中医药传承创新发展报告（2020）

REPORT ON INNOVATION AND DEVELOPMENT OF TRADITIONAL CHINESE MEDICINE (TCM)(2020)

基于省际竞争力评价

主　编 / 张建华　周尚成　潘华峰
副主编 / 闫志来　袁冬生　张伯琪

社会科学文献出版社
SOCIAL SCIENCES ACADEMIC PRESS (CHINA)

图书在版编目(CIP)数据

中国中医药传承创新发展报告. 2020. 基于省际竞争力评价 / 张建华，周尚成，潘华峰主编. -- 北京：社会科学文献出版社，2021.4
（中医药传承创新蓝皮书）
ISBN 978 - 7 - 5201 - 8090 - 0

Ⅰ. ①中… Ⅱ. ①张… ②周… ③潘… Ⅲ. ①中国医药学 - 研究报告 - 2020 Ⅳ. ①R2

中国版本图书馆 CIP 数据核字（2021）第 047211 号

中医药传承创新蓝皮书
中国中医药传承创新发展报告（2020）
——基于省际竞争力评价

主　　编 / 张建华　周尚成　潘华峰
副 主 编 / 闫志来　袁冬生　张伯琪

出 版 人 / 王利民
组稿编辑 / 任文武
责任编辑 / 张丽丽

出　　版 / 社会科学文献出版社 · 城市和绿色发展分社（010）59367143
地址：北京市北三环中路甲 29 号院华龙大厦　邮编：100029
网址：www. ssap. com. cn
发　　行 / 市场营销中心（010）59367081　59367083
印　　装 / 天津千鹤文化传播有限公司

规　　格 / 开 本：787mm × 1092mm　1/16
印 张：26　字 数：390 千字
版　　次 / 2021 年 4 月第 1 版　2021 年 4 月第 1 次印刷
书　　号 / ISBN 978 - 7 - 5201 - 8090 - 0
定　　价 / 128.00 元

本书如有印装质量问题，请与读者服务中心（010 - 59367028）联系

版权所有 翻印必究

广东省社会科学研究基地“广东省中医药健康服务与产业发展中心”
广州市人文社会科学重点研究基地“广州中医药文化历史研究重点基地”
联合资助

编　委　会

主　编　张建华　周尚成　潘华峰

副主编　闫志来　袁冬生　张伯琪

编　委　（按姓氏笔画排序）

许星莹　李成程　邹冠炀　张　聿　张文龙

周智华　赵兰慧　饶远立　袁晓霞　高　婧

程洁桦　黎倩欣　钟艾霖

主要编撰者简介

张建华　现任广州中医药大学党委书记，卫生事业管理研究员，博士生导师，广东省中医药健康服务与产业发展研究中心负责人，广东省委宣传部《岭南文化辞典》组织委员会委员，广东省哲学社会科学专家，广东省卫生厅医学科研基金评审专家。长期从事卫生事业管理、高等院校党建与思想政治建设教育、中医药文化自信与传承发展等方面的研究。近年来主持各级科研项目（课题）9项，其中重大科研课题3项，团队项目1项。公开发表学术论文近四十篇，其中在核心期刊发表论文十余篇。撰写的专家咨询报告曾获广东省委常委、广州市委书记等领导同志的肯定性批示。

周尚成　现任广州中医药大学公共卫生与管理学院院长，管理学博士，教授，博士生导师，国家留学基金委公派赴英访问学者，世界中医药学会联合会中医药管理研究专业委员会副主任委员，中华中医药学会人文与管理科学分会副会长。长期从事中医药管理、卫生管理与医疗保障等方面的研究。近年来主持国家自然科学基金项目3项，教育部等省部级以上项目十余项，公开发表学术论文100余篇，其中SSCI/SCI收录论文7篇，出版专著2部。获得省级政府科技进步奖三等奖1项（排序1），市级政府社科优秀成果奖一等奖2项（均排序1）。享受广州市市级政府特殊津贴专家。获得青年科技奖等多个奖项，撰写的专家咨询报告曾获广东省委省政府等主要领导同志的肯定性批示。

潘华峰 现任广州中医药大学副校长、科技创新中心主任，中医内科学博士，教授，博士生导师，博士后合作导师，享受国务院政府特殊津贴专家，中医内科学脾胃研究学术带头人。兼任中国中医药信息学会副会长、中国民族医学会脾胃病分会副会长、广东省传统医学会副会长、广州中医药历史文化基地负责人、广州大典研究中心学术委员会专家。长期从事中医药文化传播与研究、卫生事业管理、中医药防治消化系统重大疾病的理论与应用研究。近年来主持国家自然科学基金项目4项、973子课题1项、广东省重点领域研发计划1项、其他省部级课题多项，在国内外发表高水平论文180余篇，其中SCI收录论文15篇。出版专著4部、参编2部。曾获广东省科技进步奖一、二等奖，广东省教学成果一等奖，中国产学研合作创新奖等多个奖项，提出助力中医药传承发展的多条相关建议被刊登在《广州研究内参》供有关部门决策参考，积极推广中医药文化资源，不断推进中医药文化传承创新事业，坚定中国特色社会主义文化自信。

前　言

中医药学是中国古代科学的瑰宝，也是打开中华文明宝库的钥匙，党中央、国务院历来高度重视中医药工作。2019 年 7 月 24 日，中央全面深化改革委员会第九次会议召开，审议通过了《关于促进中医药传承创新发展的意见》（下文简称《意见》）；10 月 20 日，中共中央、国务院正式颁布《意见》；10 月 26 日，《意见》全文公布，为我国中医药健康可持续发展提供了政策保障、指明了工作方向。党的十八大以来，中医药发展成就卓著，但也面临基础薄弱、传承不足等问题。2020 年初面对突如其来的新冠肺炎疫情，中医药系统充分发挥了中医药的独特优势和重要作用，为疫情防控取得重大战略性成果做出了重要贡献。如何在疫情防控常态化前提下做好贯彻落实《意见》的工作？如何继承好、发展好、利用好中医药这一宝贵财富，为维护百姓健康发挥更大作用？我们亟须回答好这些问题，这也是本书要探讨的主要问题。

在这样的背景下，我们决定组织专业从事中医药管理及相关领域研究的专家学者团队，在深入调查、具体分工、专题研讨的基础上，集体撰写《中医药传承创新蓝皮书》，展现中国中医药传承创新发展全面和客观的历史轨迹，并助力我国中医药事业和产业高质量发展。

作为《中医药传承创新蓝皮书》的第一本，2020 年的主题为“基于省际竞争力评价”，旨在通过运用科学合理的评价方法对各省份中医药事业发展情况进行评价，客观准确展现不同地区的中医药发展差异，并充分总结中医药发展良好地区的经验，为各级相关部门及机构进行决策提供重要的依据。

全书包括总报告、分报告、热点篇、案例篇。总报告和分报告分别对中医药传承创新的评价方法及评价维度进行了论述和构建，以中医药事业的构成理论与卫生系统绩效评价理论为理论基础，通过中医医疗服务、中医药产业、中医药养生保健、中医药教育、中医药科研、中医药文化与对外交流、中医药政策七个维度共46个指标对各省份中医药传承发展状况进行评价，进而反映各省份中医药事业发展的相对综合水平。本书力求评价有充足的理论依据，模型构建合理严谨，以翔实的数据真实反映我国中医药事业的发展情况、地区差异与动态变化。本书还精选了中医药深度参与抗击新冠肺炎疫情、广州中医药大学50年海外中医药抗疟史、广东省中医院管理实践等方面的报告，体现了传统的中医药与现代科技和管理知识的结合。

2020年，是全面建成小康社会和“十三五”规划收官之年，也是谋划“十四五”规划的关键之年。回顾“十三五”，中医药发展成果丰硕，展望“十四五”，我们中医药人重任在肩。我们站在历史的关键节点启动本蓝皮书的创作，期望有助于公众深入了解中国特色的中医药传承创新发展进程，同时也期望能够为各级各类部门、机构推进“健康中国”建设提供有价值的参考。

感谢广东省社会科学研究基地“广东省中医药健康服务与产业发展中心”与广州市人文社会科学重点研究基地“广州中医药文化历史研究重点基地”的联合资助。

感谢国家自然科学基金（项目编号：81973979、71774049）、广东省自然科学基金（项目编号：2019A1515011496）、广东省社科基金（项目编号：GD19CSH04）、湖北省教育厅哲学社会科学研究重大项目（项目编号：17ZD024）的资助。

感谢浙江工商大学俞立平教授对本书撰写提出的宝贵意见和建议。感谢在专家咨询阶段给予宝贵意见的各位专家。感谢编委团队各位成员的通力合作。

最后需要指出的是，由于水平有限，本书中难免存在不足，敬请广大读者批评指正。

编　者

2020年12月于广州

摘 要

传承创新发展中医药是新时代中国特色社会主义事业的重要内容，客观评价中医药事业的区域竞争力对中医药事业的传承与创新发展具有重要意义。本书以中医药事业发展状况为评价对象，以中医药事业的构成理论与卫生系统的绩效评价理论为理论基础，从中医医疗服务、中医药产业、中医药养生保健、中医药教育、中医药科研、中医药文化与对外交流、中医药政策七个维度选取了46个指标，构建了中医药事业传承创新发展评价指标体系，采用综合评价分析方法，基于指标的层次结构，利用德尔菲法通过专家咨询确定评价指标权重，以2018年度的中医药行业统计数据为基础，对省际中医药事业发展状况做出综合评价，反映了各省份中医药事业发展的相对综合水平。对31个省（区、市）中医医疗服务、中医药产业、中医药养生保健、中医药教育、中医药科研、中医药文化与对外交流、中医药政策的评价结果体现了我国各地中医药事业的发展差异。同时，本书通过对比2018年与2017年相关数据，展现了中医药事业的动态变化特征，结合各地中医药政策与发展规划的发布情况，为各地中医药事业传承与创新发展提供相关思路。此外，本书还梳理了中医药深度参与抗击新冠肺炎疫情的实践及成效，整理了青蒿故事及广东省中医院管理实践等典型案例。

关键词： 中医药事业　传承创新　省际评价

目 录

Ⅰ 总报告

Ⅱ 分报告

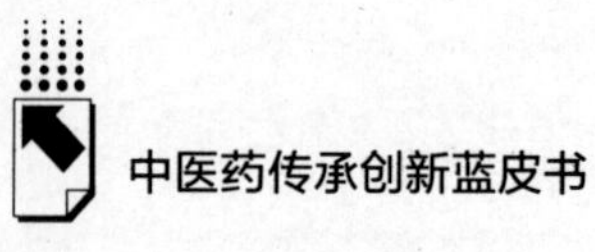

Ⅲ　热点篇

Ⅳ　案例篇

皮书数据库阅读**使用指南**

总报告

General Report

B.1 2020年中国中医药省际竞争力报告

张建华 周尚成 潘华峰 张伯琪 程洁桦 袁晓霞*

摘 要： 本报告基于中医药事业"七位一体"的构成理论与卫生系统绩效评价理论，利用德尔菲法确立指标权重，使用国家统计的行业数据，用综合评价分析方法对中国中医药省际竞争力进行评价。结果显示，我国中医药事业发展具有明显的区域特征，各省（区、市）中医医疗条件及中医药教育、中医药政策的发布与实施均会影响中医药事业的发展。本报告认为，充分了解各省（区、市）的中医药文化基础、经济条件

* 张建华，广州中医药大学党委书记，卫生事业管理研究员，博士生导师，主要研究方向为卫生事业管理；周尚成，广州中医药大学公共卫生与管理学院院长，管理学博士，教授，博士生导师，主要研究方向为卫生管理；潘华峰，广州中医药大学副校长，中医内科学博士，教授，博士生导师，主要研究方向为中医药文化传播、卫生事业管理；张伯琪，广州中医药大学公共卫生与管理学院在读硕士研究生，主要研究方向为疾病负担；程洁桦，广州中医药大学公共卫生与管理学院在读硕士研究生，主要研究方向为社会医学、卫生经济；袁晓霞，广州中医药大学公共卫生与管理学院在读硕士研究生，主要研究方向为卫生经济、卫生事业管理。

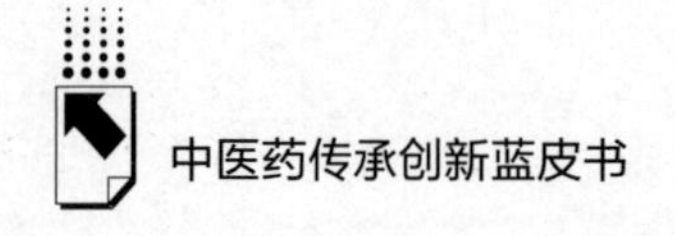

与中医药现有发展情况，制定符合地方特色的中医药发展方向是中医药事业健康发展的基础。

关键词： 中医药 传承创新 省际竞争力

一 中医药事业和中医药传承创新概述

（一）中医药事业的概念及框架理论

1. 概念界定

（1）中医药事业

《中医药法》提出，“中医药事业是我国医药卫生事业的重要组成部分”，这是从中医药事业的从属性来界定中医药事业的概念。本报告根据中医药相关概念，将中医药事业界定为：除少数民族医药之外，与中医药发展相关的具有一定目标、规模和系统的对社会有影响的活动，包括但不限于医疗服务、养生保健、科研、教育、产业、文化等内容。这样的界定，有利于处理不同历史时期中医药事业所展现的不同内涵与外延。

（2）中医医疗服务

医疗服务是指卫生技术人员遵照执业技术规范提供的照护生命、诊治疾病的健康促进服务，以及为实现这些服务提供的药品、医疗器械、救助运输、病房住宿等。中医医疗服务是指以中医理论为指导，采用中医医学技术为百姓提供的照护生命、诊治疾病的健康促进服务，以及为实现这些服务提供的药品、医疗器械、救助运输、病房住宿等。医疗服务的核心是医疗服务能力。

（3）中医药养生保健

中医药养生保健指在中医药理论的指导下，采用中医药方法及技能，开展保养身心、预防疾病、改善体质、增进健康的活动，进而使人健康且精力充沛地生存。中医药养生内涵十分丰富，方式、方法多种多样，如中草药养

 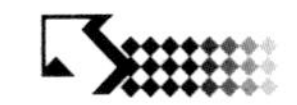

生、经络养生、艾灸养生、脏腑养生、饮食养生、季节养生等，包括非医疗机构和医疗机构提供的相关服务活动。

（4）中医药教育

我国的中医药教育有广义和狭义之分。狭义的中医药教育指中医药高等教育，广义的中医药教育包括为满足中医药事业发展所做的所有教育工作，包括高等教育、师承教育、继续教育等。为拓宽中医药教育的内涵，进一步明确中医药教育的概念，响应国家主动服务调结构、传承创新育新才、医教协同提质量三个方面的号召，本报告将中医药教育定义为培养能够传承好中医药文化与技术、服务好中医药事业人才的教育行为。

（5）中医药科研

科研指科学和技术方面的原创性科学研究，是提出新观点（涵括新理论、新思想、新方法、新假设）的科学研究活动，同时也包括开辟新的科学研究领域及新的视角来重新认识和解释已知的事物等。中医药科研则指结合中医药自身的特点，对中医药进行科学创新和技术创新的全过程，中医药科研活动包括研究开发、研究开发成果的应用和科技服务三大类。

（6）中医药产业

从产业结构的角度来看，中医药产业包含中药种植业、中药工业、中药流通业、卫生服务业等，它们共同组成一条完整的中医药产业链。从产业链的角度来看，中医药产业分为上、中、下游产业。上游产业是指为中药材的种植、生产和流通打好基础的研发部门；中游产业是指中药材种植、初级加工和中药产品生产等部门，主要涉及中药种植业和中药工业；下游产业是指进行药品仓管、物流、销售等活动的产业部门，主要涉及中药商业，包括各大医院、药房等基础设施以及其他中药零售终端，另外还包括中医药信息咨询机构和药品电子商务流通等为中医药产业发展提供各种辅助性服务的配套服务体系。

（7）中医药文化

中医药文化是中华民族优秀传统文化中体现中医药本质与特色的精神文明和物质文明的总和，包含中医药文化理念、文化实践、文化环境三个层面，具有塑造中医药核心理念和价值观念、形成中医药学思维方式和认知、揭示中医药学规律、影响中医药事业传承与发展、增强中华民族文化认同与自信、扩大中华文化影响力的功能。

（8）中医药对外交流

中医药对外交流主要包括中医药文化的传播。文化传播是指文化从一个社会传到另一个社会、从一个区域传到另一个区域、从一个群体传到另一个群体的现象。当前各国综合国力的竞争日益激烈，国家文化的作用和地位日益凸显，要想在国际竞争中占有一席之地，就要加快推动中华文化尤其是中医药文化的传播，形成能够与大国相适应的国家软实力。

2. 中医药事业“七位一体”的构成理论及相互关系

2009 年，国务院颁布《国务院关于扶持和促进中医药事业发展的若干意见》，从国家发展以及民族复兴层面对中医药工作做出了全面部署，提出推进中医药医疗、保健、科研、教育、产业、文化“六位一体”发展的清晰思路。而在中医药传承创新发展过程中，中医药对外交流也是重要的一环，促进中医药对外交流可充分展示中华优秀文化，塑造良好的国家形象，营造良好的国际交流环境，增进各国之间的相互了解。因此，中医药事业实际上包括中医医疗服务、中医药养生保健、中医药科研、中医药教育、中医药产业、中医药文化和中医药对外交流七部分内容。其中，中医医疗服务是重点，中医药养生保健是基础，中医药教育是根本，中医药科研是动力，中医药产业是主体，中医药文化是根基，中医药对外交流是突破口。这几个部分之间彼此依存，互相作用，不能分割，任何一个领域的落后都会影响其他几个领域的发展，从而制约中医药事业全面、协调和可持续发展。在中医药传承创新进程中，应深刻把握中医药的自身特点和发展规律，在正确认识中医药事业的系统性、整体性前提下，协调推进中医药各领域的发展，建立与经济社会发展相适应的机制，实现中医医疗服务、中医药养生保健、中医药教育、中医药科研、中医药文化、中医药产业、中医药对外交流“七位一体”全面协调发展，形成整体统一而又多元化多层次的中医医疗服务体系、中医

药养生保健体系、中医药人才教育培养体系、中医药科研体系、中医药资源保护体系、中医药产业体系以及中医药文化传播体系。

（二）中医药传承与创新的含义及辩证关系

1. 中医药传承的含义

“传承”是指对前人的经验进行传授和继承并发扬发展的过程。传承是学术发展的灵魂，对于中医药理论体系尤为重要。中医药传承主要是中医药理论体系的传承。中医药传承的内容包括中医医学的精华理论、认知思维和价值取向等，具体可分为医术、医理、医道三个不同层次。中医医术是指数千年积累延续下来的独特诊疗养生技术、方法和实用医药知识，其中既包括鲜活的医家诊疗经验、养生保健方法及深藏于民间的验方秘方、土方偏方、绝招绝技，又包括湮没于中医药典籍中、具有博物学性质的医药百科知识。中医医理包括中医基本理论知识与各家学说、医家思想两大方面。中医医道是指中医在生命观、健康观、疾病观上所持有的基本思想和核心理念，认知生命和诊治疾病的认识论、方法论和思维方式，以及行医道德规范和行为准则所体现的价值定位。

2. 中医药创新的含义

“创新”是指人们为了发展需要，运用已知的信息和条件，突破常规，发现或产生某种新颖、独特的有价值的新事物、新思想的活动。创新的本质是突破，即突破旧的思维定式、旧的常规戒律。创新是一个系统工程，广义而言，中医药创新涵盖了中医医疗服务、中医药养生保健、中医药科研、中医药教育、中医药文化、中医药产业、中医药对外交流等各个领域；狭义而言，中医药创新包括中医的理论体系、临床方法、产品研制等方面的创新，需要明确创新条件、创新途径、创新机制、创新方法、创新目标。中医药的创新离不开中医药经典理论原则的指导，也离不开名老中医学术经验的传承，更离不开现代科学技术的应用。

3. 中医药传承与创新的辩证关系

中医药是中华传统文化中具有原创性的学术体系，是以科学精神体现人文关怀的典范，历代医家不仅传承了中医药的科技内容，而且还在理性怀疑基础上进行了实用理性的传承创新。如张仲景承扁鹊、黄帝之说而有创新，宋元四大医家承《内经》《伤寒论》学术而各有创新突破，清代叶天士、薛雪、吴鞠通等又承张仲景和“四家之学”而创立温病学说。创新性的传承和在传承基础上的创新，不断地推动着中医学的学术进步和发展。这启示我们在中医药的发展进程中，传承永远离不开创新，创新更离不开传承。传承是中医药发展的根基，中医药发祥于中华大地，植根于中华文化。道法自然、天人合一、阴阳平衡、调和致中、辨证论治等中医基本理论，蕴含着中华民族的文化基因，是中华民族智慧的结晶。这些理论是长期积淀形成的，是中医药生存发展的根基。然而它们又不能是一成不变的，应当随着社会的发展和时代要求的变化取精华、弃糟粕，并不断进行理论创新，以保持永恒的生命力。而创新是中医药发展的动力，中医药发展需要兼容并蓄，借鉴吸收现代科技成果并进行创新，但这要在保持中医药特色优势的前提下，在继承的基础上创建中医的新思维、新理论、新方法、新表述，在临床实践中获取新发明、新结构、新材料、新产品、新成效。正如我国首位诺贝尔生理学或医学奖获得者屠呦呦所说：“传承是中医药发展的根基，离开传承谈创新，会成为无源之水、无本之木。”中医药理论也是新启于旧，旧中有新，传承中不知不觉地蕴发了二次创新，传承中有创新，创新不离乎传承。

（三）中医药事业研究现状、中医药传承创新研究意义

1. 研究现状

2016 年 12 月 6 日，国务院新闻办公室发布《中国的中医药》白皮书。白皮书对我国发展中医药的政策和主要措施等进行了系统梳理和概述，阐述了中医药的发展历史，并对中医药的传承发展以及中医药国际交流与合作提出了深刻的见解。白皮书强调，中国发展中医药的基本原则和主要措施包括：坚持以人为本，实现中医药成果人民共享；坚持中西医并重，把中医药与西医药摆在同等重要的位置；坚持中医与西医相互取长补短、发挥各自优

势；坚持继承与创新的辩证统一，既保持特色优势又积极利用现代科学技术；坚持统筹兼顾，推进中医药全面协调可持续发展；坚持政府扶持、各方参与，共同促进中医药事业发展。白皮书的发布彰显了中国政府坚定不移发展中医药的决心。

2015 年，由北京中医药大学国家中医药发展与战略研究院副院长毛嘉陵主编的“中医文化蓝皮书”开始连续出版。《中医文化蓝皮书：中国中医药文化传播发展报告（2016）》调研了我国中医药服务、中医就医选择、中医药养生发展、中医药教育、中医药创意产业、中医药文化传播等方面的状况，并通过对调研信息和数据进行分析总结，深入探究了我国中医药文化传播的创新方案和发展规划。《中医文化蓝皮书：中国中医药文化与产业发展报告（2017～2018）》聚焦“中国中医药话语权”，从学术视角研究和分析了 2017～2018 年我国中医药文化与产业领域的新部署、新进展和新成就。基于数据和事实呼吁国家开展关于中医药发展综合数据的调研；基于数据和事实建议未来中医药高级人才评价需要参考学术影响力数据；基于数据和事实提醒我们要推动中医药国际化就要重视中医药传播话语平台的建设。《中医文化蓝皮书：中国中医药发展报告（2019）》深入分析了中医药文化发展中存在的问题及其产生的原因，提出权威性的行业评论建议和解决方案，反映最前沿的中医药思潮，预测中医药发展新趋势，为政府和企事业单位的决策提供了强有力的依据。《中医文化蓝皮书：中国中医药文化发展报告（2020）》以中医药抗疫为主题，从抗疫信息中选择重要事件和具有新闻价值的内容进行分类记录，并通过系列中医药抗疫报告，记录中医人参与抗疫的感人事迹与实战体会，梳理中医药参与抗疫的全过程、取得的临床疗效，分析中医药抗疫背后巨大的文化力量。

国内在中医药领域的研究内容较丰富，成果显著，本报告主要从中医药传承和创新发展角度切入。传承与创新发展中医药是新时代中国特色社会主义事业的重要内容，因此“中医药传承创新蓝皮书”的撰写具有一定的必要性和时代意义。

2. 中医药传承创新研究意义

（1）为中医药事业发展成效提供评价标准

从中医医疗服务、中医药养生保健、中医药科研、中医药教育、中医药产业、中医药文化与对外交流、中医药政策等方面选取若干具有代表性的指标，建立中国中医药事业发展评价指标体系，选取科学合理的评价方法对全国31个省（区、市）的中医药发展情况进行评价和排名，可以深入了解各省（区、市）的中医药事业发展成效。

（2）挖掘现有不足，促进中医药事业和谐发展

各省（区、市）在社会、经济、政治、中医药文化、中医药环境等方面存在差异，针对各地的具体情况进行客观评价，找出根源问题是必要的。在对各省（区、市）中医药事业发展成效进行评价的基础上，通过对评价指标和评价结果进行深度分析，进一步挖掘中医药事业发展存在的问题和成因，能够为促进各地的中医药事业发展提供思路。

（3）总结优势经验，为政府决策提供参考

通过运用科学合理的评价方法对各地区的中医药事业发展情况进行评价，客观准确地反映不同地区的中医药事业发展差异，并通过总结中医药事业发展良好地区的优势经验，为各级相关部门进行顶层决策提供重要的参考。

（四）中国中医药事业迎来新的历史发展机遇

1. 国家领导人充分肯定中医药事业的地位

中医药是中华民族传统文化的瑰宝，在防治疾病、保障群众身体健康方面发挥着重要作用。中华人民共和国成立后，以毛泽东同志为代表的中国共产党人一直非常重视中医药的发展，并把振兴和发展中医药事业列为我国医疗卫生工作的一项重要内容。1950年，我国召开第一届全国卫生工作会议，毛主席在该会议上的题词中明确提出要团结中西医，团结中西医各部分医药卫生工作人员，组成牢固的统一战线，为开展伟大的人民卫生工作而奋斗。1954年以后，在党中央的正确领导下，党和政府逐步构建了一系

列发展新中国中医药事业的政策体系和基本框架，涉及中医管理机构、研究机构、医疗服务、人才培养、中药产销管理、卫生防疫等，为当今中医药事业的发展奠定了坚实基础。中医药既具有自然科学属性，又具有人文属性，是中华优秀传统文化的重要组成部分和典型代表，因此毛主席不仅从防病治病的角度重视发挥中医的作用，更从文化的角度重视中医药，提出了“中国医药学是一个伟大的宝库，应当努力发掘，加以提高”的著名论断。毛主席的中医药思想和中医现代系统理论在之后的几十年里得到了很好的继承和创新，并产生了新的理论形态。

随着中国特色社会主义进入新时代，中医药事业的理论和实践发展也进入新阶段。在中医药事业发展指导思想上，现任党和国家领导人习近平同志以辩证唯物主义作为中医科学发展的武器，指导中医药事业发展及理论建设。党的十八大以来，习近平总书记对中医药事业寄予厚望，聚焦促进中医药传承创新发展这个时代课题，科学做出了“中医药振兴发展迎来天时、地利、人和的大好时机”的战略判断，清晰制定了“要着力推动中医药振兴发展”的战略目标，突出强调了“坚持中西医并重，传承发展中医药事业”的战略部署，为奋力推动中医药事业传承发展指明了方向、提供了遵循。习总书记在多次会议中强调，中医药学是中国古代科学的瑰宝，也是打开中华文明宝库的钥匙，在促进文明互鉴、维护人民健康等方面发挥着重要作用。科学工作者要遵循中医药发展规律，传承精华，守正创新，加快推进中医药现代化、产业化。要坚持中西医并重，推动中医药和西医药相互补充、协调发展，推动中医药走向世界。

2. 国家层面制定了中医药事业发展战略规划

（1）中医药事业相关政策发展概况

新中国成立以来，国家把中医药事业摆在了国家发展战略层面并进行布局，着力加强顶层设计，全面规划中医药发展战略，把握中医药发展方向、重点领域、战略措施与主要任务，制定了一系列发展中医药的政策措施，推动中医药事业稳步发展。从中医药政策的发展情况来看，我国的中医药利好政策越来越多，内容越来越丰富，规划方向也越来越明确（见表1）。

表1　中医药事业相关政策概况

年份	来源	内容
1950	第一届全国卫生工作会议	“团结中西医”被列为“四大方针”之一，并公布关于医药教育的四项决定，其中包括关于医药界团结和互相学习的决定
1978	十一届三中全会	强调必须大力、加快发展中医中药事业，为中医创造良好的发展机会并提高物质条件，着力解决中医队伍后继乏人的问题
1982	全国中医医院和高等中医教育工作会议	明确中医、西医、中西医结合三支力量都要大力发展和长期并存，强调保持和发扬中医特色是发展中医事业的根本方向
1991	第七届全国人大四次会议	将“中西医并重”列为我国卫生工作基本方针之一
1997	《中共中央　国务院关于卫生改革与发展的决定》	文件提出：“中西医并重，发展中医药”
2007	十七大	提出了“人人享有基本医疗卫生服务”的奋斗目标，强调“坚持中西医并重”“扶持中医药和民族医药事业发展”等
2009	《国务院关于扶持和促进中医药事业发展的若干意见》	明确了今后一段时期中医药发展的指导思想、基本原则、发展目标和重点任务，为中医药事业发展指明了方向
2016	《中医药发展战略规划纲要（2016～2030年）》	明确了未来十五年发展中医药事业的指导思想、基本原则和主要任务，系统部署和规划了新时期推进中医药事业发展举措，成为我国中医药事业发展的一个里程碑
2016	《“健康中国2030”规划纲要》	对振兴发展中医药、服务健康中国建设进行系统部署，提出了一系列振兴中医药发展的任务和举措
2017	十九大	习近平总书记在会议上提出，“坚持中西医并重，传承发展中医药事业”
2019	《关于促进中医药传承创新发展的意见》	文件指出，坚持中西医并重，推动中医药和西医药相互补充、协调发展是我国卫生与健康事业的显著优势
2019	全国中医药大会	习近平总书记强调要遵循中医药发展规律，传承精华，守正创新，加快推进中医药现代化、产业化，推动中医药事业和产业高质量发展，为建设健康中国、实现中华民族伟大复兴的中国梦贡献力量

（2）中医药事业不同层面的政策概况

中医药事业的顶层设计方面，我国先后制定了《中医药创新发展规划纲要（2006～2020年）》《中医药健康服务发展规划（2015～2020年）》《中药材保护和发展规划（2015～2020年）》《中医药发展战略规划纲要（2016～2030年）》《关于促进中医药传承创新发展的意见》等，全方位地为中医药事业的发展提供强有力的政策保障。

中医药法治化方面，早在1982年，《中华人民共和国宪法》便已纳入“发展现代医药和我国传统医药”这一内容，为中医药事业的发展提供了法律依据。1992年10月，国务院颁布《中药品种保护条例》，保护中药生产加工企业的合法权益，调动了相关企业研究开发中药新药的积极性。2003年10月，《中华人民共和国中医药条例》正式实施，规定了一系列关于中医药继承、创新、保障的措施，加强了中医药机构、人员等方面的管理，明确了各部门职责，确立了中医药在保障人民健康、促进经济社会发展中的作用和法律地位。2016年12月，我国为振兴传统中医药制定了首部国家法律——《中华人民共和国中医药法》。中医药发展从此有了国家层面的法律保障，这对推动中医药事业振兴发展产生了深远影响。

中医药标准化建设方面，2005年，第一部《中医药学名词》国家规范颁布，规范了5000多个名词的中文名、英文名及定义性注释，涵盖了中医从基础理论到临床各科的基本词语。2006年11月，世界卫生组织制定出台针灸人体穴位国际统一标准。2014年2月，《一次性使用无菌针灸针》ISO国际标准在北京发布，这是传统医药领域发布的首个ISO国际标准。2019年5月，《国际疾病分类第十一次修订本（ICD－11）》正式审议通过，ICD－11首次纳入起源于中医药的传统医学章节，此举有助于我国建立与国际标准相衔接并体现我国中医药卫生服务信息特点的统计网络，从统计分析的角度彰显我国中医药服务在人类健康服务中的能力和地位，有利于中医药国际交流与合作的开展，促进中医药与世界各国医疗卫生体系融合发展，为世界各国认识中医药、了解中医药、使用中医药奠定基础。

（3）中医药事业发展领域的重点政策

本小节列举了部分对我国中医药事业发展有较大促进作用的重点政策及其重点内容，见表2。这些政策反映了国家对中医药事业所给予的大力支持，为中医药事业的发展提供了坚实的政策保障。

表2　中医药事业重点政策及其重点内容概况

政策名称	重点内容
《中医药创新发展规划纲要（2006～2020年）》	提出了提高中医药创新发展能力的战略目标，具体包括：要努力完善中医疾病防治、养生保健和诊疗技术体系；健全中药现代产业技术体系；丰富发展中医药理论体系；建立国际认可的中医药标准规范体系；构建符合中医药特点的科技创新体系；形成国际科技合作网络体系
《国务院关于扶持和促进中医药事业发展的若干意见》	加强中医医疗服务体系建设，积极发展中医预防保健服务；做好中医药继承工作，加快中医药科技进步与创新；改革中医药院校教育，完善中医药师承和继续教育制度，加快中医药基层人才和技术骨干的培养，完善中医药人才考核评价制度；促进中药资源可持续发展，建设现代中药工业和商业体系，加强中药管理；加快民族医药发展；繁荣发展中医药文化；推动中医药走向世界；完善中医药事业发展保障措施，加强对中医药工作的组织领导，加大对中医药事业的投入，医疗保障政策和基本药物政策要鼓励中医药服务的提供和使用，加强中医药法制建设和知识产权保护，加强中医药行业管理
《关于实施基层中医药服务能力提升工程的意见》	推动基层中医药各项政策贯彻落实；加强基层中医药服务网络建设；加强基层中医药人才培养和队伍建设；加强基层医疗卫生机构中医药特色优势建设；推广基层常见病多发病中医药适宜技术；推动基层医疗卫生机构开展中医预防保健服务；鼓励社会力量在基层举办中医医疗机构；依法加强基层中医中药监督管理
《"健康中国2030"规划纲要》	对振兴发展中医药、服务健康中国建设进行系统部署，提出要提高中医药服务能力，实施中医临床优势培育工程。在乡镇卫生院和社区卫生服务中心建立中医馆、国医堂等中医综合服务区，所有基层医疗卫生机构都能够提供中医药服务。到2030年，中医药在治未病中的主导作用、在重大疾病治疗中的协同作用、在疾病康复中的核心作用得到充分发挥
《"十三五"卫生与健康规划》	提出要加快发展中医医疗服务，健全中医医疗服务体系，加强中医重点专科建设，创新中医医院服务模式。充分利用中医药技术方法和现代科学技术，提高危急重症、疑难复杂疾病的中医诊疗服务能力和中医优势病种的中医门诊诊疗服务能力。推进中西医协调发展，健全中医药学与现代医学互为补充、惠及大众的中医药健康服务体系

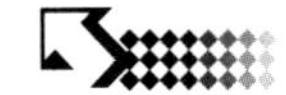

续表

政策名称	重点内容
《中医药健康服务发展规划(2015～2020年)》	提出鼓励社会力量提供中医医疗服务,通过加强重点专科建设和人才培养、规范和推进中医师多点执业等措施,支持社会资本创办中医医院、疗养院和中医诊所。鼓励有资质的中医专业技术人员特别是名老中医开办中医诊所,支持中医医院输出管理、技术、标准和服务产品,与基层医疗卫生机构组建医疗联合体,鼓励县级中医医院探索开展县乡一体化服务,使全国所有社区卫生服务机构、乡镇卫生院和70%的村卫生室具备中医药服务能力
《中医药发展战略规划纲要(2016～2030年)》	强调要坚持中西医并重卫生计生工作方针,遵循中医药发展规律,促进中西医结合,并提出了两个阶段性目标,到2020年实现人人基本享有中医药服务,中医医疗服务体系进一步完善。首次提出每千人口公立中医类医院床位数达到0.55张,每千人口卫生机构中医执业类(助理)医师达0.4人,中药工业总产值占医药工业总产值的30%以上,中医药产业成为国民经济重要支柱之一。到2030年中医药服务领域实现全覆盖,中医药健康服务能力显著增强,对经济社会发展和人民群众健康保障的贡献更加突出
《关于促进中医药传承创新发展的意见》	从健全中医药服务体系、发挥中医药在维护和促进人民健康中的独特作用、大力推动中药质量提升和产业高质量发展、加强中医药人才队伍建设、促进中医药传承与开放创新发展、改革完善中医药管理体制机制等六方面提出了20条意见

3. 地方积极响应，制定系列政策推动中医药事业发展

除了国家层面出台的一系列中医药政策，许多省份也十分重视中医药事业的发展，相继制定了适合本地区中医药事业发展方向的政策。

首都北京一直是中医药事业发展的主要阵地。2017年，北京市发布《北京市人民政府关于支持中医药振兴发展的意见》，提出至2020年，要达到两个指标：基层中医药服务量占全市中医药服务总量的40%以上，中药工业总产值占全市医药工业总产值的30%以上；促进两个融合：中医药一、二、三产业融合，“五种资源”（卫生资源、经济资源、科技资源、文化资源、生态资源）融合；创新四个模式：中医药学术模式、服务模式、管理模式和产业商业模式；建立五个体系：中医药发展的法规体系、评价体系、标准体系、监管体系、政策体系。2020年11月27日，

北京市第十五届人大常委会第二十六次会议通过《北京市中医药条例》，自2021年5月1日起施行。该条例明确，将中医药防治纳入突发公共卫生事件应急机制，并就中医药服务保障、人才培养与传承传播、科研与创新发展等做出规定。

广东省具有深厚的中医药文化根基，近年来省政府大力扶持中医药事业的发展。2014年，出台《广东省推进中医药强省建设行动纲要（2014～2018年）》，确定由省商务厅牵头，扶持中医药服务贸易重点项目、骨干企业以及加强重点区域建设，鼓励中医药企业积极开拓国际市场，支持中医药企业扩大中医药产品和服务出口，建设中药产品出口基地，鼓励拥有自主知识产权药物的企业在国外同步开展临床研究，加快国际化认证体系建设等具体工作。2017年，发布《广东省促进中医药"一带一路"发展行动计划（2017～2020年）》，加强政策研究，完善中医药"一带一路"建设机制，深化区域合作，推进粤港澳大湾区中医药发展。2020年，印发《关于促进中医药传承创新发展的若干措施》，并发出通知要求全省各地区各部门以推进中医药综合改革为契机，在服务模式、产业发展、质量监管方面先行先试、探索创新，共同推动本省中医药事业和产业高质量发展。

四川省是西部经济发达地区，当地历来十分重视中医药事业的发展。2017年，发布《关于印发四川省贯彻中医药发展战略规划纲要（2016～2030年）实施方案的通知》。该方案具有较强的针对性、战略性，首次提出了兴医兴药并举，中医药事业、产业双轮驱动的发展思路，并特别强调了中医药产业发展的目标、举措等内容，提出了将中医药的发展融入经济社会发展大局。同时，该方案提出的中医药发展目标明确、重点任务突出、保障措施有力。2020年4月，发布《关于促进中医药传承创新发展的实施意见》。该意见涉及健全中医药服务体系、推进中医药全产业链发展、推进中医药传承与开放创新发展、强化中医药在健康四川建设中的独特作用、加强中医药人才队伍建设、改革完善中医药管理体制机制六大板块，囊括22条相关细则。

二　中医药传承创新发展评价方法

（一）评价背景

（1）中医药事业处于快速发展期。如前所述，国家领导人充分肯定中医药在维护人民健康方面的作用，并指明中医药事业的发展方向，国家和地方不断出台与实施配套中医药发展规划和政策，为中医药事业发展提供土壤和空间。中医药事业已经初步具备较为完善的服务体系及中医药事业科研教育支持体系。随着人们生活条件的不断改善，人们对健康服务的要求不断提高，需求不断增加，中医药服务的“简、验、廉、效”得到人们的认同和广泛需要。中医文化是中华文化的重要组成部分，具有广泛的群众基础，中医天人合一的整体观思维方式已经深入人心，中医养生方法已经成为人们生活中的必需品，以及国家积极倡导中医健康服务提质增效，都使得中医药事业由自然发展状态转入高速发展阶段成为必然。中医药事业高速发展阶段的主要特征是中医医疗服务体系不断完善，中医药健康服务的可及性、中医药服务效率与效果不断提高，中医药教育与科研将为中医药事业提供可持续发展基本动力。中医药事业高速发展阶段的特征还体现为中医药的消费者将不断增多，这将促使更多的人因中医而获得健康，中医药事业将进入良性循环发展阶段。随着整体中医药事业发展的不断推进，中医文化的传承、对外交流的不断扩展，未来中医药事业将获得前所未有的广阔市场与空间。

（2）中医药事业发展评价受客观因素的影响较大。基于世界卫生组织的卫生绩效评价框架，各国形成了不同的绩效评价方法以及较为完善的卫生统计体系，而中国卫生体系的绩效评价尚处于起步阶段，虽已初步建立起卫生统计系统，且在卫生及国家统计系统下逐步形成了中医药事业独特的统计体系，但统计标准仍有待完善，这制约着中医药事业发展评价工作的开展。中医药事业仍处于发展期，无论是服务数量还是服务质量，都还没有能够满足人们对中医药事业的需求，同时中医药事业也随着人们需求的变化而不断变化，面临的发展要求也不断提高，因此，对中医药事业发展的评价无法实现绝对水平的评价，但是从全国各省域的中医药事业发展对比中可以看出中医药事业发展的基本情况。

（二）评价的理论依据

中医药事业的构成理论。中医是中华民族在不断实践与创造中产生的，既包括以《黄帝内经》等医学典籍中的中医经典理论为基础的理论与实践体系，也包括以中医理论为基础的中药理论体系。新时期，中医药对人类健康的意义不断扩大，中医药得以快速发展。为了维护与促进人民健康，在中医理论指导下形成了以中医药医疗健康服务为主体，由中医药教育、科研、产业、文化与对外交流，以及为中医药发展提供保障的中医药政策共同构成的卫生医疗事业。中医药事业的发展外在体现为中医医疗健康服务的提供能力以及资源与效率对健康的促进作用增强，内在体现为中医药政策、教育、科研及产业在中医药事业发展中提供的资源与效率的基本保障力量的增大，这是中医药传承与创新发展的主要形式。

2000 年世界卫生组织发布的《世界卫生报告》首次提出卫生系统绩效，并对卫生系统绩效评价产生深远影响。卫生系统绩效决定卫生系统的资源筹集能力、服务能力与效率以及卫生系统目标的达成。全面的卫生系统绩效是指卫生系统的运行状况，包括了卫生系统的能力、过程和结果。能力在卫生系统中主要指卫生系统提供服务的能力和资源利用效率；过程主要包括卫生服务过程中的质量、覆盖率、可及性和效率等情况；结果主要指卫生系统的最终目标，如健康促进状况等。因此，卫生系统的绩效评价是根据卫生系统的总体结构、过程和最终目标，采用定性与定量相结合的方法，将卫生系统内外的多个指标组合成系统的评价模型或指标体系，对卫生系统的运行状况进行科学、合理的评价，以期实现持续改进卫生系统绩效的目的。

按照人们对卫生医疗的基本需求，提供基本医疗卫生服务是中医药事业发展的起点，为人们提供效果好、服务优的医疗健康服务是中医药事业发展追求的目标。中医药事业的发展从自身看，首先要拥有较为完善的中医医疗服务体系，即由中医医院、中医诊所等基层医疗机构，中医研究院、中医药大学等科学研究与人才培养机构，以及中医药事业管理机构及其他机构构成的系统体系。其次，中医医疗服务体系要拥有较高的服务效率、服务质量及自我进化的能力，能够提供人们所需要的基本中医药服务，满足人们对中医药的基本需求。本报告基于中医药事业的常见统计指标，以31个省（区、市）为评价对象，运用专家咨询方法，建立中医药传承创新发展评价指数，并以此来评价我国中医药事业发展在资源数量、资源效率、资源可持续性等方面的情况。

中医药传承与创新体现为中医药事业的资源基础与发展趋势。中医药事业是一个复杂的多层次系统，包括医疗、康复、教育、科研、产业、文化、对外交流等多个属性，设立中医药传承创新发展评价指数，对中医药事业的各个方面进行综合评价，既可对我国省级中医药事业发展的特色有清楚的认识，也可以为我国中医药事业的整体发展提供思路。

（三）评价目的与评价指标的选择原则

传承与创新是中医药事业发展的基本路径，了解中医药事业的发展状态既是对中医药事业传承与创新过程的记录，也可以更好地帮我们找到发展的方向与思路。中医药事业发展评价的目的在于客观了解各地中医药发展的基本情况，发现各地中医药事业发展的特点、特色，为中医药事业的个性化发展提供研究参考。

基于中医药事业发展的目的，评价指标的选择应该遵循以下原则：客观性，即指标应能够体现中医药事业发展的各个领域的实际情况；科学性，即指标能够体现中医药事业发展的关键影响因素；系统性，中医药事业是完整的发展体系，因此指标需要覆盖事业构成的各个要素；可获得性，即指标数据可从权威的官方机构获得。

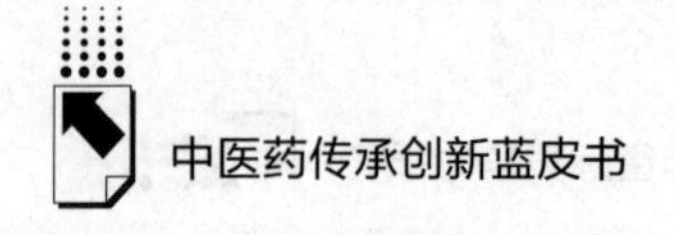

（四）中医药传承创新发展综合评价方法及步骤

评价指数是一种直观的具有可比性的综合评价手段，既可以用于对单个事物按时间顺序进行对比评价，也可以对多个事物同时进行对比评价。评价指数可以将开始评价的年份作为基年，如居民消费价格指数。这种评价指数可以反映当前和过去相比事物所发生的变化，同时也可以对事物进行地区差异的对比，主要是评价事物的相对变化。评价指数也可以参照事物的理想状态进行评价，即相对于最佳状态，反映事物当前状态与最佳状态的差距，可用当前实际值与理想值的相对值来说明事物的发展状态。

多属性的综合评价的客观合理性取决于指标体系。应按照评价的目的，选取反映事物发展状态的评价指标体系，真实客观地反映事物发展的实际情况。指标体系通常采用文献研究与专家咨询法来确定，即结合文献研究中综合事物评价的既定的评价指标体系与方法，根据研究的目的进行指标的选取，然后采用专家咨询的方法同时确定指标与指标的权重。多属性的综合评价的最终形式为各指标加权平均的形式。若构成事物的属性指标为独立的，则加权平均即可；若属性指标之间具有相关性，则可以进行主成分分析，最后再进行回归分析，最终形成属性指标的线性组合关系。事实上，事物的发展状况主要取决于影响事物发展的基本要素，也不排除要素之间具有事实上的相关关系。因此，对中医药事业发展的评价可以归纳为构建各影响因素的线性组合关系。具体的计算方法如下。设中医药事业的属性因素为 x_{ij} ，其中第 i 个省份的中医药发展指数为：

$$Z_{i}\cdot = \sum_{j=1}^{n} r_j f(x_{ij})$$

式中，r_j 为第 j 个属性指标的权重，$f(x_{ij})$ 为第 i 个省份的第 j 个指标对应的得分。该指数可以用于比较不同省份中医药事业的发展情况。而对于得分函数 $f(x_{ij})$ ，计算方法为：

$$f(x_{ij}) = \begin{cases} \dfrac{x_{ij}}{\max(x_{ij})}, x_{ij} \text{ 为正向指标} \\ 1 - \dfrac{x_{ij}}{\max(x_{ij})} + \left\{1 - \max\left[1 - \dfrac{x_{ij}}{\max(x_{ij})}\right]\right\}, x_{ij} \text{ 为负向指标} \end{cases}$$

正向指标、负向指标是中医药事业评价指标体系中的两类指标，主要区别是作用效果不同。正向指标数值越大，说明中医药事业发展越好，反之为负向指标。例如，在中医药事业发展的前期，中医卫生资源是基础，因此，中医卫生资源的数量这一指标为正向指标。

评价实施步骤为：首先，通过文献研究与专家访谈，依据层次结构模式，确定中医药事业传承与创新发展的评价指标体系，并以指数形式综合评价结果。其次，采用 AHP - 德尔菲法，组织专家进行指标的选取与权重的确定。再次，根据指标体系收集数据，对数据进行归一化处理，并转化为百分数得分。最后，加权平均得到各省份的中医药传承创新发展评价指数，并以此为依据进行相关分析。

（五）指标体系及权重的确立方法与过程

1. 德尔菲法

德尔菲法（Delphi Method）又称专家规定程序调查法，是可以应用于多领域的咨询决策技术。它的核心是以匿名方式通过多轮信函征询专家的意见，实质是利用专家集体的知识和经验，对无法直接进行定量分析且比较复杂的问题，通过多轮调查问卷征询意见的调查形式取得测定结论的方法。具体步骤如下：

①挑选专家组成员，本研究选择的专家主要为医院管理领域的专家；

②依据研究内容，编制专家调查问卷；

③分发问卷，实施调查；

④回收和整理问卷信息；

⑤统计分析调查结果；

⑥形成调查结论。

德尔菲法在医学研究领域的应用较为广泛。作为一种常用的专家咨询方法，它避免了传统专家会议法在面对面交谈中的相互影响，降低了权威人士对专家个人判断的影响，有利于提高咨询的质量，但同时也存在耗时长、过程复杂等问题。德尔菲法主要用于解决两类问题，一类是预测事件或确定事件的优先次序，另一类是建立概念或体系。

2. 层次分析法

层次分析法（AHP）是由美国著名运筹学家萨蒂教授于20世纪70年代提出的，是用于处理有限方案的多目标决策方法。其原理是把目标分为若干层次，运用半定性、半定量的方法来综合考虑并进行决策或排序。这种方法的特点是在对复杂的决策问题的本质、影响因素及其内在关系等进行深入分析的基础上，利用较少的定量信息使决策的思维过程数字化，从而为多目标、多准则或无结构特性的复杂决策问题提供简便的决策方法。具体流程如下。

①建立递阶层次结构模型，一般分为目标层、准则层和指标层。

②构造各层次中的所有判断矩阵，对同一层次的各元素关于上一层次中某一准则的重要性进行两两比较，并构造两两比较判断矩阵，确定各指标的相对重要性，通常按照1~9的标度进行赋值（见表3）。

表3　目标树图各层次评分标准

标度	说明
1	表示因素 i 与 j 相比,具有同样重要性
3	表示因素 i 与 j 相比,因素 i 比 j 稍重要
5	表示因素 i 与 j 相比,因素 i 比 j 明显重要
7	表示因素 i 与 j 相比,因素 i 比 j 强烈重要
9	表示因素 i 与 j 相比,因素 i 比 j 极端重要
2,4,6,8	表示上述相邻判断的中间值
倒数	若因素 i 与 j 比较结果为 X_{ij},则因素 j 与 i 比较结果为 $1/X_{ij}$

③进行层次单排序。

④进行指标一致性检验，一致性检验用随机一致性比率 CR 衡量。计算公式为：

$$CR = CI/RI$$

$$CI = (\lambda \max - n)/(n - 1)$$

RI 参考平均随机一致性指标 RI 标准值（见表4），其中 λmax 是判断矩阵的最大特征值，n 是判断矩阵的阶数。当 $CR < 0.1$ 时，判定判断矩阵具有一致性。

表4　平均随机一致性指标 *RI* 标准值

矩阵阶数	1	2	3	4	5	6	7	8	9
RI	0. 00	0. 00	0. 58	0. 90	1. 12	1. 24	1. 32	1. 41	1. 45

（六）专家可靠性论证

专家积极性。本次咨询采用德尔菲法，进行了两轮问卷咨询。第一轮咨询共向15位相关领域的专家发送电子邮件，邀请专家进行填写，共回收有效问卷13份，回收率为86. 67%。第二轮共发放问卷13份，回收问卷12份，回收率为92. 31%。两轮问卷调查专家的积极性较高（见表5）。

表5　两轮调查问卷回收情况

单位：份，%

项目	发放问卷数	回收问卷数	回收率
第一轮	15	13	86. 67
第二轮	13	12	92. 31

专家权威性。专家权威性由专家权威系数来体现。专家权威系数主要通过两个指标进行衡量，一个是专家对指标的判断依据，一个是专家对指标的熟悉程度。专家权威系数的计算公式为：

$$Cr = (Ca + Cs)/2$$

其中，Cr 为专家权威系数，数值越接近1表明专家权威性越高；Ca 为专家对指标的熟悉程度，我们用数值1~5分别代表从“不熟悉”到“很熟悉”的程度，然后给予0~1的量化值；Cs 为专家对指标的判断依据。具体量化值如表6所示。

表6 专家对指标的判断依据和熟悉程度的量化值

判断依据(Cs)	量化值	熟悉程度(Ca)	原值	量化值
实践经验	0.8	很熟悉	5	1
理论分析	0.6	较熟悉	4	0.75
同行了解	0.4	一般	3	0.5
直觉	0.2	不太熟悉	2	0.25
		不熟悉	1	0

采用 Excel 2010 录入数据并进行计算分析，得到专家对各指标的判断依据、熟悉程度和专家权威系数的均值，如表7所示。通过计算分析，得到本研究专家判断依据的均值为0.63，平均熟悉程度为0.70，专家权威系数的均值为0.665，权威系数较高。

表7 专家对各指标的判断依据、熟悉程度及专家权威系数情况

一级指标	二级指标	三级指标	判断依据	熟悉程度	专家权威系数
中医医疗服务	中医医疗资源	每百万人口中医类医院数	0.65	0.77	0.708
		每千人口中医类医疗机构卫生技术人员数	0.65	0.73	0.688
		每千人口中医类医院床位数	0.63	0.79	0.710
		每千人口中医执业(助理)医师数	0.65	0.77	0.679
		中医药年人均财政投入	0.65	0.81	0.727
		中医类医院中药师占药师比例	0.60	0.71	0.656
		中医类医院医护比	0.62	0.73	0.673
	中医医疗效率	人均就诊中医类医疗机构次数	0.65	0.77	0.679
		每万人中医类医院出院人次数	0.65	0.79	0.688
		中医类医院病床使用率	0.65	0.77	0.679
		医师人均每日担负诊疗人次	0.65	0.81	0.698
		医师人均每日担负住院床日	0.65	0.81	0.698
		中医类医院平均住院天数	0.65	0.79	0.688
	中医医疗费用	住院病人负担占可支配收入的比例	0.62	0.77	0.663
		门诊病人负担占可支配收入的比例	0.62	0.77	0.663
		出院者日均费用占人均可支配收入比例	0.62	0.73	0.644

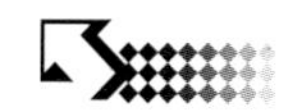

续表

一级指标	二级指标	三级指标	判断依据	熟悉程度	专家权威系数
中医药养生保健	康复医学科发展	设有康复医学科的中医类医院数	0.60	0.65	0.598
		每万人中医类医院康复医学科床位数	0.60	0.63	0.588
		每万人中医类医院康复医学科门急诊人次数	0.60	0.63	0.588
		每万人中医类医院康复医学科出院人次数	0.60	0.63	0.588
	中医治未病服务	每万人中医治未病人次数	0.62	0.69	0.625
		每万人中医健康体检人数	0.62	0.69	0.625
		0~3岁儿童中医健康管理率	0.60	0.67	0.608
		65岁以上老人中医健康管理率	0.60	0.67	0.608
中医药教育	中医教育与培养	每万人口中医研究生数	0.66	0.77	0.715
		每万人口中医本科生数	0.66	0.77	0.715
		每单位国家中医药管理局中医药重点学科数	0.66	0.73	0.696
		每中医类医院被授予国家名中医称号的人数	0.65	0.75	0.698
		每万亿GDP已建设中医药优势特色教育培训基地数	0.68	0.69	0.685
		中医住院医师规范化培训基地数年增长率	0.68	0.73	0.704
中医药产业	中医药产业状况	首批国家中医药健康旅游示范区数量	0.55	0.52	0.537
		第一批国家中医药健康旅游示范基地数量	0.55	0.52	0.537
		中成药类销售额占区域销售额比重	0.58	0.54	0.562
		中药材类销售额占区域销售额比重	0.58	0.56	0.571
		中药材种植面积	0.58	0.60	0.590
中医药科研	中医药科研发展	每万人口中医药科学研究与技术开发机构R&D经费	0.65	0.71	0.679
		中医药科学研究与技术开发机构R&D人员数	0.65	0.65	0.650
		中医药学术论文发表数	0.65	0.77	0.708
		中医药专利授予数	0.65	0.77	0.708
		中医药课题立项数	0.65	0.77	0.708

续表

一级指标	二级指标	三级指标	判断依据	熟悉程度	专家权威系数
中医药政策	中医药政策颁布	中医药年人均财政投入	0.66	0.77	0.715
		各省级政府机关中医药卫生政策占比	0.66	0.69	0.677
		各省级卫健委中医药卫生政策占比	0.66	0.69	0.677
		"中医药强省"目标	0.66	0.71	0.687
中医药文化与对外交流	中医药文化与对外交流	中医药博物馆数量	0.58	0.62	0.600
		中医药百度搜索指数	0.58	0.60	0.590
		第一批国家中医药健康旅游示范基地数量	0.58	0.58	0.581
		中医类医院健康检查人次数	0.62	0.67	0.644
		中医药学术论文发表数	0.62	0.67	0.644
		人均财政中医药事业投入	0.62	0.71	0.663
		中医药来华留学生数	0.63	0.67	0.652

（七）专家咨询结果

1. 第一轮专家咨询结果

第一轮专家咨询采用层次分析法，构筑两两比较判断矩阵，邀请专家对各级指标的相对重要性进行评分。将问卷结果录入后，采用 R 语言 4.0.2 版本进行结果计算，得到各级指标的权重结果，并进行一致性检验，一致性比率 *CR* 小于 0.1，说明矩阵具有令人满意的一致性。

一级指标专家咨询结果：13 个一级指标比较判断矩阵中，通过一致性检验的有 9 个，一致性较好，一级指标权重均值如表 8 所示。

表 8　对一级指标的第一轮专家咨询结果

一级指标	权重均值
中医医疗服务	0.19
中医药养生保健	0.11
中医药教育	0.14
中医药产业	0.12

续表

一级指标	权重均值
中医药科研	0.12
中医药政策	0.13
中医药文化与对外交流	0.19

二级指标专家咨询结果：二级指标主要为中医医疗服务及中医药养生保健指标的二级指标，所有比较判断矩阵均通过一致性检验，二级指标权重均值如表9所示。

表9　对二级指标的第一轮专家咨询结果

二级指标	权重均值
中医医疗资源	0.46
中医医疗效率	0.33
中医医疗费用	0.21
康复医学科发展	0.42
中医治未病服务	0.58

三级指标专家咨询结果：三级指标的比较判断矩阵有9种，共117个，除少数几个比较判断矩阵未能通过一致性检验，其他矩阵的一致性比率 *CR* 均小于0.1，三级指标的矩阵一致性满意度高，各三级指标的权重均值如表10所示。

表10　对三级指标的第一轮专家咨询结果

三级指标	权重均值
每百万人口中医类医院数	0.14
每千人口中医类医疗机构卫生技术人员数	0.13
每千人口中医类医院床位数	0.14
每千人口中医执业（助理）医师数	0.16
中医药年人均财政投入	0.25
中医类医院中药师占药师比例	0.09
中医类医院医护比	0.10
人均就诊中医类医疗机构次数	0.25
每万人中医类医院出院人次数	0.15
中医类医院病床使用率	0.14

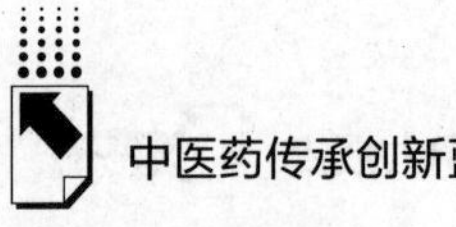

续表

三级指标	权重均值
医师人均每日担负诊疗人次	0. 18
医师人均每日担负住院床日	0. 13
中医类医院平均住院天数	0. 15
住院病人负担占可支配收入的比例	0. 32
门诊病人负担占可支配收入的比例	0. 33
出院者日均费用占人均可支配收入比例	0. 35
设有康复医学科的中医类医院数	0. 30
每万人中医类医院康复医学科床位数	0. 22
每万人中医类医院康复医学科门急诊人次数	0. 26
每万人中医类医院康复医学科出院人次数	0. 22
每万人中医治未病人次数	0. 31
每万人中医健康体检人数	0. 21
0 ~3 岁儿童中医健康管理率	0. 18
65 岁以上老人中医健康管理率	0. 30
每万人口中医研究生数	0. 21
每万人口中医本科生数	0. 19
每单位国家中医药管理局中医药重点学科数	0. 18
每中医类医院被授予国家名中医称号的人数	0. 15
每万亿 GDP 已建设中医药优势特色教育培训基地数	0. 13
中医住院医师规范化培训基地数年增长率	0. 14
首批国家中医药健康旅游示范区数量	0. 14
第一批国家中医药健康旅游示范基地数量	0. 14
中成药类销售总额占区域销售额比重	0. 21
中药材类销售总额占区域销售额比重	0. 25
中药材种植面积	0. 27
每万人口中医药科学研究与技术开发机构 R&D 经费	0. 31
中医药科学研究与技术开发机构 R&D 人员数	0. 23
中医药学术论文发表数	0. 21
中医药专利授予数	0. 25
中医药课题立项数	0. 25
中医药年人均财政投入	0. 39
各省级政府机关中医药卫生政策占比	0. 25
各省级卫健委中医药卫生政策占比	0. 17
“中医药强省”目标	0. 22
中医药博物馆数量	0. 12

续表

三级指标	权重均值
中医药百度搜索指数	0.14
第一批国家中医药健康旅游示范基地数量	0.08
中医类医院健康检查人次数	0.13
中医药学术论文发表数	0.14
人均财政中医药事业投入	0.32
中医药来华留学生数	0.13

2. 第二轮专家咨询结果

经过第一轮专家咨询后，根据咨询结果和专家意见对初选指标进行修改。修改的指标是比较判断矩阵一致性比率较低及专家修改意见较统一的指标。新一轮指标的调整主要是删除重复性指标及明确部分指标的含义，由于第一轮问卷咨询时整个指标体系已经取得较为满意的一致性，且指标无太大变动，第二轮问卷咨询改用李克特量表进行评分以减少差异度。修改后制订新的调查问卷发放给专家，回收问卷后进行整理分析，得到各指标专家咨询结果如表 11 所示。

表 11　对各级指标的第二轮专家咨询结果

指标		均值	标准差	变异系数
一级指标	中医医疗服务	4.83	0.389	0.081
	中医药养生保健	3.92	0.793	0.202
	中医药教育	4.33	0.778	0.180
	中医药产业	4.00	0.853	0.213
	中医药科研	4.17	0.835	0.200
	中医药政策	4.33	0.651	0.150
	中医药文化与对外交流	3.75	1.288	0.343
二级指标	中医医疗资源	4.83	0.389	0.081
	中医医疗效率	4.50	0.674	0.150
	中医医疗费用	4.08	0.669	0.164
	中医康复发展	3.80	0.789	0.208
	中医治未病服务	4.42	0.669	0.151
	中医药健康旅游	2.80	0.632	0.226

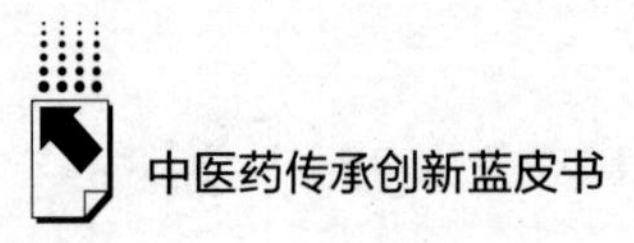

续表

指标		均值	标准差	变异系数
三级指标	每百万人口中医类医院数	4.25	0.622	0.146
	每千人口中医类医疗机构卫生技术人员数	4.33	0.651	0.150
	每千人口中医类医院床位数	4.08	0.793	0.194
	每千人口中医执业(助理)医师数	4.50	0.674	0.150
	中医类医院中药师占药师比例	3.67	0.985	0.269
	中医类医院医护比	3.33	0.985	0.295
	人均就诊中医类医疗机构次数	4.42	0.793	0.180
	每万人中医类医院出院人次数	4.08	0.669	0.164
	中医类医院病床使用率	3.92	0.793	0.202
	医师人均每日担负诊疗人次	4.00	0.739	0.185
	医师人均每日担负住院床日	3.67	0.778	0.212
	中医类医院平均住院天数	3.92	0.793	0.202
	住院病人负担占可支配收入比例	4.08	0.793	0.194
	门诊病人负担占可支配收入比例	4.08	0.996	0.244
	出院者日均费用占可支配收入比例	3.58	0.669	0.187
	设有康复医学科的中医类医院比例	4.58	0.515	0.112
	每万人中医类医院康复医学科床位数	3.83	0.835	0.218
	每万人中医类医院康复医学科门诊人次数	3.92	0.793	0.202
	每万人中医类医院康复医学科出院人次数	3.58	0.900	0.251
	每万人中医治未病人次数	4.17	0.835	0.200
	每万人中医健康体检人数	3.75	0.754	0.201
	0~3岁儿童中医健康管理率	3.58	0.793	0.221
	65岁以上老人中医健康管理率	4.00	0.739	0.185
	首批国家中医药健康旅游示范区数量	3.42	0.793	0.232
	第一批国家中医药健康旅游示范基地数量	3.50	0.798	0.228
	每万人口中医研究生数	4.42	0.669	0.151
	每万人口中医本科生数	4.58	0.669	0.146
	国家中医药管理局中医药重点学科数	4.17	0.718	0.172
	被授予国家名中医称号的人数	3.67	0.778	0.212
	中医药优势特色教育培训基地数	3.83	0.835	0.218
	中医住院医师规范化培训基地数年增长率	4.00	0.853	0.213
	中成药类销售额占比	3.83	0.718	0.187
	中药材类销售额占比	4.50	0.522	0.116
	中药材种植面积	4.33	0.651	0.150
	每万人口中医药科学研究与技术开发机构R&D经费	4.25	0.754	0.177

续表

指标		均值	标准差	变异系数
三级指标	中医药科学研究与技术开发机构 R&D 人员数	4.08	0.793	0.194
	中医药学术论文发表数	4.00	0.603	0.151
	中医药专利授予数	4.08	0.669	0.164
	中医药课题立项数	4.08	0.669	0.164
	中医药年人均财政投入	4.83	0.389	0.081
	省级政府机关中医药卫生政策占卫生政策比例	4.50	0.522	0.116
	省级卫健委中医药卫生政策占卫生政策比例	4.25	0.622	0.146
	是否提出建设“中医药强省”目标	4.25	0.754	0.177
	中医药博物馆数量	3.50	0.905	0.258
	中医药百度搜索指数	3.67	0.651	0.178
	中医药来华留学生数	3.25	0.622	0.191

根据计算结果，在第二轮专家咨询中，一级指标的整体变异系数为0.196，二级指标的整体变异系数为0.163，三级指标的整体变异系数为0.187，整个指标体系的变异系数较低，说明评价指标具有运用价值。

3. 计算评价指标体系各指标的权重

结合第一轮和第二轮的专家咨询结果，在Excel上对数据进行处理、计算。首先是计算专家咨询的加权评分值均数，公式为：

$$\overline{X_i} = \frac{\sum_{j=1}^{n} CX_{ij}}{n}$$

其中，$\overline{X_i}$ 为各指标专家咨询加权评分值的均数，即该指标在相应体系内的权重；n 为参加咨询的专家数；CX_{ij} 为第 i 项指标的专家评分值。最后将权重标准化，得到各指标的标准化权重。

综上，围绕中医药事业发展的基本构成要素——医疗、康复、教育、科研、产业、文化与对外交流、政策，本报告设置7个一级指标、11个二级指标及46个三级指标，各指标及其标准化权重如表12所示。

表 12　各级指标及其标准化权重

一级指标	权重	二级指标	权重	三级指标	权重
中医医疗服务	0.168	中医医疗资源	0.28	每百万人口中医类医院数	0.177
				每千人口中医类医疗机构卫生技术人员数	0.180
				每千人口中医类医院床位数	0.168
				每千人口中医执业(助理)医师数	0.188
				中医类医院中药师占药师比例	0.151
				中医类医院医护比	0.136
		中医医疗效率	0.26	人均就诊中医类医疗机构次数	0.185
				每万人中医类医院出院人次数	0.170
				中医类医院病床使用率	0.163
				医师人均每日担负诊疗人次	0.166
				医师人均每日担负住院床日	0.152
				中医类医院平均住院天数	0.163
		中医医疗费用	0.24	住院病人负担占可支配收入比例	0.349
				门诊病人负担占可支配收入比例	0.345
				出院者日均费用占可支配收入比例	0.306
		中医康复发展	0.22	设有康复医学科的中医类医院比例	0.292
				每万人中医类医院康复医学科床位数	0.240
				每万人中医类医院康复医学科门诊人次数	0.245
				每万人中医类医院康复医学科出院人次数	0.223
中医药养生保健	0.133	中医治未病服务	0.61	每万人中医治未病人次数	0.269
				每万人中医健康体检人数	0.242
				0~3 岁儿童中医健康管理率	0.231
				65 岁以上老人中医健康管理率	0.258
		中医药健康旅游	0.39	首批国家中医药健康旅游示范区数量	0.494
				第一批国家中医药健康旅游示范基地数量	0.506
中医药教育	0.148	中医教育与培养	1.00	每万人口中医研究生数	0.179
				每万人口中医本科生数	0.186
				国家中医药管理局中医药重点学科数	0.168
				被授予国家名中医称号的人数	0.149
				中医药优势特色教育培训基地数	0.156
				中医住院医师规范化培训基地数年增长率	0.161

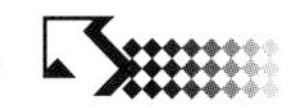

续表

一级指标	权重	二级指标	权重	三级指标	权重
中医药产业	0.136	中医药产业状况	1.00	中成药类销售额占比	0.301
				中药材类销售额占比	0.357
				中药材种植面积	0.341
中医药科研	0.142	中医药科研发展	1.00	每万人口中医药科学研究与技术开发机构R&D经费	0.217
				中医药科学研究与技术开发机构R&D人员数	0.206
				中医药学术论文发表数	0.193
				中医药专利授予数	0.192
				中医药课题立项数	0.192
中医药政策	0.149	中医药政策颁布	1.00	中医药年人均财政投入	0.278
				省级政府机关中医药卫生政策占卫生政策比例	0.249
				省级卫健委中医药卫生政策占卫生政策比例	0.237
				是否提出建设"中医药强省"目标	0.237
中医药文化与对外交流	0.125	中医药文化与对外交流	1.00	中医药博物馆数量	0.327
				中医药百度搜索指数	0.361
				中医药来华留学生数	0.312

三　省际中医药传承创新发展评价结果

（一）省际中医药传承创新发展排名及分析

我国31个省（区、市）的中医药传承创新发展评价总得分及排名如表13所示。从评价结果来看，我国31个省（区、市）中医药传承创新发展评价总得分的平均分为71.04分，仅13个省（区、市）中医药传承创新发展评价总得分超过平均得分。从具体排名来看，排名前五的分别是北京市、浙江省、江苏省、上海市及广东省，得分分别为83.99分、77.58分、76.04分、75.89分和75.38分。

表 13　各省（区、市）中医药传承创新发展评价得分及排名

单位：分

省(区、市)	中医医疗服务	中医药养生保健	中医药教育	中医药产业	中医药科研	中医药政策	中医药文化与对外交流	总得分	排名
北京市	76.57	83.31	96.24	79.44	92.29	71.89	90.19	83.99	1
天津市	60.54	67.25	77.97	63.81	62.33	69.87	82.51	68.83	21
河北省	63.61	69.21	72.41	68.50	62.11	80.33	78.02	70.39	16
山西省	59.06	65.42	69.41	69.15	64.18	77.51	74.82	68.24	26
内蒙古自治区	80.26	65.49	66.15	62.48	63.28	79.42	71.21	70.13	17
辽宁省	65.07	56.67	73.54	67.07	63.59	73.93	81.06	68.58	23
吉林省	64.79	67.80	73.40	64.02	67.58	91.54	76.15	72.15	11
黑龙江省	61.24	57.26	71.76	65.64	65.30	77.83	77.24	67.90	27
上海市	70.72	71.39	74.99	71.96	69.89	82.95	91.43	75.89	4
江苏省	65.58	74.37	72.44	71.92	75.52	83.49	92.40	76.04	3
浙江省	77.76	70.72	71.21	75.97	69.53	84.22	95.18	77.58	2
安徽省	63.08	71.30	72.13	67.56	72.28	77.93	77.52	71.43	12
福建省	67.81	60.09	73.49	64.22	63.89	73.46	79.08	68.82	22
江西省	63.88	70.33	72.13	64.91	63.94	75.59	81.55	70.05	18
山东省	64.74	72.70	73.07	72.22	72.12	79.97	86.89	74.12	8
河南省	68.26	61.42	72.16	75.81	70.07	72.69	79.84	71.31	13
湖北省	70.35	69.74	71.24	69.16	64.09	70.80	80.06	70.63	14
湖南省	66.19	64.18	74.87	77.26	68.85	87.95	74.42	73.35	9
广东省	64.82	65.42	72.70	83.99	71.74	82.51	89.66	75.38	5
广西壮族自治区	59.29	68.48	71.78	65.10	71.55	72.34	70.96	68.28	25
海南省	50.01	64.35	64.64	60.74	61.36	73.62	62.10	62.16	31
重庆市	76.77	77.83	65.53	83.87	73.58	70.77	72.36	74.32	7
四川省	72.32	73.08	72.86	75.11	75.59	75.77	82.29	75.10	6
贵州省	62.76	72.38	70.89	74.17	63.86	72.95	72.57	69.69	20
云南省	61.75	66.84	69.24	79.84	63.65	76.35	77.45	70.39	15
西藏自治区	57.07	65.22	69.85	60.11	60.09	70.52	60.00	63.25	30

续表

省(区、市)	中医医疗服务	中医药养生保健	中医药教育	中医药产业	中医药科研	中医药政策	中医药文化与对外交流	总得分	排名
陕西省	66.95	77.59	71.47	74.16	67.62	79.15	76.51	73.12	10
甘肃省	74.55	65.24	70.95	71.16	62.10	79.16	64.75	70.02	19
青海省	65.04	70.30	67.54	61.54	60.19	77.64	67.66	67.15	28
宁夏回族自治区	74.85	71.44	66.70	68.08	60.50	73.28	61.68	68.36	24
新疆维吾尔自治区	68.03	61.66	74.44	62.87	61.76	66.61	62.83	65.68	29

注：由于篇幅限制，相关数据仅保留两位小数，实际计算时仍采用原始数据。余表同。

为了更直观地分析我国中医药传承创新发展水平，根据表13的评价得分，绘制我国31个省（区、市）的中医药传承创新发展评价总得分条形图，如图1所示。排名第一的北京市与其他30个省（区、市）的得分差距较大，优势明显。排名第一的北京市与排名第二的浙江省总得分差距为6.41分，出现断层。从第二名开始，每个名次间的得分差距缩小，得分下降较为缓慢。总体来看，仅北京市得分高于80分，有18个省（区、市）的得分在70~80分，有12个省（区、市）的得分在60~70分。总体来看，北京市在中医药传承创新发展方面处于全国领先的地位，除排名靠后的西藏、海南与其他地区得分差距较大外，其余各地之间得分差距不大。

（二）中国中医药传承创新发展区域分析

将我国分为东、中、西部三个区域，三大区域中医药传承创新发展评价一级指标平均排名情况如表14所示。我国东部地区主要包括北京市、天津市、河北省、辽宁省、上海市、江苏省、浙江省、福建省、山东省、广东省、海南省11个省（市）。我国中部地区主要包括山西省、吉林省、黑龙江省、安徽省、江西省、河南省、湖北省、湖南省8个省。我国西部地区主要包括内蒙古自治区、广西壮族自治区、重庆市、四川省、贵州省、云南省、西藏自治区、陕西省、甘肃省、青海省、宁夏回族自治区、新疆维吾尔自治区12个省（区、市）。总体来看，东部地区中医药传承创新发展情况最好，总得分的平均排名为12.36

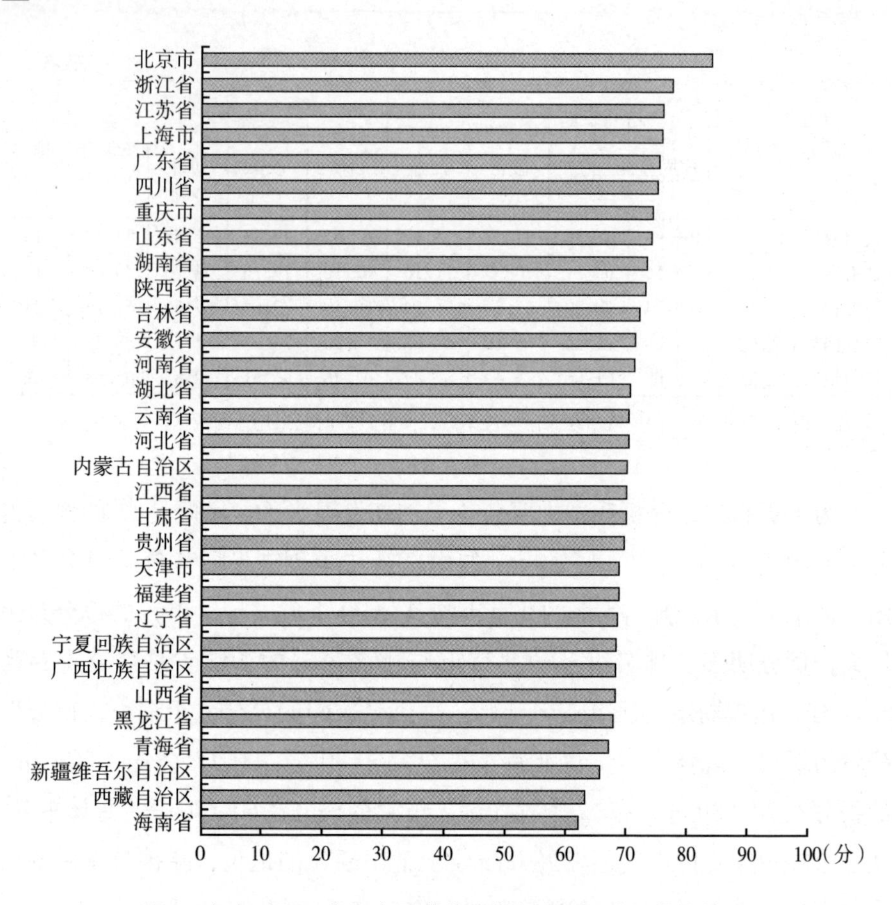

图1　各省（区、市）中医药传承创新发展评价总得分情况

名；中部地区次之，总得分的平均排名为16.25名；西部地区总得分的平均排名则为19.17名，相对来说还有较大的发展空间。

表14　三大区域中医药传承创新发展评价一级指标平均排名

区域	一级指标	平均排名
东部地区	中医医疗服务	15.91
	中医药养生保健	15.45
	中医药教育	10.55
	中医药产业	14.91
	中医药科研	14.18
	中医药政策	13.55
	中医药文化与对外交流	8.55

续表

区域	一级指标	平均排名
中部地区	中医医疗服务	18.88
	中医药养生保健	19.88
	中医药教育	15.00
	中医药产业	16.38
	中医药科研	13.25
	中医药政策	14.00
	中医药文化与对外交流	15.50
西部地区	中医医疗服务	14.17
	中医药养生保健	13.92
	中医药教育	21.67
	中医药产业	16.75
	中医药科研	19.50
	中医药政策	19.58
	中医药文化与对外交流	23.17

将不同区域中医药传承创新发展评价一级指标得分平均排名做一简单的对比发现，中部地区与西部地区皆有个别指标的平均排名领先，东部地区各项一级指标在平均排名上表现相对均衡。在中医医疗服务方面，东部地区的平均排名为15.91名，中部地区的平均排名为18.88名，西部地区的平均排名为14.17名，其中西部地区的平均排名最为靠前；在中医药养生保健方面，东部地区的平均排名为15.45名，中部地区的平均排名为19.88名，西部地区的平均排名为13.92名，其中西部地区的平均排名最为靠前；在中医药教育方面，东部地区的平均排名为10.55名，中部地区的平均排名为15.00名，西部地区的平均排名为21.67名，其中东部地区的平均排名最为靠前；在中医药产业方面，东部地区的平均排名为14.91名，中部地区的平均排名为16.38名，西部地区的平均排名为16.75名，其中东部地区的排名最为靠前；在中医药科研方面，东部地区的平均排名为14.18名，中部地区的平均排名为13.25名，西部地区的平均排名为19.50名，其中中部地区的排名最为靠前；在中医药政策方面，东部地区的平均排名为13.55名，中部地区的平均排名为14.00名，西部地区的平均排名为19.58名，其中东部地

区的排名最为靠前；在中医药文化与对外交流方面，东部地区的平均排名为8.55名，中部地区的平均排名为15.50名，西部地区的平均排名为23.17名，其中东部地区的排名最为靠前。

（三）中国中医药传承创新发展评价指标深度分析

1. 中医药传承创新发展评价排名前五位与后五位省（区、市）得分对比

中医药传承创新发展评价总得分排名前五位的分别为北京市、浙江省、江苏省、上海市及广东省。从区域分布看，皆属于东部地区。中医药传承创新发展评价总得分排名前五位的省（市）一级指标的发展情况不尽相同，它们在不同的一级指标上各有所长，但同时在一些一级指标上相对优势也不太明显。排名前五位的省（市）在中医药文化与对外交流方面发展优势较大，平均排名为3.0名；中医药科研次之，平均排名为6.4名。而在中医医疗服务、中医药养生保健、中医药教育三个一级指标方面，排名前五位的省（市）得分排名差距较大。

表15　中医药传承创新发展评价排名前五位的省（市）得分情况

单位：分

省（市）	地区	中医医疗服务	中医药养生保健	中医药教育	中医药产业	中医药科研	中医药政策	中医药文化与对外交流	总得分	排名
北京市	东部地区	76.57	83.31	96.24	79.44	92.29	71.89	90.19	83.99	1
浙江省	东部地区	77.76	70.72	71.21	75.97	69.53	84.22	95.18	77.58	2
江苏省	东部地区	65.58	74.37	72.44	71.92	75.52	83.49	92.40	76.04	3
上海市	东部地区	70.72	71.39	74.99	71.96	69.89	82.95	91.43	75.89	4
广东省	东部地区	64.82	65.42	72.70	83.99	71.74	82.51	89.66	75.38	5

中医药传承创新发展评价总得分排名后五位的省（区）如表16所示，分别为黑龙江省、青海省、新疆维吾尔自治区、西藏自治区及海南省。从区域分布来看，总得分排名后五位的省（区）有1个属于东部地区、3个属于西部地区、1个属于中部地区。总得分排名后五位的省（区）各一级

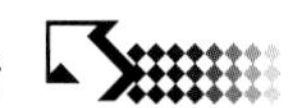

指标的平均排名都在 20 名后，仅新疆维吾尔自治区在中医药教育指标上排名第 5。

表 16　中医药传承创新发展评价排名后五位的省（区）得分情况

省(区、市)	地区	中医医疗服务	中医药养生保健	中医药教育	中医药产业	中医药科研	中医药政策	中医药文化与对外交流	总得分	排名
黑龙江省	中部地区	61.24	57.26	71.76	65.64	65.30	77.83	77.24	67.90	27
青海省	西部地区	65.04	70.30	67.54	61.54	60.19	77.64	67.66	67.15	28
新疆维吾尔自治区	西部地区	68.03	61.66	74.44	62.87	61.76	66.61	62.83	65.68	29
西藏自治区	西部地区	57.07	65.22	69.85	60.11	60.09	70.52	60.00	63.25	30
海南省	东部地区	50.01	64.35	64.64	60.74	61.36	73.62	62.10	62.16	31

中医药传承创新发展评价总得分排名前五位的省（市）与排名后五位的省（区）一级指标平均排名差距不尽相同（见图 2）。总得分排名前五位的省（市）中医药文化与对外交流平均排名最为靠前，而总得分排名后五位的省（区）中医药文化与对外交流平均排名劣势比较明显。总得分排名前五位的省（市）中医药产业的平均排名情况也较好，而总得分排名后五位的省（区）中医药产业的平均排名则明显落后较多。但总得分平均排名后五位的省（区）在中医药教育、中医药政策、中医医疗服务一级指标上的平均排名相对来说比较好，而总得分排名前五位的省（市）在这三项一级指标上的平均排名优势则不明显。

2. 中医药传承创新发展评价一级指标分析

（1）中医医疗服务

在中医医疗资源、中医医疗效率、中医医疗费用和中医康复发展 4 个二级指标的排名上，大多数省份均存在着某一项二级指标的排名相对于其他二级指标排名靠后的情况。这表明各省份中医医疗服务能力并非齐头并进式的、全面的发展，各个省份在中医医疗服务方面各具特色，存在优势领域也存在不足之处。

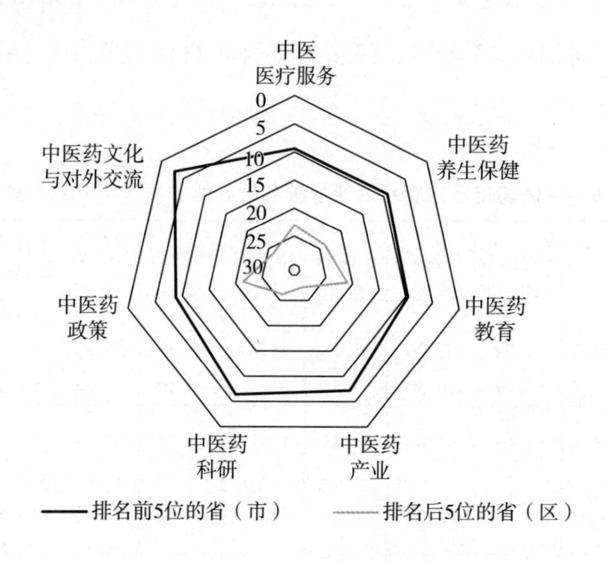

图2　中医药传承创新发展总得分排名前五位与后五位的省（区、市）平均排名对比

在中医医疗资源分布方面，北京市、内蒙古自治区和青海省是人均中医医疗资源拥有量较高的省（区、市）。其中，北京市的人均中医医疗资源拥有量相比其他省（区、市）优势明显，这可能与北京市是国家首都的地位有关。在中医医疗资源拥有量的绝对数上，山东省、河南省和广东省名列前三，但由于这三个省份是全国常住人口排名前三的“人口大省”，人均中医医疗资源拥有量排名不是很理想。上海市虽然人均中医医疗资源拥有量排名靠后，但在中医医疗效率方面，其人均就诊中医类医疗机构次数、医师人均每日负担诊疗人次以及中医类医院病床使用率、中医类医院平均住院天数等指标排名都位于全国前列。这可为人均中医医疗资源占有量偏少的省份提供借鉴，即通过提高医疗服务效率和医疗服务质量，可使中医惠及更多人群。在中医医疗费用方面，2017～2018 年全国 31 个省（区、市）中医医疗服务中的门诊费用、住院费用均有所上涨，全国中医医疗服务门诊费用平均上涨幅度为 5%，住院费用平均上涨幅度为 4.5%，且东部地区费用高于中部和西部地区。在考虑到人均可支配收入的增长后，2018 年中医门诊病人负担、住院病人负担占人均可支配收入比例呈下降趋势。在中医康复发展方面，川

渝地区中医康复医学发展处于全国领先地位。

（2）中医药产业

在中药农业发展上，西部地区在中药种植业方面发展较好；在中药商业上，东部地区市场流通情况较为活跃。但是，当前中医药产业发展还存在许多亟待解决的问题，如中医药产业数据收集渠道仍较为零散，可获得性较低；产业在区域间以及区域内发展不均衡等。政策对于产业发展具有一定的正向引导作用。顺应时代对大健康的号召，当前我国中医药产业发展虽然得到了更多关注，但是从整个医药行业看，中医药三大产业的发展仍旧处在探索阶段，应规范中医药种植流程、培养中医药种植人员，鼓励提升中医药种植技术，以从源头上提升中药材质量，这是促进中医药产业健康发展的基石。在中医药工业制造业发展上，首先提高产业集中度有利于中医药企业更快更好发展；其次要关注龙头企业对行业的带头作用，规范扶持小微企业，助力中医药企业规范化发展；最后中医药产品供给侧的规范能使得中医药产品更加优质。在中药商业发展上，要联通线上线下，扩展流通渠道，同时加强民众对中医药的认识，做好中医药的宣传工作，提高人民群众对中医药的需求偏好。充分利用大数据和互联网技术，培育新经济增长点也是保持产业活力的重要手段。结合区域特色发展中医药特色旅游，有利于在带动产业发展的同时提升中医药文化影响力。

（3）中医药养生保健

在我国，中医药养生保健存在地域发展不均衡、指标发展不均衡的情况，有较大的发展空间。总体来看，西部地区中医药养生保健指标平均排名最为靠前，这可能与中医药“简、验、廉、效”的特色能够在经济较不发达的西部地区发挥较大的作用有关。在指标得分方面，各地 0～3 岁儿童中医健康管理率与 65 岁以上老人中医健康管理率的得分趋同程度较高，且在许多省份 0～3 岁儿童中医健康管理率和 65 岁以上老人中医健康管理率的得分排名与每万人中医治未病人次数和每万人中医健康体检人数的得分排名有较大的差距，这可能与指标的选取以及当地中医药养生保健氛围有关。中医治未病服务指标不仅与当地中医治未病服务提供能力有关，还与当地居民对中医药的认知与态度以及其治未病意识密不可分。在中医药健康旅游方面，许多地区的旅游资源禀赋良好，但是中医药健康旅游评分较低，亟须进一步挖掘发展空间。

（4）中医药教育

首先，我国东、中、西部三个地区中医药教育发展明显不均衡，东部处于全国领先水平，中部地区处于中等水平，西部地区相对落后。东部地区主要在中医研究生的培养、重点学科的建设和特色教育培训基地的建设上有显著的优势，西部地区除中医住院医师规范化培训基地数年增长率与其他两个地区的水平相近外，在其他中医药教育指标上的劣势都比较明显。其次，经济发展和教育投入水平是制约中医药教育水平提升的重要因素。中医药教育水平不足会导致医疗机构对中医药人才的需求和当地居民对中医医疗服务的需求无法得到满足。因此排名相对落后的省份应适当加大中医药教育投入，或采用激励政策与措施，鼓励中医药高等教育人才在本地区择业。最后，已提出建设“中医药强省”目标的省份中医药教育平均排名显著优于未提出建设“中医药强省”目标的省份，说明已提出建设“中医药强省”目标的省份在中医药教育方面已取得显著成效。但已提出建设“中医药强省”目标的省份每万人口中医研究生数与全国平均水平差距明显，说明已提出建设“中医药强省”目标的省份应着重扩大中医研究生规模，为全国输送优质中医药高等人才。

（5）中医药科研

我国中医药科研事业稳步前进，部分地区尤其是经济发达、科研水平高的东部省份十分重视中医药科研事业，在政策层面、经济层面、资源层面均对中医药科研事业给予了良好的支持。而对于经济较为落后、科研水平较低的西部省份而言，中医药科研能力仍有很大的进步空间。对于中医药科研较落后的地区，可参考借鉴中医药科研事业发展良好地区的经验，结合本地区的中医药科研基础和政治、人文背景，进一步明确及落实适合本地区中医药科研事业发展的措施，从明确中医科研的目的和方向、加强顶层设计、完善中医药科技资源配置、搭建中医药科研特色平台、建立高校科研创新团队、构建中医药高校多学科融合模式、加大中医药科研经费的投入、推动中医药科研信息化发展几个方面全面提升我国中医药科研能力。

（6）中医药文化与对外交流

我国东部地区中医药文化与对外交流优势明显，中医药文化与对外交流评分排名前五位的省（市）均属于东部地区。西部地区除个别省份外，还有很大的发展空间。值得一提的是，中医药文化与对外交流一级指标得分排名前五位的省（市）皆是中医药传承创新发展评价总得分排名前五位的省（市），但排名略有不同。这说明中医药文化与对外交流的发展与中医医疗服务、中医药养生保健、中医药教育、中医药产业、中医药科研、中医药政策等的发展密不可分。一个省份的中医药文化与对外交流发展情况主要与该省份的经济、政策、历史、对外开放程度、人民群众生活中对中医药的接纳程度、交通、中医药高等院校建设有关。各省份尤其是西部地区省份应提高中医药文化与对外交流水平。中医药文化与对外交流的传承与发展并不是孤立的，抓好中医药教育、产业、科研、政策等其他方面的传承与发展工作，将对中医药文化与对外交流发展产生促进作用。

（7）中医药政策

通过对31个省（区、市）的中医药政策进行评价发现，首先，财政投入力度是政府政策对某领域支持力度的一个最大体现，因此对中医药事业的发展要保持一个积极的财政政策取向，不断加大财政对中医医疗卫生领域的保障力度，同时也要注意中医药财政投入资金的分配和使用，提高资源的使用效率和使用质量。其次，要及时做好中医药政策方针的宣传工作，制定政策的部门应向大众提供丰富全面的信息，及时反映和总结政策落实的正反典型案例和实践经验，报道政策执行过程中取得的成果和出现的问题，让群众了解政策的落实效果。

是否提出建设“中医药强省”目标对评价结果也产生了一定影响。在评价过程中，提出该目标的省份综合评分和排名都具有一定的领先优势，且越早提出该目标的省份，其领先优势就越明显。在未来更长的一段时间内，已提出该目标与未提出该目标的省份之间的差异性可能会逐步拉大。此外，针对目前仅有青海省提出建设“藏医药强省”的目标，其他拥有民族医药特色的省份暂时均未提出相应的发展目标的现状，应鼓励其他省份学习借鉴青海省建设民族医药强省发展战略目标的经验，结合地区民族医药资源和特色优势，设立合理的建设民族医药强省目标，守护传统医药的文化根基，不断夯实继承发展民族医药的基础，促进中华民族中医药的多样性和多元化的发展。

参考文献

［1］陈瑶、廉睿：《毛泽东同志的中医药思想及其当代价值》，《佳木斯大学社会科学学报》2020 年第 4 期。

［2］叶利军：《新中国成立初期毛泽东对确立党的中医政策的历史性贡献》，《毛泽东研究》2019 年第 6 期。

［3］张磊：《毛泽东推动新中国中医药事业的发展》，《党史纵览》2020 年第 10 期。

［4］吴勉华、黄亚博、文庠、冯广清：《学习总书记重要论述　坚定中医药发展自信》，《江苏中医药》2019 年第 7 期。

［5］岑孝清、颜维海、韦兆钧：《习近平中医药发展重要论述是新中国成立以来中医药思想的新发展》，《中医药文化》2019 年第 6 期。

［6］朱珊莹、何清湖、毛新志：《论习近平中医观的四个维度》，《湖南中医药大学学报》2020 年第 3 期。

［7］潘锋：《中医药为维护和增进人民健康做出巨大贡献——新中国成立 70 年来我国中医药事业发展综述》，《中国当代医药》2019 年第 28 期。

［8］赵杰：《促进中医药传承创新发展》，《山西日报》2019 年 12 月 30 日。

［9］陈可冀：《中医药传承创新互动发展理念》，《中国中西医结合杂志》2019 年第 6 期。

［10］王键、黄辉：《中医药传承的战略思考（上）》，《中医药临床杂志》2013 年第 1 期。

［11］庞海莉、郑锦、茅建春等：《论中医药传承模式的演变与创新》，《上海中医药大学学报》2013 年第 3 期。

［12］贾晓波、康永：《中医药现代化发展应处理好传承和创新的关系》，《世界科学技术 - 中医药现代化》2019 年第 1 期。

［13］孙光荣：《中医药传承与现代化：一心二守三传四新》，《中医药通报》2019

年第 2 期。

[14] 万玛拉旦：《充分发挥“七位一体”优势　实现藏医药跨越式发展》，《中国民族医药杂志》2014 年第 5 期。

[15] 王少娜、董瑞、谢晖等：《德尔菲法及其构建指标体系的应用进展》，《蚌埠医学院学报》2016 年第 5 期。

[16] 邓芳：《采用德尔菲法构建精神卫生立法评价指标框架》，中南大学硕士学位论文，2014。

[17] 吴志芳、杨晓燕、李任波：《基于 DPS 数据处理系统的层次分析法在评价体系中的应用》，《林业调查规划》2009 年第 2 期。

[18] 卢春：《基于层次分析法的综合评价系统的开发》，北京工业大学硕士学位论文，2009。

[19] 朱赟：《县级综合医院服务能力评价指标体系研究》，南华大学硕士学位论文，2017。

[20] 陈英耀、倪明、胡献之等：《公立医疗机构公益性评价指标筛选——基于德尔菲专家咨询法》，《中国卫生政策研究》2012 年第 1 期。

分 报 告

Sub-reports

B.2
2020年中国中医医疗服务评价报告

周尚成　闫志来　袁冬生　张伯琪*

摘　要： 中医医疗服务能力是中医药事业发展的核心，也是中医药传承创新发展的重要落脚点。为客观评价不同省份及区域之间中医医疗发展状况，为国家或地区制定中医药发展政策提供指导，本报告采用德尔菲法进行两轮专家咨询，在结合国内外现有评价指标的基础上建立中医医疗服务评价体系，从中医医疗资源、中医医疗效率、中医医疗费用和中医康复发展四个方面选取19个指标，对全国各省份2017年、2018年两年的中医医疗服务进行评价。结果显示，与

* 周尚成，广州中医药大学公共卫生与管理学院院长，管理学博士，教授，博士生导师，主要研究方向为卫生管理；闫志来，广州中医药大学公共卫生与管理学院讲师，主要研究方向为医药数理模型；袁冬生，医学博士，研究员，博士生导师，广州中医药大学公共卫生与管理学院副院长，主要从事中医药抗乙肝病毒、抗肝纤维化以及中医药治疗非酒精性脂肪肝的基础和临床研究；张伯琪，广州中医药大学公共卫生与管理学院在读硕士研究生，主要研究方向为疾病负担。

2017年相比，2018年全国多数省份的中医医疗服务总得分及各二级指标得分有所提高，但也存在某个指标得分较低的问题。在中医医疗资源方面排名前三的分别为北京市、内蒙古自治区和青海省；在中医医疗效率方面上海市排名第一，其次为甘肃省和四川省；在中医医疗费用方面，医疗费用占人均可支配收入的比例有所下降，费用负担最低的是上海市；川渝地区（四川省和重庆市）的中医康复发展状况最好。2018年全国各省份的中医医疗服务能力有所提升，但不同省份间的发展存在差距，多数省份中医医疗服务不同方面的发展也不均衡。各省份应该发挥自身优势，推动中医医疗服务的整体发展。

关键词： 中医医疗服务 医疗费用 省际对比

一 中医医疗服务评价概述

中医药是我国独特的卫生资源、潜力巨大的经济资源、优秀的文化资源和重要的生态资源，同时也是具有原创优势的科技资源，对经济社会的发展起着不可替代的作用。中医医疗服务是中医药体系的重要组成部分，《中医药发展“十三五”规划》、《“健康中国2030”规划纲要》和《中医药发展战略规划纲要（2016～2030年）》等相关文件的出台，也表明了国家对中医药行业的重视及扶持中医药产业发展的决心。构建一套科学合理的评价体系，能对近几年全国中医药发展状况进行全面的评估，及时总结经验，发现成效与不足，为未来中医药的发展提供科学合理的指导。

（一）近年针对部分省份开展的中医医疗服务评价研究综述

张怡淳子、冯传有、王旭等（2020）于2017～2018年调查了北京某中医药示范区全部33家中医类医院及46家社区卫生服务中心，发现在门诊服务方面，该区医院预约诊疗人次数激增133.22%，表明居民对医疗信息化有较高需求，同时也体现了该区医院（尤其是三级医院）门诊信息化服务能力的提升，但也存在中医药服务覆盖率有所不足、病床利用和使用程度有待提高、护士短缺等问题。

黄智利、尹玉宝、方利旭等（2018）运用DEA对广东省2010～2015年的中医药服务能力效率进行评价，发现2010～2015年广东省中医药服务能力效率处于一种较高水平，中医药服务效率中的医疗技术效率呈上升趋势，在全国表现突出，但中医医疗卫生财政投入水平和资源配置水平有所下降。

卞丽、李小宁、赵臻（2016）对湖北省公立中医医院医疗服务能力进行综合评价发现：2013年湖北省16个地区公立中医医院医疗服务能力相对2009年提升的综合评价结果可分为提升大、提升较大、提升一般和提升较小四个档次，但各个地区公立中医医院医疗服务能力发展不均衡，地域性差异显著。

李颖菲、李越、郭丽芳等（2019）对2011～2015年河南省18个地市的中医医院医疗服务资源配置效率进行分析与评价，发现从静态分析结果来看，2015年河南省中医医院医疗服务资源配置综合效率为0.800，中医医院医疗服务资源配置效率总体偏低，且各地市的中医医院医疗服务资源配置效率不均衡；从动态分析结果来看，2011～2015年中医医院医疗服务资源配置效率虽总体呈现增长态势，但中间回落现象明显，中医医院医疗资源投入的持续增长并没有带来效率的持续稳定增长，而且技术进步指数和纯技术效率变化指数均呈下降趋势，有技术衰落现象；从整体上看，中医医院医疗服务资源的盲目增加，并不能有效增加产出，应该把重心放在存量调整和配置优化上，以实现资源配置的最优产出。

（二）分省份开展中医医疗服务评价的意义

目前存在的关于中医医疗服务评价的文献多以医院或者省市为研究对象，少有关于省际中医医疗服务的对比以及国家总体的中医医疗服务评价。通过构建一套科学合理的评价体系，对近两年全国31个省（区、市）的中医医疗服务能力进行全面的评估，能够客观评价不同省份或区域之间中医医疗发展状况，发现成效与不足，总结好的发展经验，为国家制定相关政策、促进中医药的发展提供科学依据和合理指导。

（三）中国中医医疗服务评价指标体系构建

1. 数据来源

基于数据可及性原则，本报告使用的数据主要来源于国家中医药管理局发布的《全国中医药统计摘编》和国家统计局，并选取2017年、2018年两年的数据进行分析。

2. 指标选取及权重

通过前期数据收集，中医医疗服务板块选取了中医类医院数、中医类医院床位数、中医类医疗机构卫生技术人员数等方面的19个指标。按照指标反映的内容及国内外相同类型研究对指标的划分标准，将指标初步分为中医医疗资源、中医医疗效率、中医医疗费用和中医康复发展四大类。

结合全国各省份人口分布及经济发展状况不同的现状，将部分绝对指标进一步处理转化为相对指标，其中部分指标的转化公式如下：

（1）每百万人口中医类医院数 = 中医类医院数 ÷ 总人口数 × 1000000

（2）每千人口中医类医疗机构卫生技术人员数 = 中医类医疗机构卫生技术人员数 ÷ 总人口数 × 1000

（3）中医类医院医护比 = 中医类医院执业护士数 ÷ 中医类医院执业（助理）医师数

（4）中医类医院中药师占药师比例 = 中医类医院中药师数 ÷ 中医类医院药师总数 × 100%

（5）人均就诊中医类医疗机构次数 = 中医类医疗机构总诊疗人次数 ÷ 总人口数

（6）每万人中医类医院出院人次数 = 中医类医院出院人次数 ÷ 总人口数 × 10000

（7）住院病人负担占可支配收入比例 = 中医住院病人人均住院费用 ÷ 人均可支配收入 ×100%

（8）门诊病人负担占可支配收入比例 = 中医门诊病人次均诊疗费用 ÷ 人均可支配收入 ×100%

（9）出院者日均费用占可支配收入比例 = 出院者日均住院费用 ÷ 人均可支配收入 ×100%

（10）设有康复医学科的中医类医院比例 = 设有康复医学科的中医类医院 ÷ 中医类医院总数 ×100%

（11）每万人中医类医院康复医学科床位数 = 中医类医院康复医学科床位数 ÷ 总人口数 ×10000

（12）每万人中医类医院康复医学科门诊人次数 = 中医类医院康复医学科门诊人次数 ÷ 总人口数 ×10000

（13）每万人中医类医院康复医学科出院人次数 = 中医类医院康复医学科出院人次数 ÷ 总人口数 ×10000

采用德尔菲法进行两轮专家咨询，对指标进行筛选，并确定各级指标的权重，最终得到的中医医疗服务板块的指标及权重结果如表 1 所示。

表 1　中医医疗服务二、三级指标及其权重

二级指标	权重	三级指标	性质	权重
中医医疗资源	0. 28	每百万人口中医类医院数	正向	0. 177
		每千人口中医类医疗机构卫生技术人员数	正向	0. 180
		每千人口中医类医院床位数	正向	0. 168
		每千人口中医执业(助理)医师数	正向	0. 188
		中医类医院医护比	正向	0. 136
		中医类医院中药师占药师比例	正向	0. 151

续表

二级指标	权重	三级指标	性质	权重
中医医疗效率	0.26	人均就诊中医类医疗机构次数	正向	0.185
		每万人中医类医院出院人次数	正向	0.170
		中医类医院病床使用率	正向	0.163
		医师人均每日担负诊疗人次	正向	0.166
		医师人均每日担负住院床日	正向	0.152
		中医类医院平均住院天数	负向	0.163
中医医疗费用	0.24	住院病人负担占可支配收入比例	负向	0.349
		门诊病人负担占可支配收入比例	负向	0.345
		出院者日均费用占可支配收入比例	负向	0.306
中医康复发展	0.22	设有康复医学科的中医类医院比例	正向	0.292
		每万人中医类医院康复医学科床位数	正向	0.240
		每万人中医类医院康复医学科门诊人次数	正向	0.245
		每万人中医类医院康复医学科出院人次数	正向	0.223

3. 指标及概念解释

中医医疗服务：以病人和一定社会人群为主要服务对象，以中医医学技术为基础服务手段，由中医理论指导的，能够提供实际医疗产出的、非物质形态的服务的最大程度。

中医类医院：具有中医传统专科特色的临床科室，能运用中医中药防治疾病，满足人民群众对中医药服务需求的医疗机构。中医类医院包括中医医院、中西医结合医院、民族医医院三类。

中医类医疗机构：依法定程序设立，在中医理论指导下，以中医医学技术进行疾病诊断、治疗活动的卫生机构的总称，包括各级中医医院、中西医结合医院、民族医医院，中医门诊部（所）、中西医结合门诊部（所）、民族医门诊部（所）。

卫生技术人员：包括执业医师、执业助理医师、注册护士、药师（士）、检验及影像技师（士）、卫生监督员和见习医（药、护、技）师（士）等卫生专业人员。

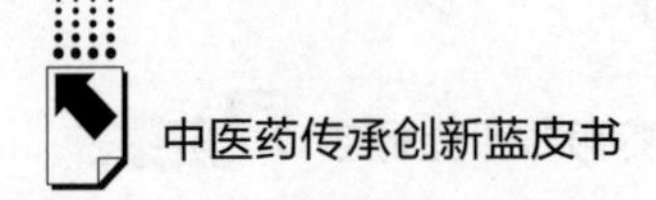

4. 数据标准化处理

对数据进行标准化处理后，结合权重可计算31个省（区、市）二级指标的得分。正向指标采用极值法进行计算，计算公式为：

$$Y_i = \frac{X_i}{\max X_i}$$

其中，Y_i代表X_i标准化的结果，$\max X_i$表示X_i的最大值。负向指标标准化方法采用俞立平、潘云涛提出的标准化公式，即

$$X_{ij} = 1 - \frac{Z_{ij}}{\max(Z_{ij})} + \left\{1 - \max\left[1 - \frac{Z_{ij}}{\max(Z_{ij})}\right]\right\}$$

其中，i是评价对象的数量，j指第i个对象的第j个指标，Z_{ij}代表每个指标的原始数据值，X_{ij}代表经过标准化后的数据值。

根据31个省（区、市）各二级指标得分结合权重计算其中医医疗服务总得分，最终得出各省（区、市）中医医疗服务的排名。

二　分省份中医医疗服务评价结果

如表2所示，在全国31个省（区、市）2018年中医医疗服务总体排名方面，排名前五位的分别为内蒙古自治区、浙江省、重庆市、北京市和宁夏回族自治区。从分数上看，2018年各省（区、市）除西藏自治区、辽宁省、湖北省、广东省外，得分均比2017年有所提高。从排名上看，2017年排名前五位的分别是内蒙古自治区、北京市、浙江省、重庆市和甘肃省，内蒙古自治区、北京市、浙江省、重庆市连续两年排名前四位，其中2017年排名第5位的甘肃省2018年排名第6位，2017年排名第6位的宁夏回族自治区2018年上升至第5位。

2018年排名靠后的5个省（区、市）分别为海南省、西藏自治区、山西省、广西壮族自治区和天津市，而2017年排名靠后的省（区）分别为海南省、山西省、广西壮族自治区、贵州省和云南省。其中海南省、山西省和

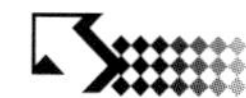

广西壮族自治区连续两年排名均处于靠后位置，说明这3个省（区）中医医疗服务能力相对其他省（区、市）有所不足，需要采取一定措施予以提升。与2017年相比，云南省2018年排名上升2个名次，贵州省2018年排名上升了4个名次，从第28名升至第24名，青海省上升了3个名次，从第20名升至第17名。西藏自治区的名次下降幅度最大，下降了6个名次，从2017年的第24名下降为2018年的第30名。

表2　2017年、2018年31个省（区、市）中医医疗服务评价得分及排名

单位：分

省(区、市)	2017年		2018年		省(区、市)	2017年		2018年	
	得分	排名	得分	排名		得分	排名	得分	排名
北京市	76.13	2	76.57	4	湖北省	70.88	7	70.35	9
天津市	60.40	25	60.54	27	湖南省	64.76	16	66.19	14
河北省	62.27	21	63.61	22	广东省	64.82	15	64.82	18
山西省	57.84	30	59.06	29	广西壮族自治区	58.00	29	59.29	28
内蒙古自治区	77.21	1	80.26	1	海南省	49.57	31	50.01	31
辽宁省	65.54	14	65.07	16	重庆市	73.66	4	76.77	3
吉林省	63.01	19	64.79	19	四川省	70.48	8	72.32	7
黑龙江省	60.09	26	61.24	26	贵州省	58.38	28	62.76	24
上海市	68.66	9	70.72	8	云南省	59.01	27	61.75	25
江苏省	64.73	17	65.58	15	西藏自治区	61.28	24	57.07	30
浙江省	75.16	3	77.76	2	陕西省	65.85	13	66.95	13
安徽省	61.71	23	63.08	23	甘肃省	72.21	5	74.55	6
福建省	67.56	11	67.81	12	青海省	62.62	20	65.04	17
江西省	62.05	22	63.88	21	宁夏回族自治区	71.83	6	74.85	5
山东省	63.19	18	64.74	20	新疆维吾尔自治区	67.83	10	68.03	11
河南省	66.49	12	68.26	10					

对31个省（区、市）进行区域划分，可分为东部、中部和西部三个地区，其中东部11个省（市），中部8个省，西部12个省（区、市），具体划分标准如表3所示。从区域平均排名来看，2017年和2018年两年呈现相同的特点，西部地区的平均排名略好于东部地区和中部地区，说明西部地区中医医疗服务能力整体较优。

表3　2017年、2018年分区域中医医疗服务平均排名

区域	包含省(区、市)	2017年	2018年
东部地区	北京市、天津市、河北省、辽宁省、上海市、江苏省、浙江省、福建省、山东省、广东省、海南省	15.1	15.9
中部地区	山西省、吉林省、黑龙江省、安徽省、江西省、河南省、湖北省、湖南省	19.4	18.8
西部地区	内蒙古自治区、广西壮族自治区、重庆市、四川省、贵州省、云南省、西藏自治区、陕西省、甘肃省、青海省、宁夏回族自治区、新疆维吾尔自治区	14.6	14.2

截至2017年12月，共有17个省份先后提出了“中医药强省”目标，为了探究建设“中医药强省”目标的提出是否对各省份的得分有所影响，按照是否提出建设“中医药强省”目标对31个省（区、市）进行划分，具体情况如表4所示。其中，中部地区8个省份均提出了“中医药强省”目标。

表4　按是否提出建设“中医药强省”目标对省（区、市）进行分类

是否提出建设“中医药强省”目标	省(区、市)
提出建设“中医药强省”目标	河北省、山西省、吉林省、黑龙江省、江苏省、浙江省、安徽省、江西省、山东省、河南省、湖北省、湖南省、广东省、四川省、云南省、陕西省、青海省
未提出建设“中医药强省”目标	北京市、天津市、内蒙古自治区、辽宁省、上海市、福建省、广西壮族自治区、海南省、重庆市、贵州省、西藏自治区、甘肃省、宁夏回族自治区、新疆维吾尔自治区

从2017年、2018年两类省（区、市）各项指标平均排名对比情况来看（见表5），提出建设“中医药强省”目标的省份的中医医疗服务平均排名落后于未提出建设“中医药强省”目标的省份；从4个二级指标平均排名来看，提出建设“中医药强省”目标的省份2018年在中医医疗资源、中医医疗效率、中医康复发展上平均排名落后于未提出建设“中医药强省”目标的省份，仅在中医医疗费用上平均排名好于未提出建设

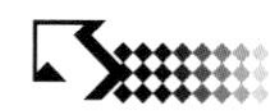

“中医药强省”目标的省份。观察提出建设“中医药强省”目标的 17 个省份中医医疗服务总指标的 2018 年排名情况，排名前十的仅有浙江省（排名第 2）、四川省（排名第 7）和湖北省（排名第 9），共有 6 个省份排名靠后（排名在 20 名以后），17 个省份中排名最靠后的省份排第 29 名。

表 5　2017～2018 年两类省份各项指标平均排名对比

是否提出建设“中医药强省”目标	中医医疗资源平均排名		中医医疗效率平均排名		中医医疗费用平均排名		中医康复发展平均排名		中医医疗服务平均排名	
	2017 年	2018 年	2017 年	2018 年	2017 年	2018 年	2017 年	2018 年	2017 年	2018 年
提出建设“中医药强省”目标的省份	17.6	17.4	16.5	16.8	15.6	15.5	15.5	16.2	17.5	17.1
未提出建设“中医药强省”目标的省份	14.1	14.3	15.4	15.0	16.5	16.6	16.6	15.7	14.2	14.7

对照 2017 年、2018 年全国 31 个省（区、市）的各二级指标得分情况，对各省（区、市）排名情况及排名变化状况做初步分析（见表 6、表 7）。2018 年中医医疗服务总分排名第一的内蒙古自治区除中医医疗效率排名靠后外，中医医疗资源、中医医疗费用和中医康复发展指标排名均位于前三。浙江省 2018 年中医医疗服务总分排名第二，4 个二级指标排名均位于前列，中医医疗资源指标排名第 9，中医医疗效率、中医医疗费用和中医康复发展 3 个指标排名均位于前五，相较于内蒙古自治区其发展更健康、平衡。中医医疗服务总分排名第三的重庆市在中医康复发展指标上排名第一，中医医疗效率高、中医医疗资源也较丰富。其邻省四川省也有同样的特征，说明川渝地区集中资源发展中医特色医疗——中医康复医学，并取得了一定成果，川渝地区中医康复发展处于全国领先水平。北京市中医医疗服务总分排名第四，其优势在于具有充足的中医医疗资源。作为政治、经济、文化中心，北京市对中医医疗资源有一定的吸引力，同时，作为国家首都，国家在资源配

置上也会对北京有所偏重，保障其资源充足。

排名靠后的省（区、市）中，海南省中医医疗资源、中医医疗效率、中医医疗费用、中医康复发展 4 个指标排名均靠后，山西省中医医疗资源指标情况较好，广西壮族自治区中医医疗效率较高。但海南、山西和广西 2018 年大部分二级指标得分有所提高，表明这 3 个省（区）中医医疗服务有一定发展，但还需要制定有效政策、加大投入，进一步提高中医医疗服务水平。贵州省 2018 年排名有所提升，主要在于其中医医疗效率及中医康复发展取得较大进步；青海省人均中医医疗资源拥有量较大，并在中医医疗费用方面排名上升幅度较大，所以总排名上升较大。西藏自治区 2018 年得分较 2017 年得分低，主要是由于其中医医疗资源排名及中医医疗费用排名有所下降。另外，西藏自治区的中医医疗效率和中医康复发展排名靠后，需要采取措施予以改善。

表 6　2018 年各省（区、市）中医医疗服务各二级指标得分及排名

单位：分

省(区、市)	中医医疗资源		中医医疗效率		中医医疗费用		中医康复发展	
	得分	排名	得分	排名	得分	排名	得分	排名
北京市	91.31	1	71.66	15	82.42	8	57.19	17
天津市	65.97	7	66.60	23	69.39	23	36.92	29
河北省	58.33	16	66.45	24	73.27	18	56.68	21
山西省	59.92	13	56.77	30	64.26	27	55.12	23
内蒙古自治区	81.60	2	68.33	21	93.18	3	78.78	3
辽宁省	58.29	17	59.81	28	81.03	11	62.88	14
吉林省	61.54	12	59.32	29	70.28	22	69.57	10
黑龙江省	59.00	15	60.18	27	69.35	24	56.68	20
上海市	48.46	28	81.82	1	98.07	1	56.78	19
江苏省	53.13	22	74.58	11	83.11	5	52.08	26
浙江省	63.45	9	79.26	5	97.67	2	72.97	5
安徽省	45.58	30	71.57	16	81.45	10	55.77	22
福建省	49.86	25	69.22	20	83.06	6	72.82	6
江西省	48.96	27	69.92	19	73.20	19	65.87	13
山东省	57.15	20	66.96	22	76.68	13	59.02	16

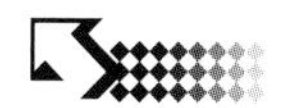

续表

省(区、市)	中医医疗资源		中医医疗效率		中医医疗费用		中医康复发展	
	得分	排名	得分	排名	得分	排名	得分	排名
河南省	57.91	18	71.56	17	74.10	17	71.37	8
湖北省	54.68	21	75.40	9	82.99	7	70.92	9
湖南省	59.29	14	71.52	18	74.99	16	59.31	15
广东省	47.11	29	72.18	14	71.35	21	71.81	7
广西壮族自治区	51.13	24	72.32	13	60.06	31	53.51	25
海南省	42.30	31	61.53	26	64.07	28	31.16	31
重庆市	64.82	8	79.69	4	72.32	20	93.41	1
四川省	61.85	11	79.97	3	68.99	25	80.28	2
贵州省	52.40	23	76.96	6	64.77	26	57.10	18
云南省	49.61	26	76.46	7	81.60	9	38.63	28
西藏自治区	75.14	4	53.07	31	61.25	29	34.13	30
陕西省	62.28	10	75.10	10	76.01	15	53.60	24
甘肃省	69.97	5	81.73	2	77.47	12	68.80	11
青海省	75.67	3	65.54	25	76.01	14	39.06	27
宁夏回族自治区	57.85	19	74.55	12	93.16	4	77.35	4
新疆维吾尔自治区	67.43	6	75.63	8	60.91	30	67.49	12

表7　2017年各省（区、市）中医医疗服务各二级指标得分及排名

单位：分

省(区、市)	中医医疗资源		中医医疗效率		中医医疗费用		中医康复发展	
	得分	排名	得分	排名	得分	排名	得分	排名
北京市	97.11	1	72.17	13	83.34	8	46.19	26
天津市	64.64	7	66.70	21	71.66	23	35.42	27
河北省	55.79	18	65.50	23	74.81	17	53.29	17
山西省	58.64	12	54.44	31	66.76	27	51.29	20
内蒙古自治区	78.61	3	64.53	25	94.28	3	72.12	3
辽宁省	57.79	14	61.28	26	82.90	9	61.89	13
吉林省	58.52	13	58.37	29	73.02	21	63.50	12
黑龙江省	57.56	16	60.39	28	69.37	25	53.02	18
上海市	46.61	28	81.60	1	99.04	1	49.01	22
江苏省	52.05	22	74.14	10	83.73	7	49.47	21
浙江省	62.22	8	77.47	5	97.30	2	65.29	9
安徽省	44.86	30	71.56	15	80.53	11	51.48	19
福建省	48.76	25	67.94	20	87.05	5	70.27	7
江西省	47.68	27	68.71	18	75.72	16	57.91	14
山东省	55.36	20	66.42	22	75.92	15	55.74	16

续表

省(区、市)	中医医疗资源		中医医疗效率		中医医疗费用		中医康复发展	
	得分	排名	得分	排名	得分	排名	得分	排名
河南省	56.39	17	68.51	19	77.78	13	64.91	11
湖北省	53.68	21	74.79	7	86.63	6	71.38	4
湖南省	57.73	15	70.43	17	74.42	18	56.69	15
广东省	45.96	29	71.69	14	74.28	19	70.70	5
广西壮族自治区	49.29	24	71.12	16	63.70	29	47.54	25
海南省	42.26	31	60.52	27	64.42	28	30.04	30
重庆市	61.88	9	79.92	3	71.85	22	83.29	1
四川省	60.32	10	80.12	2	68.53	26	74.18	2
贵州省	50.40	23	74.03	11	59.73	31	48.63	24
云南省	48.13	26	74.50	8	80.90	10	31.16	29
西藏自治区	89.22	2	54.59	30	71.02	24	22.92	31
陕西省	60.17	11	74.47	9	79.11	12	48.69	23
甘肃省	67.72	6	78.30	4	77.66	14	64.93	10
青海省	73.95	4	65.14	24	73.95	20	32.95	28
宁夏回族自治区	55.63	19	72.66	12	91.66	4	70.35	6
新疆维吾尔自治区	68.76	5	75.06	6	60.47	30	65.95	8

三 分省份中医医疗资源评价

（一）中医医疗资源总体排名状况

中医医疗资源数量的多少与中医医疗服务的覆盖面积及医疗资源的质量有关，一般而言，中医医疗资源越多，能覆盖的人群越大，百姓越有可能享受优质的资源。中医医疗资源指标主要评价各省（区、市）中医医疗资源状况，包括每百万人口中医类医院数、每千人口中医类医院床位数、每千人口中医类医疗机构卫生技术人员数、每千人口中医执业（助理）医师数、中医类医院医护比和中医类医院中药师占药师比例共6个三级指标，6个指标都是正向指标。其中，每百万人口中医类医院数和每千人口中医类医院床位数两个指标反映中医类医院数量及床位数与当地人口数量的关系，中医类

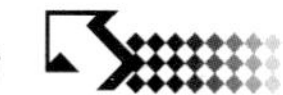

医院数量越多，则有越多人口可以前往医院享受中医服务；每千人口中医类医疗机构卫生技术人员数与每千人口中医执业（助理）医师数两个指标反映了中医类卫生技术人员数与当地人口数量的关系，中医类卫生技术人员数量越多，说明中医资源状况越好；中医类医院医护比和中医类医院中药师占药师比例两个指标反映中医类医院卫生技术人员的人员结构关系。

各指标权重如表8所示，采用极值法对31个省（区、市）的数据进行标准化处理，计算出中医医疗资源各三级指标的分数，结合权重计算各省（区、市）中医医疗资源的得分，结果如表9所示。

表8　中医医疗资源各三级指标及权重

三级指标	性质	权重
每百万人口中医类医院数	正向	0.177
每千人口中医类医疗机构卫生技术人员数	正向	0.180
每千人口中医类医院床位数	正向	0.168
每千人口中医执业(助理)医师数	正向	0.188
中医类医院医护比	正向	0.136
中医类医院中药师占药师比例	正向	0.151

表9　2017年、2018年各省（区、市）中医医疗资源得分及排名

省(区、市)	2017年		2018年		排名变化
	得分	排名	得分	排名	
北京市	97.11	1	91.31	1	0
天津市	64.64	7	65.97	7	0
河北省	55.79	18	58.33	16	2
山西省	58.64	12	59.92	13	-1
内蒙古自治区	78.61	3	81.60	2	1
辽宁省	57.79	14	58.29	17	-3
吉林省	58.52	13	61.54	12	1
黑龙江省	57.56	16	59.00	15	1
上海市	46.61	28	48.46	28	0
江苏省	52.05	22	53.13	22	0
浙江省	62.22	8	63.45	9	-1
安徽省	44.86	30	45.58	30	0

续表

省(区、市)	2017年		2018年		排名变化
	得分	排名	得分	排名	
福建省	48.76	25	49.86	25	0
江西省	47.68	27	48.96	27	0
山东省	55.36	20	57.15	20	0
河南省	56.39	17	57.91	18	-1
湖北省	53.68	21	54.68	21	0
湖南省	57.73	15	59.29	14	1
广东省	45.96	29	47.11	29	0
广西壮族自治区	49.29	24	51.13	24	0
海南省	42.26	31	42.30	31	0
重庆市	61.88	9	64.82	8	1
四川省	60.32	10	61.85	11	-1
贵州省	50.40	23	52.40	23	0
云南省	48.13	26	49.61	26	0
西藏自治区	89.22	2	75.14	4	-2
陕西省	60.17	11	62.28	10	1
甘肃省	67.72	6	69.97	5	1
青海省	73.95	4	75.67	3	1
宁夏回族自治区	55.63	19	57.85	19	0
新疆维吾尔自治区	68.76	5	67.43	6	-1

注：因篇幅限制，表中相关数据仅保留两位小数，实际计算时采用的是原始数据。余表同。

在中医医疗资源总体得分上，2017年排名前五位的省（区、市）分别为北京市、西藏自治区、内蒙古自治区、青海省和新疆维吾尔自治区，2018年排名前五位的省（区、市）分别为北京市、内蒙古自治区、青海省、西藏自治区和甘肃省。在2017年排名靠后的5个省（区、市）分别为江西省、上海市、广东省、安徽省、海南省，2018年排名靠后的5个省（区、市）依旧为江西省、上海市、广东省、安徽省、海南省。从总体情况来看，2017年和2018年绝大多数省（区、市）的排名变化幅度不大，整体趋于稳定，但相较2017年，2018年多数省（区、市）的分数有所提高。

按照东、中、西部地区进行分析（见表10），西部地区的平均排名较靠前，其中西藏自治区、内蒙古自治区和青海省2017年和2018年两年均排名

前五，这可能与当地人口数量较少，中医医疗资源人均占有量较丰富有关；东部地区的省（市）大多排名靠后，31 个省（区、市）中排名最后的 5 个省（市）有 3 个位于东部，当中不乏经济发展状况良好的大省（市），如经济和人口大省——广东省，排名第 29，经济发达的上海市排名第 28。

表 10　分区域中医医疗资源 2017 年、2018 年平均排名

区域	2017 年平均排名	2018 年平均排名
东部地区	18.5	18.6
中部地区	18.9	18.8
西部地区	11.8	11.8

按照各省份是否提出建设“中医药强省”目标进行对比分析（见表 11），可以发现无论是 2017 年还是 2018 年，未提出建设“中医药强省”目标的省份平均排名均好于已提出建设“中医药强省”目标的省份。排名前五的省份中，仅有排名第 3 的青海省提出了建设“中医药强省”目标，排名前十的省份中仅有青海省（排名第 3）、浙江省（排名第 9）和陕西省（排名第 10）提出建设“中医药强省”目标。提出“中医药强省”目标的省份在中医医疗资源方面整体排名靠后，排名最靠后的省份排在第 30 名。

表 11　提出与未提出建设“中医药强省”目标的省份 2017 年、2018 年中医医疗资源平均排名情况

是否提出建设“中医药强省”目标	2017 年平均排名	2018 年平均排名
提出建设“中医药强省”目标的省份	17.6	17.4
未提出建设“中医药强省”目标的省份	14.1	14.3

北京市在两年的排名中均位列第 1，在分数上也与第 2 名拉开一定的差距，2017 年北京市得分 97.11 分，排名第 2 的西藏自治区得分 89.22 分，相差 7.89 分，2018 年北京市得分 91.31 分，分数较之前有所下降，但比排名第 2 的内蒙古自治区（得分 81.60 分）高了 9.71 分。另外，在各三级指标

的得分上北京市也处于领先地位，各项数值表现良好，这可能与北京市作为全国的政治中心和文化中心，对优质医疗资源有一定的吸引作用有关。

（二）中医药人力资源状况

中医药人力资源是中医医疗资源中最为核心、最为重要的部分，评价指标包括每千人口中医类医疗机构卫生技术人员数、每千人口中医执业（助理）医师数、中医类医院医护比和中医类医院中药师占药师比例四个指标。

1. 中医类医疗机构卫生技术人员数

首先是中医类医疗机构卫生技术人员数，根据2018年的统计数据，每千人口中医类医疗机构卫生技术人员排名前五的省（区、市）分别是北京市、内蒙古自治区、浙江省、陕西省和重庆市。对比2017年，2018年排名前五的省（区、市）没有太多变化，前四位依旧是北京市、内蒙古自治区、浙江省和陕西省，第5位为重庆市，天津市排名第6。2018年排名靠后的5个省（区、市）分别为云南省、海南省、西藏自治区、安徽省、山西省，对比2017年5个省（区、市）的排名依旧处于靠后位置（见表12）。

表12　2017~2018年各省（区、市）每千人口中医类医疗机构卫生技术人员数指标情况

省(区、市)	2017年		2018年		增幅(%)
	数值(人)	排名	数值(人)	排名	
北京市	1.59	1	1.69	1	6.00
天津市	0.76	5	0.78	6	2.93
河北省	0.57	23	0.62	21	9.10
山西省	0.50	30	0.53	31	5.11
内蒙古自治区	0.97	2	1.07	2	9.45
辽宁省	0.55	26	0.58	26	7.22
吉林省	0.67	13	0.73	11	9.05
黑龙江省	0.62	18	0.63	20	1.95
上海市	0.56	24	0.59	24	5.08
江苏省	0.71	9	0.75	10	4.98
浙江省	0.90	3	0.93	3	3.54
安徽省	0.50	29	0.53	30	6.01

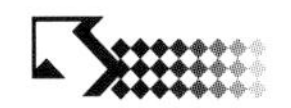

续表

省(区、市)	2017 年		2018 年		增幅(%)
	数值(人)	排名	数值(人)	排名	
福建省	0.58	21	0.60	23	3.91
江西省	0.58	20	0.61	22	5.24
山东省	0.67	14	0.72	14	8.21
河南省	0.66	15	0.72	15	8.74
湖北省	0.67	11	0.70	16	3.98
湖南省	0.72	7	0.76	8	5.55
广东省	0.56	25	0.59	25	5.12
广西壮族自治区	0.72	8	0.76	7	6.18
海南省	0.54	27	0.55	28	1.67
重庆市	0.74	6	0.84	5	13.00
四川省	0.68	10	0.72	12	6.32
贵州省	0.58	22	0.64	19	10.75
云南省	0.53	28	0.57	27	7.77
西藏自治区	0.38	31	0.54	29	39.71
陕西省	0.85	4	0.92	4	7.89
甘肃省	0.61	19	0.69	17	13.95
青海省	0.66	16	0.76	9	15.12
宁夏回族自治区	0.66	17	0.72	13	10.00
新疆维吾尔自治区	0.67	12	0.68	18	1.07

从2018年全国31个省（区、市）每千人口中医类医疗机构卫生技术人员数的分布可看出，近1/3的省（区、市）（11个）每千人口中医类卫生技术人员数在0.7～0.8人，有4个省（区、市）每千人口中医类卫生技术人员数大于0.9人，其中北京市为1.69人，内蒙古自治区为1.07人。按照东、中、西部三个地区划分，如图1所示，可以发现东部和西部地区略优于中部地区。

对比2017年和2018年的数据变化，可以发现2018年各省（区、市）每千人口中医类卫生技术人员数均有所提高，31个省（区、市）中共有23个省（区、市）提升比例超过5%，有6个省（区、市）的提升比例达到

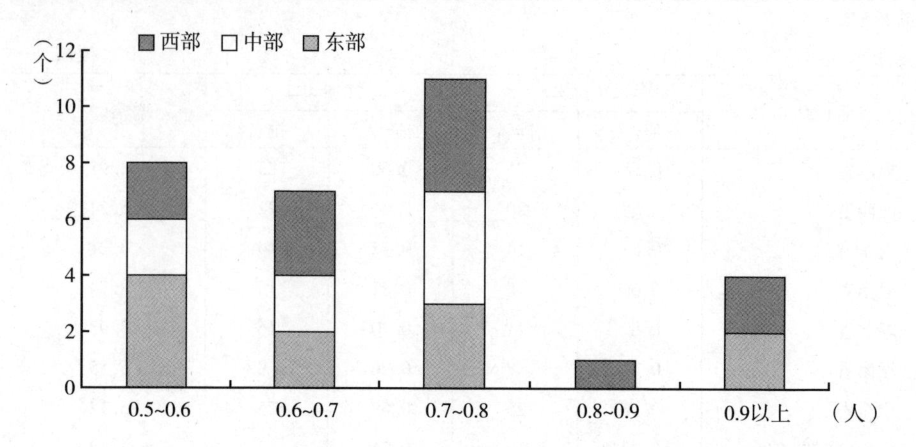

图1　三大地区每千人口中医类医疗机构卫生技术人员数各区间的省（区、市）个数

10%及以上，其中西藏自治区提升幅度最大，从2017年的0.38人升至0.54人，提升幅度高达39.71%；重庆市、贵州省、甘肃省、青海省和宁夏回族自治区的增长比例超过10%。结合表13可发现，各省（区、市）2017年和2018年两年中医类医疗机构卫生技术人员数的变化幅度与每千人口中医类医疗机构卫生技术人员数变化幅度基本相同，增长幅度最大的依旧是西藏自治区，重庆市、贵州省、甘肃省、青海省和宁夏回族自治区的增长比例均超过10%。从区域划分来看，这6个省（区、市）全部位于西部，且西部地区的每千人口中医类医疗机构卫生技术人员数的平均增长率（11.77%）高于东部地区（5.25%）和中部地区（5.70%），说明西部地区的中医卫生人力资源在2018年有较大程度的增长。

单从中医类医疗机构卫生技术人员数量来看，山东省、河南省和广东省都是中医人力资源丰富的省份，但同时这3个省份也是全国常住人口总数排名前三的人口大省，人口基数大，因此其每千人口中医类医疗机构卫生技术人员数指标排名会受到一定的影响。根据2018年的排名情况，广东省每千人口仅有中医类医疗机构卫生技术人员0.59人，排名第25，而山东省和河南省每千人口拥有中医类医疗机构卫生技术人员约0.72人，分别排名第14、15，可以发现广东省的中医药人力资源数量与山东省、河南省相比有较大差距，还存在较大的提升空间。

表 13　2017 年、2018 年各省（区、市）中医类医疗机构卫生技术人员数情况

省(区、市)	2017 年		2018 年		增幅(%)
	人员数(人)	排名	人员数(人)	排名	
北京市	34594	11	36381	11	5.17
天津市	11788	27	12157	27	3.13
河北省	42975	8	47109	8	9.62
山西省	18642	22	19679	22	5.56
内蒙古自治区	24621	16	27002	16	9.66
辽宁省	23812	17	25472	18	6.97
吉林省	18096	23	19640	23	8.53
黑龙江省	23359	18	23714	19	1.52
上海市	13642	26	14370	26	5.34
江苏省	57063	4	60068	5	5.27
浙江省	50970	6	53522	6	5.01
安徽省	31536	13	33801	13	7.18
福建省	22621	20	23686	20	4.71
江西省	26914	14	28484	14	5.83
山东省	66589	1	72354	1	8.66
河南省	63215	2	69069	2	9.26
湖北省	39751	9	41440	9	4.25
湖南省	49518	7	52563	7	6.15
广东省	62249	3	66470	3	6.78
广西壮族自治区	35068	10	37547	10	7.07
海南省	4977	28	5104	28	2.55
重庆市	22796	19	25986	17	13.99
四川省	56499	5	60353	4	6.82
贵州省	20685	21	23036	21	11.37
云南省	25294	15	27425	15	8.42
西藏自治区	1293	31	1844	31	42.61
陕西省	32541	12	35373	12	8.70
甘肃省	15914	25	18210	24	14.43
青海省	3941	30	4575	30	16.09
宁夏回族自治区	4485	29	4977	29	10.97
新疆维吾尔自治区	16334	24	16,792	25	2.80

将中医类医疗机构卫生技术人员数和每千人口中医类医疗机构卫生技术人员数两个指标数据按照是否提出建设“中医药强省”目标对各省份进行划分后做统计对比（见表14），发现2018年17个提出建设“中医药强省”目标的省份平均拥有中医类医疗机构卫生技术人员数42096.4人，平均排名11.35名，为未提出建设“中医药强省”目标省份的中医类医疗机构卫生技术人员数的约2倍。在每千人口中医类医疗机构卫生技术人员数的对比上，提出建设“中医药强省”目标的省份每千人口中医类医疗机构卫生技术人员数为0.69人，未提出的省份为0.77人，平均排名上两类省份相差不大。从两项数据对比可看出，提出建设“中医药强省”目标省份的中医类医疗机构卫生技术人员数较多的原因在于其总人口数量较多，如提出建设“中医药强省”目标的广东省、山东省、河南省是常住人口数量排名前三的人口大省。从每千人口中医类医疗机构卫生技术人员数及其平均排名看，是否提出建设“中医药强省”目标对每千人口中医类医疗机构卫生技术人员数的影响较小。

表14 提出与未提出建设“中医药强省”目标省份的中医类医疗机构卫生技术人员数情况

是否提出建设“中医药强省”目标	中医类医疗机构卫生技术人员数（人）	平均排名	每千人口中医类医疗机构卫生技术人员数（人）	平均排名
提出建设“中医药强省”目标	42096.4	11.35	0.69	16.35
未提出建设“中医药强省”目标	19468.9	21.64	0.77	15.57

2. 中医执业（助理）医师数

在中医执业（助理）医师数方面，2018年排名前三的同样是3个人口大省——河南省、山东省和广东省，分别拥有中医执业（助理）医师数12520人、12415人和11790人，全国31个省（区、市）共有5个省（区、市）的执业（助理）医师数超过10000人。同时，在排名靠后的省（区、市）中也有3个省（区、市）的执业（助理）医师数少于1000人，分别是海南省（845人，排名第31）、西藏自治区（905人，排名第30）和宁夏回族自治区（918人，排名第29）。除海南省外，剩余30个省（区、市）的中医执业（助理）医师数相较于2017年均有所增加，各省（区、市）排名相对稳定，无太大变化。

而在每千人口中医执业（助理）医师数方面，2018年排名前五的省（区、市）分别为北京市、西藏自治区、四川省、内蒙古自治区和天津市，其中北京市以每千人口中医执业（助理）医师0.91人遥遥领先第二名西藏自治区。排名第二的西藏自治区虽然2018年的中医执业（助理）医师数仅905人，占全国中医执业（助理）医师数的0.52%，但由于西藏自治区地广人稀，2018年西藏自治区总人口数仅占全国总人口数的0.25%，因此可以看出西藏自治区的中医执业（助理）医师较为充足。

全国第一常住人口大省——广东省2018年在这一项指标上的排名较“每千人口中医类医疗机构卫生技术人员数”指标排名有所改善，每千人口中医执业（助理）医师数为0.38人，排名第19名，山东省和河南省则分别以每千人口中医执业（助理）医师0.43人、0.39人分列第13位、第17位。从数据上看，广东省虽排名依旧处于靠后的位置，但与其他两个人口大省的差距较小（见表15）。

表15　2017年、2018年各省（区、市）中医执业（助理）医师数及每千人口中医执业（助理）医师数情况

省(区、市)	中医执业(助理)医师数				每千人口中医执业(助理)医师数			
	2017年		2018年		2017年		2018年	
	数值(人)	排名	数值(人)	排名	数值(人)	排名	数值(人)	排名
北京市	8554	6	9243	6	0.84	1	0.91	1
天津市	2906	26	3018	27	0.54	4	0.58	5
河北省	7451	9	8369	8	0.40	11	0.45	10
山西省	3487	23	3796	23	0.42	10	0.45	10
内蒙古自治区	4646	13	5204	13	0.58	3	0.61	4
辽宁省	4644	14	4937	14	0.34	21	0.37	20
吉林省	3869	20	4292	18	0.38	12	0.45	10
黑龙江省	4053	16	4227	19	0.30	27	0.31	26
上海市	2721	27	3032	26	0.33	22	0.37	20

续表

省(区、市)	中医执业(助理)医师数				每千人口中医执业(助理)医师数			
	2017 年		2018 年		2017 年		2018 年	
	数值(人)	排名	数值(人)	排名	数值(人)	排名	数值(人)	排名
江苏省	9207	5	10123	4	0.33	23	0.36	22
浙江省	7815	8	8320	9	0.48	6	0.50	9
安徽省	5303	12	5742	12	0.22	31	0.24	31
福建省	4016	17	4302	17	0.38	13	0.41	14
江西省	4136	15	4457	15	0.26	28	0.28	28
山东省	10980	3	12415	2	0.38	13	0.43	13
河南省	11831	1	12520	1	0.37	15	0.39	17
湖北省	6027	10	6082	10	0.30	25	0.31	26
湖南省	8245	7	9005	7	0.36	18	0.40	15
广东省	11029	2	11790	3	0.35	19	0.38	19
广西壮族自治区	5596	11	6060	11	0.32	24	0.35	24
海南省	861	29	845	31	0.23	30	0.25	30
重庆市	3274	25	3795	24	0.48	7	0.53	7
四川省	9379	4	10052	5	0.59	2	0.62	3
贵州省	3324	24	3810	22	0.30	26	0.34	25
云南省	3916	18	4442	16	0.26	29	0.28	28
西藏自治区	508	31	905	30	0.47	8	0.63	2
陕西省	3891	19	4068	20	0.37	17	0.39	17
甘肃省	3511	22	4002	21	0.50	5	0.54	6
青海省	916	28	1032	28	0.46	9	0.51	8
宁夏回族自治区	830	30	918	29	0.37	16	0.40	15
新疆维吾尔自治区	3543	21	3793	25	0.34	20	0.36	22

将中医执业（助理）医师数和每千人口中医执业（助理）医师数两个数据按照是否提出建设“中医药强省”目标进行划分，提出建设“中医药强省”目标的省份中医执业（助理）医师数量同样高于未提出建设“中医药强省”目标的省份，但每千人口中医执业（助理）医师数的对比情况则相反，未提出建设“中医药强省”目标的省份每千人口中医执业（助理）医师数为0.48人，平均排名为13.93名，提出建设“中医药强省”目标的

省份每千人口中医执业（助理）医师数为0.40人，平均排名为17.18名，两者差异明显（见表16）。这说明提出建设“中医药强省”目标的省份在中医执业（助理）医师数上有所不足。

表16　提出与未提出建设“中医药强省”目标省份的中医执业（助理）医师数情况

是否提出“中医药强省”目标	中医执业（助理）医师数（人）	平均排名	每千人口中医执业（助理）医师数（人）	平均排名
提出建设“中医药强省”目标	7101.9	11.76	0.40	17.18
未提出建设“中医药强省”目标	3847.4	21.14	0.48	13.93

3. 中医类医院医护比和中药师占药师比例

中医类医院医护比指标反映了中医类医院医护结构是否合理，而中医类医院中药师占药师比例指标则能够体现中医类医院的特色。从数据对比来看，2017年和2018年中医类医院医护比排名变化并不明显，数值也没有较大改变（见表17）。2018年中医类医院医护比排名前五位的省（区、市）分别为西藏自治区、天津市、青海省、河北省和甘肃省，除西藏自治区医护比最高达到3.06，其他4个省（区、市）均保持在1以上。北京市依旧体现出中医医疗资源丰富的特点，2018中医类医院医护比为1.03，排名第6。排名靠后的5个省（区、市）分别为海南省、贵州省、重庆市、广西壮族自治区、陕西省，其中有4个省（区、市）位于西部地区。对2018年东部、中部和西部三个地区中医类医院的医护比进行统计，结果如图2所示。2018年全国中医类医院的平均医护比为0.81，共有16个省（区、市）达到或高于全国平均水平，医护比达到0.8及以上的省（区、市）共有17个。从地区分布来看，东部地区的医护比略优于中部和西部地区。

在中医类医院中药师占药师比例指标中，2018年排名前五位的省（区、市）分别是西藏自治区、北京市、山西省、黑龙江省和内蒙古自治区。对比两年的排名变化发现，其中黑龙江省和宁夏回族自治区的排名变化最大，其中黑龙江省从2017年排名第10升至第4，宁夏回族自治区从2017年的排名第30升至第18。2018年全国中医类医院中药师占药师比例为52.23%，共有17个省（区、市）超过这一比例，其中东部地区5个、中部地区6个，西部地区6个。

表17　2017年、2018年各省（区、市）中医类医院医护比及中药师占药师比例情况

省(区、市)	中医类医院医护比				中医类医院中药师占药师比例			
	2017年		2018年		2017年		2018年	
	数值	排名	数值	排名	数值(%)	排名	数值(%)	排名
北京市	1.01	6	1.03	6	65.39	2	64.02	2
天津市	1.16	3	1.18	2	59.56	8	59.78	8
河北省	1.06	5	1.07	4	46.47	25	47.44	23
山西省	0.93	11	0.93	9	63.29	4	63.18	3
内蒙古自治区	0.93	10	0.90	11	62.64	5	62.24	5
辽宁省	0.95	8	0.92	10	63.71	3	62.04	7
吉林省	0.95	7	0.94	7	55.09	15	58.68	11
黑龙江省	0.95	9	0.93	8	58.78	10	62.55	4
上海市	0.82	16	0.85	13	59.56	9	59.50	10
江苏省	0.81	17	0.80	17	47.43	22	47.61	22
浙江省	0.82	15	0.81	16	45.88	27	46.15	27
安徽省	0.72	26	0.70	25	51.38	18	49.70	19
福建省	0.74	22	0.76	21	45.98	26	44.51	28
江西省	0.77	19	0.77	20	41.87	28	42.24	29
山东省	0.86	13	0.83	14	52.79	17	54.08	17
河南省	0.85	14	0.81	15	55.75	13	55.29	14
湖北省	0.74	23	0.74	23	54.82	16	55.13	16
湖南省	0.76	20	0.77	18	56.63	11	56.31	12
广东省	0.75	21	0.75	22	47.33	23	47.06	25
广西壮族自治区	0.66	30	0.65	30	40.90	29	40.48	30
海南省	0.72	25	0.69	27	37.12	31	34.64	31
重庆市	0.68	29	0.67	29	48.56	20	47.61	21
四川省	0.73	24	0.73	24	46.52	24	46.39	26
贵州省	0.68	27	0.67	28	47.54	21	47.61	20
云南省	0.68	28	0.69	26	48.90	19	47.12	24
西藏自治区	3.05	1	3.06	1	83.51	1	88.60	1
陕西省	0.63	31	0.62	31	56.26	12	55.60	13
甘肃省	1.09	4	1.06	5	55.10	14	55.20	15
青海省	1.18	2	1.15	3	62.20	6	62.07	6
宁夏回族自治区	0.81	18	0.77	19	40.17	30	50.60	18
新疆维吾尔自治区	0.89	12	0.87	12	60.52	7	59.61	9

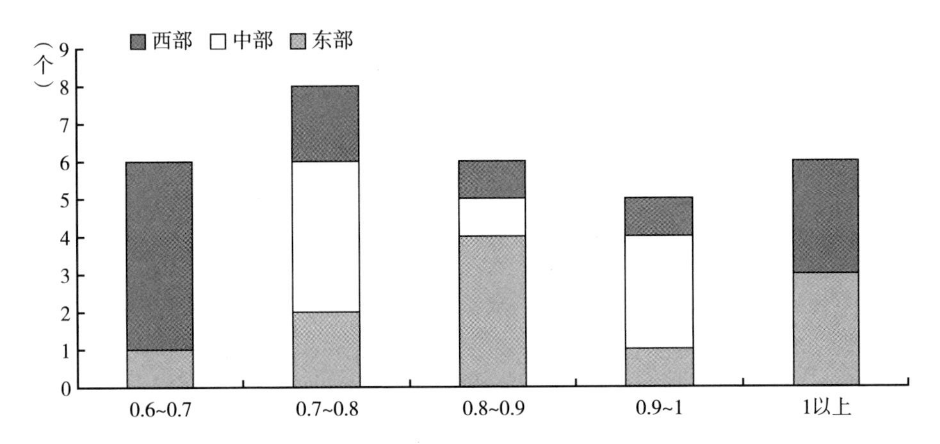

图2　2018年三大区域中医类医院医护比不同区间内的省（区、市）个数

（三）中医类医疗机构资源状况

中医类医疗机构资源主要包括两个指标：每百万人口中医类医院数和每千人口中医类医院床位数。

1. 中医类医院数

2018年绝大多数省（区、市）的医院数量有所增加，2018年中医类医院数排名前五位的省分别为河南省（327所）、山东省（323所）、四川省（300所）、河北省（284所）和山西省（242所）。相较于河南省和山东省，2018年广东省中医类医院数为184所，排名第11名，在同等人口规模下广东省中医类医院数量较少。

在每百万人口中医类医院数指标方面，2018年新疆维吾尔自治区以每百万人口11.78所中医类医院的数据排名第1，新疆也是唯一一个百万人口中医类医院数量超过10所的省（区、市）。虽然相较于2017年的13.37所减少较多，但这也与2018年新疆中医类医院数量减少3所、人口总数增加有关。排名第2的为北京市，每百万人口拥有9.52所中医类医院，西藏自治区、青海省和内蒙古自治区分别以8.72所、8.62所和7.97所位列第3~5名（见表18）。

表 18　2017 年、2018 年各省（区、市）中医类医院数情况

省(区、市)	中医类医院数				每百万人口中医类医院数			
	2017 年		2018 年		2017 年		2018 年	
	数值(所)	排名	数值(所)	排名	数值(所)	排名	数值(所)	排名
北京市	205	6	201	10	9. 26	3	9. 52	2
天津市	54	26	58	26	3. 73	15	3. 46	15
河北省	258	4	284	4	3. 78	14	3. 41	18
山西省	239	5	242	5	6. 54	6	6. 43	6
内蒙古自治区	202	7	228	6	9. 02	5	7. 97	5
辽宁省	167	13	202	9	4. 62	11	3. 83	12
吉林省	99	24	121	21	4. 45	13	3. 66	13
黑龙江省	167	13	177	12	4. 67	10	4. 43	8
上海市	28	30	29	30	1. 20	31	1. 16	31
江苏省	153	15	175	14	2. 18	29	1. 90	29
浙江省	196	8	204	8	3. 61	17	3. 42	17
安徽省	131	17	137	19	2. 19	28	2. 07	28
福建省	91	25	92	25	2. 35	27	2. 31	27
江西省	115	23	117	24	2. 53	23	2. 47	24
山东省	300	1	323	2	3. 23	21	2. 99	21
河南省	293	2	327	1	3. 42	20	3. 05	20
湖北省	144	16	148	18	2. 51	24	2. 43	25
湖南省	176	10	214	7	3. 12	22	2. 55	23
广东省	179	9	184	11	1. 65	30	1. 58	30
广西壮族自治区	117	22	119	23	2. 44	25	2. 38	26
海南省	24	31	22	31	2. 38	26	2. 57	22
重庆市	124	18	163	16	5. 30	8	4. 00	11
四川省	283	3	300	3	3. 61	16	3. 39	19
贵州省	124	18	126	20	3. 52	19	3. 44	16
云南省	170	11	169	15	3. 52	18	3. 52	14
西藏自治区	30	28	39	28	11. 57	2	8. 72	3
陕西省	170	11	177	12	4. 62	12	4. 40	9
甘肃省	122	21	152	17	5. 79	7	4. 63	7
青海省	52	27	55	27	9. 20	4	8. 62	4
宁夏回族自治区	29	29	33	29	4. 84	9	4. 22	10
新疆维吾尔自治区	124	18	121	21	13. 37	1	11. 78	1

全国31个省（区、市）中，仅有6个省（区、市）每百万人口中医类医院数大于5，大部分省（区、市）每百万人口中医类医院数在2～4所。观察广东、河南和山东3个常住人口大省的数据，广东省每百万人口拥有1.58所中医类医院，排名第30，河南省每百万人口拥有3.05所中医类医院，排名第20，山东省每百万人口拥有2.99所中医类医院，排名第21。对比发现广东省中医类医院资源明显不足。将各省（区、市）的数据按照所在的区域进行整理后，可以发现西部地区每百万人口中医类医院资源相对较为丰富（见图3）。

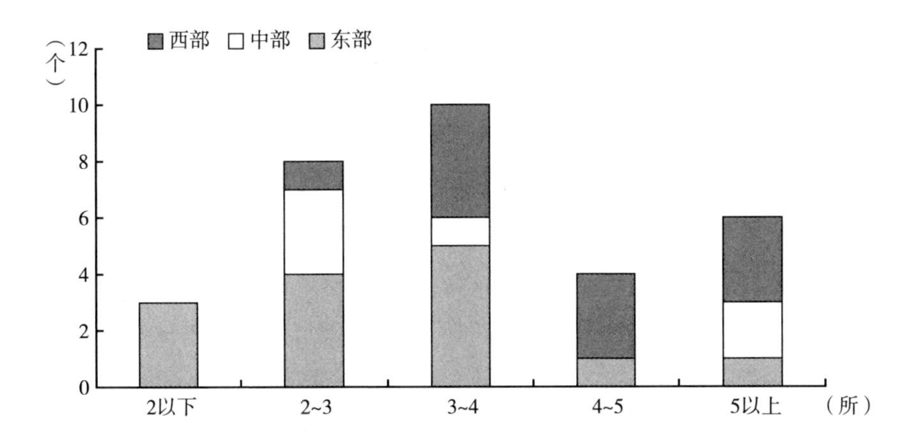

图3　三大地区每百万人口中医类医院数不同区间内的省（区、市）个数

将各省份按照是否提出建设“中医药强省”目标进行划分，从数据对比可以看出（见表19），提出建设“中医药强省”目标的省份平均拥有中医类医院数量较多，但未提出建设“中医药强省”目标的省份每百万人口拥有中医类医院数多于提出建设“中医药强省”目标的省份，未提出建设“中医药强省”目标的省份每百万人口中医类医院数为5所，平均排名13.43名，提出建设“中医药强省”目标的省份每百万人口中医类医院数为3.55所，平均排名18.12名。

表 19　提出与未提出建设“中医药强省”目标的省份中医类医院数情况

是否提出建设“中医药强省”目标	中医类医院数（所）	平均排名	每百万人口中医类医院数（所）	平均排名
提出建设“中医药强省”目标	197.29	11.94	3.55	18.12
未提出建设“中医药强省”目标	113.21	20.79	5.00	13.43

2. 中医类医院床位数

在每千人口中医类医院床位数方面，2018 年排名前五位的省（区、市）分别为内蒙古自治区、北京市、甘肃省、重庆市和青海省，2017 年排名前五位的省（区、市）分别为北京市、内蒙古自治区、青海省、甘肃省和重庆市，排名前五位的省（区、市）只在名次上有所变化。2018 年排名靠后的省（区、市）分别为山西省、福建省、广东省、海南省、上海市，亦无较大改变。从 2017 年到 2018 年两年的数据变化情况来看（见表 20），绝大部分省（区、市）每千人口中医类医院床位数有所增加，仅海南省与上年基本持平，青海省、宁夏回族自治区和新疆维吾尔自治区有所下降，全国整体呈增长趋势。

对于 3 个常住人口大省而言，2018 年广东省每千人口中医类医院床位数 0.5 张，排名第 29，山东省每千人口中医类医院床位数 0.67 张，排名第 23，河南省每千人口中医类医院床位数 0.77 张，排名第 12。从排名和数据上进行对比分析，河南省表现良好，广东省和山东省在中医类医院床位数上还存在较大的提升空间。

表 20　2017 年、2018 年各省（区、市）每千人口中医类医院床位数情况

省(区、市)	每千人口中医类医院床位数				省(区、市)	每千人口中医类医院床位数			
	2017 年		2018 年			2017 年		2018 年	
	数值（张）	排名	数值（张）	排名		数值（张）	排名	数值（张）	排名
北京市	1.14	1	1.15	2	湖北省	0.77	11	0.81	11
天津市	0.60	24	0.62	25	湖南省	0.82	7	0.88	7
河北省	0.62	23	0.68	19	广东省	0.48	29	0.50	29
山西省	0.54	28	0.57	27	广西壮族自治区	0.63	21	0.68	20

续表

省(区、市)	每千人口中医类医院床位数				省(区、市)	每千人口中医类医院床位数			
	2017 年		2018 年			2017 年		2018 年	
	数值（张）	排名	数值（张）	排名		数值（张）	排名	数值（张）	排名
内蒙古自治区	1.03	2	1.18	1	海南省	0.47	30	0.47	30
辽宁省	0.68	15	0.74	14	重庆市	0.88	5	1.03	4
吉林省	0.65	18	0.73	15	四川省	0.80	9	0.84	8
黑龙江省	0.69	13	0.76	13	贵州省	0.68	16	0.71	17
上海市	0.42	31	0.45	31	云南省	0.63	21	0.66	24
江苏省	0.65	17	0.68	18	西藏自治区	0.57	25	0.68	21
浙江省	0.79	10	0.84	9	陕西省	0.80	8	0.88	6
安徽省	0.56	26	0.59	26	甘肃省	0.98	4	1.10	3
福建省	0.55	27	0.56	28	青海省	1.03	3	1.02	5
江西省	0.64	20	0.68	22	宁夏回族自治区	0.74	12	0.72	16
山东省	0.65	19	0.67	23	新疆维吾尔自治区	0.85	6	0.83	10
河南省	0.69	14	0.77	12					

从2018年中医医疗资源总体得分及排名上看，北京市、内蒙古自治区和青海省分列前3位，同时，这3个省（区、市）在每百万人口中医类医院数、每千人口中医类医院床位数、每千人口中医类医疗机构卫生技术人员数、每千人口中医执业（助理）医师数、中医类医院医护比和中医类医院中药师占药师比例6个三级指标的排名上也均取得靠前的名次，说明北京市、内蒙古自治区和青海省是中医医疗资源大省，中医医疗资源配置相对于其他省（区、市）更为合理。

其中，北京市作为国家首都，政治、经济、文化中心，对中医人才具有一定的吸引力，在中医医疗资源配置上也会有所侧重。北京对于中医医疗人才的吸引力体现在每千人口中医类医疗机构卫生技术人员数和每千人口中医执业（助理）医师数指标上，两项指标北京市均位列第1，且在数据上与第2名相差较大。如2018年北京市每千人口中医类医疗机构卫生技术人员数为1.69人，在数据上比排名第2的内蒙古自治区（1.07人）多了0.62人；2018年北京市每千人口中医执业（助理）医师数为0.91人，领先第2名

0.28人。在中医医疗资源配置上，2018年北京市拥有中医类医院201所，排名第10，每百万人口中医类医院数9.52所，排名第2，每千人口中医类医院床位数1.15张，同样位居第2。

广东省早在2006年便提出建设“中医药强省”的目标，在中医药事业发展上也取得不少成果，但在中医医疗资源总得分和排名及各三级指标的排名上未能取得预期的成果，总体排名第29，各三级指标排名也靠后。由于广东省是全国第一常住人口大省，且各指标的计算方法与当地人口数量相关联，因此广东省的成绩不可避免会受到人口总数的影响。为了使评价更客观，将广东省与常住人口较多的另外两个省份——山东省和河南省进行比较。从中医医疗资源拥有量上看，2018年广东省的中医类医院数排名第11，中医类医疗机构卫生技术人员数和中医执业（助理）医师数在全国均排名第3，少于山东省和河南省；各项指标的数据情况也与山东省、河南省存在一定的差距。这说明广东省在中医医疗资源配置上有较大的提升空间，未来需重视对中医人才的培养，注重吸引人才，留住人才。

四 分省份中医医疗效率评价

医疗效率评价是医疗服务评价中的一个关键环节，中医医疗效率评价指标体系包括人均就诊中医类医疗机构次数、每万人中医类医院出院人次数、中医类医院病床使用率、医师人均每日担负诊疗人次、医师人均每日担负住院床日和中医类医院平均住院天数共6个指标，其中中医类医院平均住院天数为负向指标，其余指标均为正向指标（见表21）。

表21 中医医疗效率三级指标及权重

三级指标	性质	权重
人均就诊中医类医疗机构次数	正向指标	0.185
每万人中医类医院出院人次数	正向指标	0.170

续表

三级指标	性质	权重
中医类医院病床使用率	正向指标	0.163
医师人均每日担负诊疗人次	正向指标	0.166
医师人均每日担负住院床日	正向指标	0.152
中医类医院平均住院天数	负向指标	0.163

各指标权重如表21所示，对全国31个省（区、市）的数据进行标准化处理，对其中5个正向指标采用极值法进行处理，标准化公式为：

$$Y_i = \frac{X_i}{\max X_i}$$

对负向指标“中医类医院平均住院天数”采用的标准化公式为：

$$X_{ij} = 1 - \frac{Z_{ij}}{\max(Z_{ij})} + \left\{1 - \max\left[1 - \frac{Z_{ij}}{\max\ (Z_{ij})}\right]\right\}$$

（一）中医医疗效率总体排名情况

从总体得分情况来看，2018年排名前五位的分别为上海市、甘肃省、四川省、重庆市和浙江省（见表22）。大部分省（区、市）2018年得分较2017年有所提升，而从2017年和2018年各省（区、市）的排名情况来看，多数省（区、市）的排名较为稳定，变化幅度不大，部分省（区、市）排名有明显上升，其中贵州省从2017年的第11名上升至第6名，内蒙古自治区从第25名上升至第21名，广西壮族自治区从第16名上升至第13名。

表22 2017年、2018年各省（区、市）中医医疗效率得分及排名

单位：分

省（区、市）	2017年		2018年		排名变化
	得分	排名	得分	排名	
北京市	72.17	13	71.66	15	-2
天津市	66.70	21	66.60	23	-2

续表

省(区、市)	2017 年		2018 年		排名变化
	得分	排名	得分	排名	
河北省	65.50	23	66.45	24	-1
山西省	54.44	31	56.77	30	1
内蒙古自治区	64.53	25	68.33	21	4
辽宁省	61.28	26	59.81	28	-2
吉林省	58.37	29	59.32	29	0
黑龙江省	60.39	28	60.18	27	1
上海市	81.60	1	81.82	1	0
江苏省	74.14	10	74.58	11	-1
浙江省	77.47	5	79.26	5	0
安徽省	71.56	15	71.57	16	-1
福建省	67.94	20	69.22	20	0
江西省	68.71	18	69.92	19	-1
山东省	66.42	22	66.96	22	0
河南省	68.51	19	71.56	17	2
湖北省	74.79	7	75.40	9	-2
湖南省	70.43	17	71.52	18	-1
广东省	71.69	14	72.18	14	0
广西壮族自治区	71.12	16	72.32	13	3
海南省	60.52	27	61.53	26	1
重庆市	79.92	3	79.69	4	-1
四川省	80.12	2	79.97	3	-1
贵州省	74.03	11	76.96	6	5
云南省	74.50	8	76.46	7	1
西藏自治区	54.59	30	53.07	31	-1
陕西省	74.47	9	75.10	10	-1
甘肃省	78.30	4	81.73	2	2
青海省	65.14	24	65.54	25	-1
宁夏回族自治区	72.66	12	74.55	12	0
新疆维吾尔自治区	75.06	6	75.63	8	-2

将31个省（区、市）按照东部、中部、西部进行区域划分后分析，2018年中医医疗效率指标排名前十的省（区、市）中，属于西部地区的有7个，属于东部地区的有2个，属于中部地区的有1个；而在排名前15的

省（区、市）中，属于西部地区的有9个，属于东部地区的有5个，属于中部地区的有1个；排名靠后的10个省（区、市）（第22名至第31名）中，属于东部地区的有5个，属于中部地区的有3个，属于西部地区的2个，西部地区的整体中医医疗效率高于东部和中部地区。2017年、2018年两年三个地区的平均排名状况也验证了这一点，西部地区整体排名好于东部地区和中部地区，表明西部地区的整体医疗效率优于东部地区和中部地区（见表23）。

表23　三大区域中医医疗效率平均排名

区域	2017年平均排名	2018年平均排名
东部地区	16.5	17.2
中部地区	20.5	20.6
西部地区	12.5	11.8

将各省份按照是否提出建设“中医药强省”目标进行划分（见表24），可以看到，2017年和2018年两年提出建设“中医药强省”目标的省份的平均排名略落后于未提出建设“中医药强省”目标的省份，2018年提出建设“中医药强省”目标的省份平均排名为16.8名，未提出建设“中医药强省”目标的省份平均排名为15.0名。观察中医医疗效率排名前十的省份中提出建设“中医药强省”目标的省份的数量发现，提出建设“中医药强省”目标的省份共5个，分布较均衡。在排名靠后（20名之后）的省份中共有6个省份提出建设“中医药强省”目标，说明提出建设“中医药强省”目标的省份中医医疗效率整体排名靠后。

表24　按提出与未提出建设“中医药强省”目标划分的省份的中医医疗效率平均排名情况

是否提出“中医药强省”目标	2017年平均排名	2018年平均排名
提出建设“中医药强省”目标的省份	16.5	16.8
未提出建设“中医药强省”目标的省份	15.4	15.0

（二）中医类医疗机构诊疗情况

对各省（区、市）的中医诊疗情况主要可通过4个方面来评判，中医类医疗机构总诊疗人次数和中医类医院出院人次数反映当地中医总诊疗量，人均就诊中医类医疗机构次数反映百姓中医就诊频率，每万人中医类医院出院人次数反映了当地中医诊疗水平。

在中医类医疗机构总诊疗人次数上，相比2017年，绝大多数省（区、市）2018年的总诊疗人次有所增加。从2018年各省（区、市）中医类医疗机构总诊疗人次分布图上看（见图4），总诊疗人次最多的是广东省，达11503.7万人次，占全国中医类医疗机构总诊疗人次的11%。排名第二的是浙江省，总诊疗人次10042万人次。全国31个省（区、市）中只有广东省和浙江省总诊疗人次破亿，而常住人口数量排名第2、第3的山东省和河南省总诊疗人次分别为6077.9万人次和5576.9万人次，排名第5和第7，这一结果说明广东省和浙江省的中医药基础较好，百姓信任并愿意使用中医。

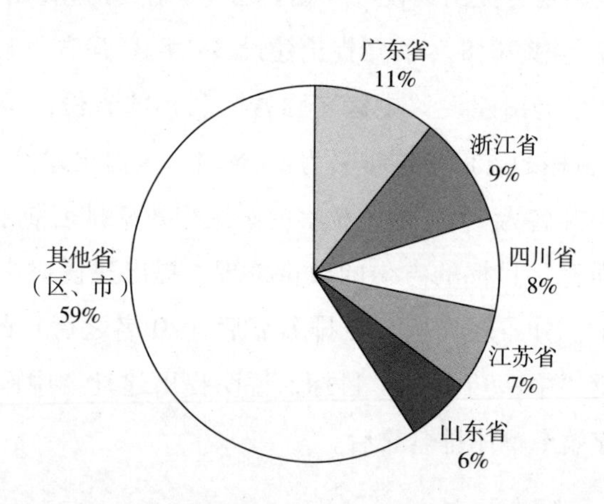

图4　2018年中医类医疗机构总诊疗人次数排名前五位的省（区、市）占比情况

除青海省外，2018年各省（区、市）中医类医院出院人次数较2017年都有所增长，但各省（区、市）排名与中医类医疗机构总诊疗人次数排名差异大。2018年中医类医院出院人次数排名前五位的分别为四川省、河南

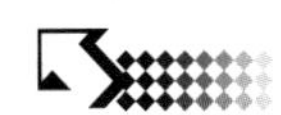

省、山东省、湖南省和广东省，总诊疗人次数超1亿的浙江省出院人次数为137.94万人次，排名第9（见表25）。

表25 2017年、2018年各省（区、市）中医诊疗情况

省(区、市)	中医类医疗机构总诊疗人次数				中医类医院出院人次数			
	2017年		2018年		2017年		2018年	
	数值（万人次）	排名	数值（万人次）	排名	数值（万人次）	排名	数值（万人次）	排名
北京市	5779.54	5	5966.50	6	44.15	23	46.52	23
天津市	2267.40	18	2222.80	19	21.72	27	22.43	27
河北省	3764.18	9	4184.40	9	140.06	8	151.90	7
山西省	1580.39	23	1630.00	24	40.63	24	46.24	24
内蒙古自治区	1962.12	21	2063.60	21	58.78	22	69.97	19
辽宁省	1833.26	22	1846.70	22	69.29	18	70.86	18
吉林省	1341.58	26	1429.20	25	40.11	25	43.76	25
黑龙江省	1486.79	24	1397.50	26	62.10	20	63.49	22
上海市	4560.32	8	4648.10	8	38.29	26	41.52	26
江苏省	7343.14	4	7541.20	4	174.26	5	181.19	6
浙江省	9377.25	2	10042.00	2	126.22	9	137.94	9
安徽省	2433.01	16	2686.90	16	119.34	10	124.31	10
福建省	3172.92	11	3330.40	11	60.97	21	65.77	21
江西省	2034.36	20	2095.90	20	92.96	14	99.32	14
山东省	5608.19	6	6077.90	5	193.20	2	204.11	3
河南省	5126.42	7	5576.90	7	188.12	3	218.17	2
湖北省	3457.63	10	3562.00	10	143.14	7	148.63	8
湖南省	2716.47	14	2885.00	14	176.44	4	189.98	4
广东省	11357.45	1	11503.70	1	168.07	6	183.12	5
广西壮族自治区	3056.46	12	3138.60	12	102.39	11	111.55	11
海南省	391.84	29	420.60	29	12.05	30	12.65	29
重庆市	2499.63	15	2698.70	15	86.94	15	95.24	15
四川省	7804.54	3	8536.50	3	212.99	1	221.09	1
贵州省	1467.06	25	1700.50	23	84.12	16	94.10	16
云南省	2743.37	13	2908.60	13	94.85	13	106.34	12
西藏自治区	249.39	31	253.80	31	3.25	31	3.76	31
陕西省	2293.46	17	2441.60	17	96.23	12	105.54	13
甘肃省	2073.23	19	2229.30	18	74.69	17	87.38	17

续表

省(区、市)	中医类医疗机构总诊疗人次数				中医类医院出院人次数			
	2017年		2018年		2017年		2018年	
	数值(万人次)	排名	数值(万人次)	排名	数值(万人次)	排名	数值(万人次)	排名
青海省	345.22	30	384.90	30	12.98	29	12.60	30
宁夏回族自治区	555.44	28	584.60	28	14.00	28	15.13	28
新疆维吾尔自治区	1203.35	27	1158.60	27	63.69	19	66.43	20

在人均就诊中医类医疗机构次数方面，2017年、2018年两年各省（区、市）的排名基本趋于稳定，2018年绝大多数省（区、市）人均就诊中医类医疗机构次数有一定程度的提升。2018年人均就诊中医类医疗机构次数最多的是北京市，年人均就诊2.77次，上海市以年人均就诊1.92次位列第2，浙江省年人均就诊1.75次，排名第3，天津市排名第4，年人均就诊1.42次，四川省排名第5，年人均就诊1.02次。2018年全国人均就诊中医类医疗机构次数为0.77次，共有12个省（区、市）高于全国平均水平，其中北京市人均就诊次数远超其他省（区、市），这可能与北京市中医医疗资源较丰富有关。广东省年人均就诊1.01次，排名第6，整体排名靠前（见表26）。

表26　2017年、2018年各省（区、市）人均就诊中医类医疗机构次数情况

省(区、市)	2017年		2018年		省(区、市)	2017年		2018年	
	次数(次)	排名	次数(次)	排名		次数(次)	排名	次数(次)	排名
北京市	2.66	1	2.77	1	湖北省	0.59	16	0.60	19
天津市	1.46	4	1.42	4	湖南省	0.40	29	0.42	30
河北省	0.50	21	0.55	21	广东省	1.02	5	1.01	6
山西省	0.43	25	0.44	27	广西壮族自治区	0.63	14	0.64	15
内蒙古自治区	0.78	12	0.81	12	海南省	0.42	26	0.45	26
辽宁省	0.42	27	0.42	29	重庆市	0.81	9	0.87	8
吉林省	0.49	22	0.53	22	四川省	0.94	6	1.02	5
黑龙江省	0.39	30	0.37	31	贵州省	0.41	28	0.47	23

续表

省(区、市)	2017年		2018年		省(区、市)	2017年		2018年	
	次数（次）	排名	次数（次）	排名		次数（次）	排名	次数（次）	排名
上海市	1.89	2	1.92	2	云南省	0.57	18	0.60	18
江苏省	0.91	7	0.94	7	西藏自治区	0.74	13	0.74	13
浙江省	1.66	3	1.75	3	陕西省	0.60	15	0.63	16
安徽省	0.39	31	0.42	28	甘肃省	0.79	11	0.85	10
福建省	0.81	10	0.85	11	青海省	0.58	17	0.64	14
江西省	0.44	24	0.45	25	宁夏回族自治区	0.81	8	0.85	9
山东省	0.56	19	0.60	17	新疆维吾尔自治区	0.49	23	0.47	24
河南省	0.54	20	0.58	20	全国	0.73		0.77	

2018 年每万人中医类医院出院人次数最多的是甘肃省，有 331.36 人次，重庆市以 307.03 人次位列第 2，位列第 3 的是内蒙古自治区，有 276.12 人次。将排名前十的省（区、市）按照地区划分统计，位于西部地区的有 7 个，位于中部地区的有 2 个，东部地区只有浙江省在第 10 名。对比 2017 年的数据及排名，大多数省（区、市）每万人出院人次数有明显增加，各省（区、市）排名相对稳定，但内蒙古自治区排名有明显提高，从 2017 年的第 9 名跃升至第 3 名（见表 27）。

表 27　2017 年、2018 年各省（区、市）每万人中医类医院出院人次数情况

省(区、市)	2017年		2018年		省(区、市)	2017年		2018年	
	数值（人次）	排名	数值（人次）	排名		数值（人次）	排名	数值（人次）	排名
北京市	203.36	15	215.97	16	湖北省	242.53	7	251.19	9
天津市	139.47	28	143.78	28	湖南省	257.20	4	275.37	4
河北省	186.25	21	201.03	20	广东省	150.48	26	161.40	27
山西省	109.74	30	124.37	30	广西壮族自治区	209.60	13	226.45	12

续表

省(区、市)	2017年		2018年		省(区、市)	2017年		2018年	
	数值(人次)	排名	数值(人次)	排名		数值(人次)	排名	数值(人次)	排名
内蒙古自治区	232.44	9	276.12	3	海南省	130.15	29	135.44	29
辽宁省	158.60	23	162.56	25	重庆市	282.75	2	307.03	2
吉林省	147.63	27	161.83	26	四川省	256.55	5	265.06	7
黑龙江省	163.91	22	168.27	23	贵州省	234.97	8	261.39	8
上海市	158.36	24	171.29	22	云南省	197.57	17	220.17	14
江苏省	217.03	12	225.05	13	西藏自治区	96.32	31	109.30	31
浙江省	223.12	10	240.44	10	陕西省	250.93	6	273.14	5
安徽省	190.79	20	196.57	21	甘肃省	284.44	1	331.36	1
福建省	155.90	25	166.89	24	青海省	217.06	11	208.96	18
江西省	201.13	16	213.68	17	宁夏回族自治区	205.25	14	219.91	15
山东省	193.08	19	203.16	19	新疆维吾尔自治区	260.50	3	267.11	6
河南省	196.80	18	227.14	11					

按照建设“中医药强省”目标的提出与否对2018年中医诊疗量情况进行统计分析（见表28），发现提出建设“中医药强省”目标的省份中医类医疗机构总诊疗人次数与中医类医院出院人次数均远高于未提出建设“中医药强省”目标的省份，但人均就诊中医类医疗机构次数少于未提出建设“中医药强省”目标的省份，两者差距较大，而每万人中医类医院出院人次数方面两者相差不大。

表28 提出与未提出建设“中医药强省”目标的省份2018年中医诊疗量情况

是否提出建设“中医药强省”目标	中医类医疗机构总诊疗人次数(万人次)	人均就诊中医类医疗机构次数(次)	中医类医院出院人次数(万人次)	每万人中医类医院出院人次数(人次)
提出建设“中医药强省”目标	4404.95	0.68	131.63	212.75
未提出建设“中医药强省”目标	2304.49	0.97	57.38	213.90

（三）中医类医院医师负担情况

中医类医院医师负担情况主要通过医师人均每日担负诊疗人次和医师人

均每日担负住院床日两个指标进行评价。首先是医师人均每日担负诊疗人次指标，2018 年排名前五位的省（区、市）分别为上海市、浙江省、北京市、广东省和天津市。其中排名第 1 的上海市和排名第 2 的浙江省人均每日担负诊疗人次差距偏大，上海市为 18.45 人次，而浙江省为 12.46 人次，第2、3名及第 4 ~8 名之间的差距较小。2018 年全国医师人均每日担负诊疗人次 7.44 人，相较于 2017 年的 7.60 人有所降低，31 个省（区、市）两年数据的对比也符合这一规律，对比 2017 年、2018 年两年的总诊疗人次数和中医类医院执业（助理）医师数的变化后发现，医师人均每日担负诊疗人次减少得益于中医类医院执业（助理）医师数的增长大于总诊疗人次的增长，这有利于减轻医师负担。2018 年共有 10 个省（区、市）医师每日担负诊疗人次超过全国平均水平，其中位于东部地区的有 7 个，排名前六位的均在东部地区，位于西部地区的有 3 个，没有位于中部地区的省（区、市）（见表 29、图 5）。

表 29　2017 年、2018 年各省（区、市）中医类医院医师人均每日担负诊疗人次情况

省(区、市)	2017 年		2018 年		省(区、市)	2017 年		2018 年	
	数值(人次)	排名	数值(人次)	排名		数值(人次)	排名	数值(人次)	排名
北京市	12.98	2	12.15	3	湖北省	6.95	13	6.75	14
天津市	10.53	5	10.17	5	湖南省	4.16	31	4.12	31
河北省	5.28	25	5.19	22	广东省	11.3	4	10.90	4
山西省	4.84	30	4.90	27	广西壮族自治区	7.23	12	7.04	13
内蒙古自治区	4.92	29	4.88	28	海南省	6.85	14	7.24	12
辽宁省	5.24	26	4.93	26	重庆市	7.88	10	7.37	11
吉林省	5.39	23	5.19	22	四川省	7.58	11	7.56	10
黑龙江省	5.06	28	4.68	30	贵州省	5.77	21	6.01	20
上海市	19.16	1	18.45	1	云南省	8.99	9	8.49	9
江苏省	9.82	6	9.77	6	西藏自治区	6.72	15	4.70	29
浙江省	12.39	3	12.46	2	陕西省	6.31	19	6.04	18
安徽省	6.64	16	6.63	16	甘肃省	6.53	17	6.75	14
福建省	9.68	7	9.22	8	青海省	5.58	22	6.02	19
江西省	5.86	20	5.63	21	宁夏回族自治区	9.07	8	9.26	7
山东省	5.31	24	5.08	25	新疆维吾尔自治区	5.13	27	5.09	24
河南省	6.44	18	6.62	17	全国	7.60		7.44	

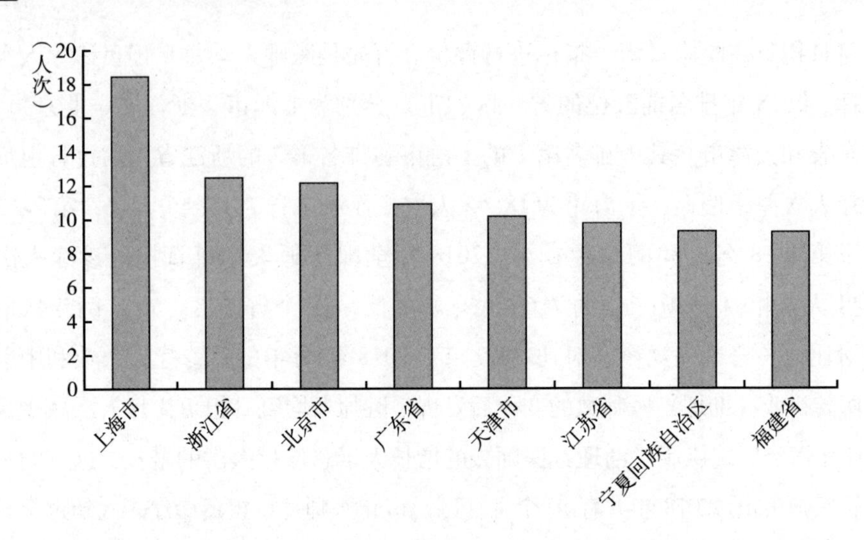

图5 排名前八位的省（区、市）中医类医院医师人均每日担负诊疗人次情况

而医师人均每日担负住院床日指标排名情况与医师人均每日担负诊疗人次指标有很大不同。2017年和2018年两年31个省（区、市）的数据和排名相对稳定，2018年排名前五位的分别为新疆维吾尔自治区、云南省、贵州省、四川省和甘肃省。全国中医类医院医师平均每日担负住院床日数2.38天，共有13个省（区、市）高于全国平均水平。其中，位于中部地区的有5个，位于西部地区的有8个，没有省（区、市）位于东部地区。医师人均每日担负诊疗人次最高的上海市2018年在医师人均每日担负住院床日指标上排名第24，浙江省排名第23，广东省排名第19，北京市排名第30（见表30）。

表30 2017年、2018年各省（区、市）中医类医院医师人均每日担负住院床日情况

省(区、市)	2017年		2018年		省(区、市)	2017年		2018年	
	数值(天)	排名	数值(天)	排名		数值(天)	排名	数值(天)	排名
北京市	1.43	31	1.39	30	湖北省	2.93	7	2.96	7
天津市	1.54	30	1.56	29	湖南省	2.60	10	2.62	12
河北省	2.03	21	2.06	20	广东省	2.11	19	2.09	19
山西省	1.76	26	1.87	25	广西壮族自治区	2.33	14	2.38	14
内蒙古自治区	1.75	27	1.84	26	海南省	1.79	25	1.84	26

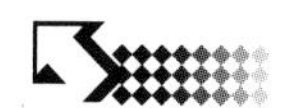

续表

省(区、市)	2017 年		2018 年		省(区、市)	2017 年		2018 年	
	数值(天)	排名	数值(天)	排名		数值(天)	排名	数值(天)	排名
辽宁省	2. 29	15	2. 20	17	重庆市	3. 11	5	2. 97	6
吉林省	1. 7	28	1. 75	28	四川省	3. 21	2	3. 07	4
黑龙江省	2. 15	17	2. 28	15	贵州省	3. 15	3	3. 15	3
上海市	2. 00	23	1. 90	24	云南省	3. 13	4	3. 16	2
江苏省	2. 11	19	2. 11	18	西藏自治区	1. 56	29	1. 27	31
浙江省	1. 97	24	2. 02	23	陕西省	2. 92	8	2. 84	9
安徽省	2. 89	9	2. 89	8	甘肃省	3. 06	6	3. 01	5
福建省	2. 01	22	2. 03	22	青海省	2. 21	16	2. 22	16
江西省	2. 58	11	2. 67	10	宁夏回族自治区	2. 48	13	2. 45	13
山东省	2. 12	18	2. 05	21	新疆维吾尔自治区	3. 26	1	3. 25	1
河南省	2. 5	12	2. 67	10	全国	2. 38		2. 38	

2018 年提出建设“中医药强省”目标的省份中医类医院医师人均每日担负诊疗人次为 6. 83 人次，低于未提出省份的 8. 09 人次，而在医师人均每日担负住院床日指标上，提出建设“中医药强省”目标的省份为 2. 43 天，高于未提出建设“中医药强省”目标的省份（见表 31）。

表 31　2018 年提出与未提出建设“中医药强省”目标的省份中医类医院医师负担情况对比

是否提出建设“中医药强省”目标	医师人均每日担负诊疗人次（人次）	平均排名	医师人均每日担负住院床日（天）	平均排名
提出建设“中医药强省”目标	6. 83	17. 24	2. 43	14. 53
未提出建设“中医药强省”目标	8. 09	14. 36	2. 23	17. 64

（四）中医类医院服务效率

中医类医院服务效率主要通过中医类医院病床使用率和中医类医院平均

住院天数两个指标来评价，为便于比较各省（区、市）之间的差异，采用标准化得分形式进行展示，2017 年的得分以 2018 年的标准进行计算。2017 年和 2018 年两年全国 31 个省（区、市）中医类医院病床使用率排名变化不大，多数省（区、市）2018 年病床使用率得分有所下降（见表 32）。2018 年中医类医院病床使用率指标排名前五位的省（区、市）分别为上海市、四川省、贵州省、新疆维吾尔自治区和湖北省，其中上海市和四川省的中医类医院病床使用率达 90% 以上，上海市病床使用率 95.59%，四川省病床使用率 93.28%。2018 年全国中医类医院平均病床使用率为 83.76%，较 2017 年的 83.97% 有略微下降，2018 年全国 31 个省（区、市）中共有 15 个省（区、市）病床使用率高于全国平均水平。2018 年广东省中医类医院病床使用率排名第 13，高于全国平均水平，表现良好。

部分省（区、市）病床使用率低可能与其中医医疗资源拥有量较多有关，中医医疗资源排名前三位的北京市、内蒙古自治区和青海省 2018 年中医类医院病床使用率均低于全国平均水平，且排名相对靠后。北京市 2018 年病床使用率排名第 23，内蒙古自治区排名第 29，青海省排名第 31。

表 32　2017 年、2018 年各省（区、市）中医类医院病床使用率得分及排名

单位：分

省(区、市)	2017 年		2018 年		省(区、市)	2017 年		2018 年	
	得分	排名	得分	排名		得分	排名	得分	排名
北京市	78.56	24	78.37	23	湖北省	93.61	4	94.00	5
天津市	79.22	22	78.60	22	湖南省	89.80	9	89.71	12
河北省	85.49	19	85.42	19	广东省	89.45	13	89.53	13
山西省	71.36	29	75.31	24	广西壮族自治区	89.83	8	90.11	11
内蒙古自治区	70.80	30	72.04	29	海南省	74.15	27	73.93	26
辽宁省	78.81	23	73.27	27	重庆市	89.57	12	84.04	21
吉林省	75.07	26	75.19	25	四川省	100.00	1	97.58	2
黑龙江省	75.08	25	72.82	28	贵州省	88.87	14	94.13	3
上海市	100.00	1	100.00	1	云南省	86.74	17	90.79	8
江苏省	91.93	6	91.10	7	西藏自治区	73.32	28	68.91	30

续表

省(区、市)	2017年		2018年		省(区、市)	2017年		2018年	
	得分	排名	得分	排名		得分	排名	得分	排名
浙江省	91.23	7	90.62	9	陕西省	89.72	10	88.60	15
安徽省	96.57	3	92.82	6	甘肃省	86.17	18	86.71	18
福建省	80.94	21	84.10	20	青海省	63.91	31	67.31	31
江西省	88.12	15	88.82	14	宁夏回族自治区	84.57	20	87.59	16
山东省	86.88	16	87.55	17	新疆维吾尔自治区	92.25	5	94.07	4
河南省	89.61	11	90.46	10					

2018年全国中医类医院平均住院天数为9.61天，比2017年的9.67天略有下降，说明国内整体中医医疗质量或中医医疗水平有所提高。2018年中医类医院平均住院天数指标排名前五位的省（区、市）分别为贵州省、甘肃省、海南省、上海市和广西壮族自治区，全国31个省（区、市）中共有20个省（区、市）低于9.61天。平均住院天数最多的是北京市，这可能与北京市的特殊地位有关。北京市是全国的政治、文化中心，拥有优质的医疗资源，可能有更多来自全国各地的疑难重症患者，导致平均住院天数变多。

表33　2017年、2018年各省（区、市）中医类医院平均住院天数得分及排名

单位：分

省(区、市)	2017年		2018年		省(区、市)	2017年		2018年	
	得分	排名	得分	排名		得分	排名	得分	排名
北京市	61.95	31	56.78	31	湖北省	89.74	20	89.64	21
天津市	82.21	28	82.52	27	湖南省	95.09	9	94.65	12
河北省	96.41	3	94.76	10	广东省	93.57	13	95.12	8
山西省	80.54	29	82.20	28	广西壮族自治区	95.59	5	96.27	5
内蒙古自治区	88.72	21	93.20	17	海南省	98.03	2	98.22	3
辽宁省	82.73	27	82.03	29	重庆市	94.06	12	94.59	13
吉林省	84.47	26	83.68	26	四川省	86.10	23	86.92	24

续表

省(区、市)	2017年		2018年		省(区、市)	2017年		2018年	
	得分	排名	得分	排名		得分	排名	得分	排名
黑龙江省	85.75	24	84.91	25	贵州省	100.00	1	100.00	1
上海市	94.15	10	96.68	4	云南省	95.29	7	95.89	6
江苏省	94.13	11	94.54	14	西藏自治区	66.04	30	75.52	30
浙江省	85.56	25	87.57	22	陕西省	91.70	18	91.82	20
安徽省	95.49	6	95.56	7	甘肃省	95.28	8	99.31	2
福建省	93.56	14	94.68	11	青海省	95.85	4	92.32	18
江西省	93.07	15	93.88	15	宁夏回族自治区	92.08	17	94.84	9
山东省	92.93	16	93.67	16	新疆维吾尔自治区	90.82	19	92.15	19
河南省	86.57	22	87.11	23					

对各省份按照是否提出建设“中医药强省”目标划分类别后进行对比，可以看出提出建设“中医药强省”目标的省份的中医类医院病床使用率、平均住院天数数据均优于未提出建设“中医药强省”目标的省份，但是在中医类医院平均住院天数排名上，未提出建设“中医药强省”目标省份的排名较靠前。对提出建设“中医药强省”目标的省份的中医类医院平均住院天数排名进行分析，排名前十位的省份有4个，排名在第10~19名的省份有6个，排名在20名以后的省份有7个，多数省份排名靠后导致平均排名较靠后（见表34）。

表34　2018年提出与未提出建设“中医药强省”目标的省份中医类医院病床使用率、平均住院天数对比情况

是否提出建设“中医药强省”目标	中医类医院病床使用率(%)	平均排名	中医类医院平均住院天数(天)	平均排名
提出建设“中医药强省”目标	82.52	14.41	9.73	17.35
未提出建设“中医药强省”目标	79.60	17.93	9.89	14.36

五　分省份中医医疗费用评价

中医医疗费用问题是居民在享受中医医疗服务过程中最为关注、感受最深的问题之一，也是解决“看病贵”问题的重点。中医医疗费用二级指标主要是评价、衡量31个省（区、市）居民使用中医医疗服务所造成的费用负担，选取了中医门诊病人次均诊疗费用、中医住院病人人均住院费用和出院者日均住院费用3个数据来评价居民在使用中医医疗服务过程中所需承担的经济负担。考虑到不同地区、不同省（区、市）的经济发展状况不同，采用单一的费用数据容易造成偏差，因此在中医医疗服务费用评价指标中纳入了人均可支配收入这一指标，将中医门诊病人次均诊疗费用、中医住院病人人均住院费用和出院者日均住院费用3个指标转化为门诊病人负担占可支配收入比例、住院病人负担占可支配收入比例和出院者日均费用占可支配收入比例3个三级指标，减少由于地区经济发展差异造成的误差，使中医医疗费用评价更趋科学、合理。

由于中医门诊病人次均诊疗费用、中医住院病人人均住院费用和出院者日均住院费用3个指标均为负向指标，即一个省份的费用越高，该省份这一指标的排名和得分相应的越低，因此加入人均可支配收入转化后的3个相对指标——门诊病人负担占可支配收入比例、住院病人负担占可支配收入比例和出院者日均费用占可支配收入比例也为负向指标。负向指标标准化公式为：

$$X_{ij} = 1 - \frac{Z_{ij}}{\max(Z_{ij})} + \left\{1 - \max\left[1 - \frac{Z_{ij}}{\max\ (Z_{ij})}\right]\right\}$$

将经过标准化处理后的数据结合该三级指标对应的权重得到二级指标中医医疗费用的得分，其中各指标2017年的得分是以2018年的得分为标准计算出来的，具体结果如表36所示。

表 35　中医医疗费用指标及权重

指标	性质	权重
门诊病人负担占可支配收入比例	负向指标	0.349
住院病人负担占可支配收入比例	负向指标	0.345
出院者日均费用占可支配收入比例	负向指标	0.306

表 36　2017 年、2018 年各省（区、市）中医医疗费用得分及排名

单位：分

省(区、市)	2017 年		2018 年		排名变化
	得分	排名	得分	排名	
北京市	83.34	8	82.42	8	0
天津市	71.66	23	69.40	23	0
河北省	74.81	17	73.26	18	-1
山西省	66.76	27	64.25	27	0
内蒙古自治区	94.28	3	93.17	3	0
辽宁省	82.90	9	81.01	11	-2
吉林省	73.02	21	70.26	22	-1
黑龙江省	69.37	25	69.32	24	1
上海市	99.04	1	98.07	1	0
江苏省	83.73	7	83.11	5	2
浙江省	97.30	2	97.67	2	0
安徽省	80.53	11	81.43	10	1
福建省	87.05	5	83.05	6	-1
江西省	75.72	16	73.19	19	-3
山东省	75.92	15	76.68	13	2
河南省	77.78	13	74.10	17	-4
湖北省	86.63	6	82.98	7	-1
湖南省	74.42	18	74.98	16	2
广东省	74.28	19	71.36	21	-2
广西壮族自治区	63.70	29	60.07	31	-2
海南省	64.42	28	64.07	28	0
重庆市	71.85	22	72.30	20	2
四川省	68.53	26	68.99	25	1
贵州省	59.73	31	64.75	26	5
云南省	80.90	10	81.60	9	1
西藏自治区	71.02	24	61.25	29	-5

续表

省(区、市)	2017 年		2018 年		排名变化
	得分	排名	得分	排名	
陕西省	79.11	12	75.99	15	-3
甘肃省	77.66	14	77.46	12	2
青海省	73.95	20	76.01	14	6
宁夏回族自治区	91.66	4	93.15	4	0
新疆维吾尔自治区	60.47	30	60.89	30	0

（一）各省（区、市）中医医疗费用总体排名情况

在中医医疗费用总排名方面，2018 年排名前五位的分别为上海市、浙江省、内蒙古自治区、宁夏回族自治区和江苏省，其中有 3 个位于东部地区；排名后五位的分别为山西省、海南省、西藏自治区、新疆维吾尔自治区和广西壮族自治区，其中有 3 个位于西部地区。在时间上进行纵向比较，2017 年中医医疗费用总排名前五位的分别是上海市、浙江省、内蒙古自治区、宁夏回族自治区和福建省，其中 3 个位于东部地区；排名后五位的分别为山西省、海南省、广西壮族自治区、新疆维吾尔自治区和贵州省，其中有 3 个位于西部地区。

从总体排名变化状况看，可以发现排名靠前的省（区、市）变化幅度小，排名前四位的省（区、市）没有变化，2017 年排名第 5 的福建省（87.05 分）在 2018 年排名第 6 名（83.05 分），江苏省从 2017 年的第 7 名（83.73 分）上升至 2018 年的第 5 名（83.11 分）。仅有少部分省（区、市）排名变化幅度较大，且主要位于西部地区，青海省从 2017 年的第 20 名（73.95 分）上升至 2018 年的第 14 名（76.01 分），上升 6 个名次；贵州省从 2017 年的第 31 名（59.73 分）上升至 2018 年的第 26 名（64.75 分），排名提升 5 个名次；西藏自治区从 2017 年的第 24 名（71.02 分）降至 2018 年的第 29 名（61.25 分），下降了 5 个名次。广东省 2018 年总体得分 71.36 分，相比 2017 年的 74.28 分有所下降，排名从 2017 年的第 19 名下降 2018 年的第 21 名。

从整体得分来看，2018 年 31 个省（区、市）的平均得分为 76. 01 分，小于 2017 年的 77. 15 分。分地区来看，东、中、西部三个地区 2018 年的分数也小于 2017 年，而 2018 年的人均可支配收入比 2017 年提高了 8% 左右，说明 2018 年百姓负担的中医医疗费用相较 2017 年有所提高。另外，西部地区得分低于全国平均得分，且低于东部和中部地区，但总体分差不大，说明西部地区的医疗费用负担较大，这可能与西部地区经济发展状况有关（见图 6）。

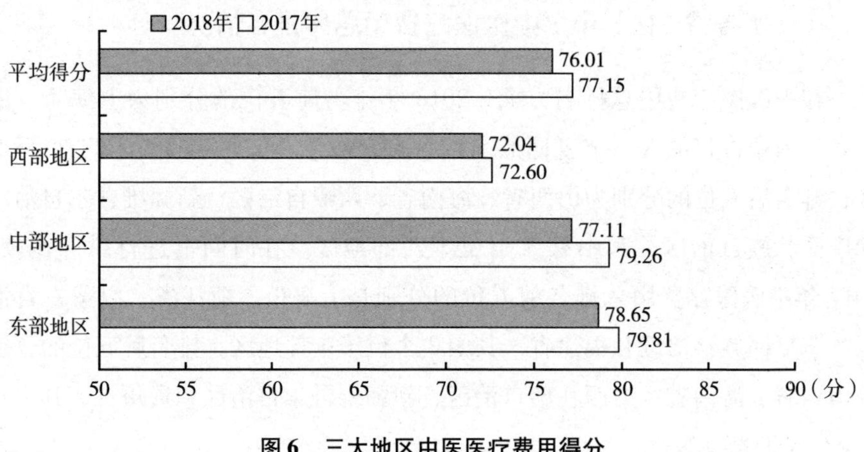

图 6　三大地区中医医疗费用得分

（二）中医门诊病人次均诊疗费用情况

在中医门诊病人次均诊疗费用方面，2018 年费用最高的是北京市，费用达 488. 83 元，其次是上海市和天津市，费用分别为 334. 35 元和 332. 63 元，辽宁省费用为 286. 31 元，居第 4 高位，重庆市费用为 278. 9 元，居第 5 高位。费用最低的是甘肃省，为 140. 83 元，云南省和宁夏回族自治区分别以 149. 46 元及 153. 33 元位列其后。除甘肃省、青海省、宁夏回族自治区、贵州省外，其他 27 个省（区、市）2018 年的费用均比 2017 年有所提高，31 个省（区、市）的平均涨幅在 5% 左右。广东省 2017 年费用为 235. 42 元，排名第 21，2018 年费用为 259. 76 元，排名第 24，费用增长 10. 34%（见表 37）。

表 37　2017 年、2018 年各地中医门诊病人次均诊疗费用情况

省(区、市)	2017 年		2018 年		省(区、市)	2017 年		2018 年	
	费用（元）	排名	费用（元）	排名		费用（元）	排名	费用（元）	排名
北京市	458. 16	31	488. 83	31	湖北省	198. 29	14	210. 94	13
天津市	309. 99	29	332. 63	29	湖南省	237. 78	22	246. 77	21
河北省	193. 64	12	208. 08	10	广东省	235. 42	21	259. 76	24
山西省	216. 15	17	223. 14	16	广西壮族自治区	171. 85	6	185. 38	7
内蒙古自治区	189. 42	9	196. 66	9	海南省	190. 48	10	208. 37	12
辽宁省	261. 53	28	286. 31	28	重庆市	256. 07	26	278. 90	27
吉林省	222. 35	19	238. 26	19	四川省	185. 53	7	193. 95	8
黑龙江省	255. 01	25	269. 59	25	贵州省	221. 80	18	220. 18	15
上海市	316. 97	30	334. 35	30	云南省	141. 91	1	149. 46	2
江苏省	256. 74	27	270. 90	26	西藏自治区	154. 33	3	173. 61	5
浙江省	223. 15	20	232. 62	18	陕西省	188. 94	8	213. 45	14
安徽省	195. 82	13	208. 27	11	甘肃省	143. 99	2	140. 83	1
福建省	211. 69	16	238. 63	20	青海省	192. 67	11	168. 03	4
江西省	207. 89	15	225. 28	17	宁夏回族自治区	161. 24	4	153. 33	3
山东省	239. 28	23	248. 42	22	新疆维吾尔自治区	243. 84	24	252. 95	23
河南省	165. 00	5	176. 23	6					

通过中医门诊病人次均诊疗费用的散点图能直观地看到 31 个省（区、市）2017 年和 2018 年的中医门诊病人次均诊疗费用分布情况，可以发现大部分省（区、市）2017 年、2018 年两个年度的中医门诊病人次均诊疗费用处于 300 元以下，集中分布在 150 ~ 250 元区间内，且 2018 年的中医门诊病人次均诊疗费用较 2017 年有明显提高（见图 7）。

将 2018 年度中医门诊病人次均诊疗费用按照 100 ~ 200 元、200 ~ 300 元、300 元以上三个区间进行划分，分东、中、西部三个地区统计，可以发现东部地区有 3 个省（区、市）的中医门诊病人次均诊疗费用高于 300 元，中部和西部省（区、市）全部在 300 元以下，东部地区的中医门诊病人次均诊疗费用高于中部和西部，这可能与东部地区经济发展状况和消费水平高于中、西部有关（见图 8）。

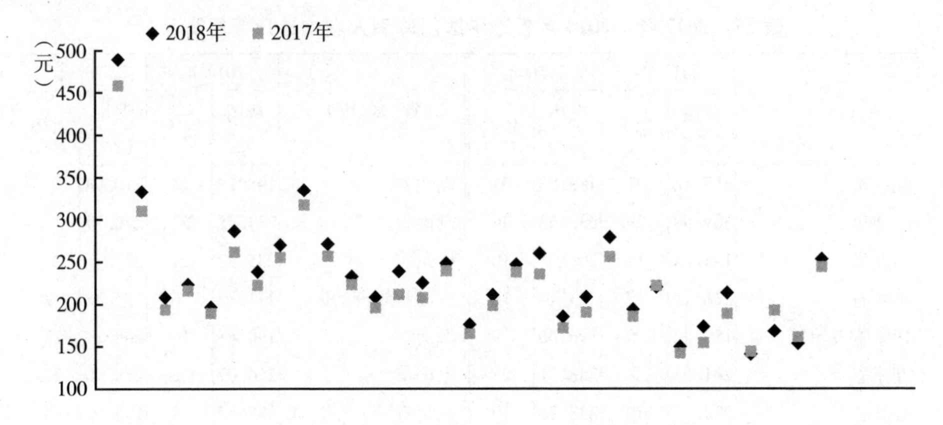

图7　2017 年、2018 年各省（区、市）中医门诊病人次均诊疗费用

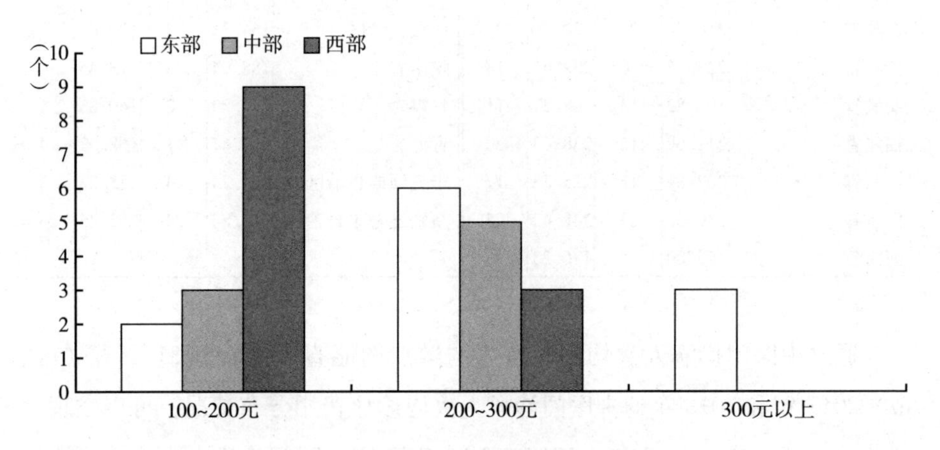

图8　2018 年三大地区中医门诊病人次均诊疗费用不同区间内的省（区、市）个数

考虑到费用与人均可支配收入的联系，将中医门诊病人次均诊疗费用与人均可支配收入关联起来作为评价中医门诊费用的指标。2018 年门诊病人负担占可支配收入比例最高的三个省（区）是贵州省、黑龙江省和新疆维吾尔自治区；占比最低的是浙江省，为 0.51%，紧随其后的是上海市、宁夏回族自治区，分别占 0.52%、0.68%。2018 年中医门诊病人次均诊疗费用最高的北京市以 0.78% 的占比排名第 9。广东省 2018 年中医门诊病人次均诊疗费用 259.76 元，排名第 24，占比为 0.73%，排名第 6（见表 38）。

表 38　2017 年、2018 年各省（区、市）门诊病人负担占可支配收入比例情况

省(区、市)	2017 年		2018 年	
	占比(%)	排名	占比(%)	排名
北京市	0. 80	9	0. 78	9
天津市	0. 84	12	0. 84	14
河北省	0. 90	18	0. 89	20
山西省	1. 06	27	1. 01	26
内蒙古自治区	0. 72	5	0. 69	4
辽宁省	0. 94	21	0. 96	23
吉林省	1. 04	26	1. 05	27
黑龙江省	1. 20	29	1. 19	30
上海市	0. 54	2	0. 52	2
江苏省	0. 73	6	0. 71	5
浙江省	0. 53	1	0. 51	1
安徽省	0. 90	16	0. 87	19
福建省	0. 70	3	0. 73	7
江西省	0. 94	22	0. 94	21
山东省	0. 89	15	0. 85	16
河南省	0. 82	10	0. 80	10
湖北省	0. 83	11	0. 82	13
湖南省	1. 03	25	0. 98	24
广东省	0. 71	4	0. 73	6
广西壮族自治区	0. 86	14	0. 86	17
海南省	0. 84	13	0. 85	15
重庆市	1. 06	28	1. 06	28
四川省	0. 90	19	0. 86	18
贵州省	1. 33	31	1. 19	31
云南省	0. 77	7	0. 74	8
西藏自治区	1. 00	23	1. 00	25
陕西省	0. 92	20	0. 95	22
甘肃省	0. 90	17	0. 81	11
青海省	1. 01	24	0. 81	12
宁夏回族自治区	0. 78	8	0. 68	3
新疆维吾尔自治区	1. 22	30	1. 18	29

相比 2017 年门诊病人负担占可支配收入比例，2018 年共有 23 个省（区、市）的门诊病人负担占可支配收入比例下降，其中位于东部地区的有

6个，位于中部地区的有7个，位于西部地区的有10个。其中青海省下降了0.2个百分点，贵州省下降0.14个百分点，宁夏回族自治区下降0.1个百分点。在2018年门诊病人负担占可支配收入比例上升的8个省（区、市）中，位于东部地区的有5个，位于中部地区的有1个，位于西部地区的有2个，但整体变化幅度不大（见表39）。其中上升幅度最大的是福建省和陕西省仅提高0.03个百分点。虽然中医门诊次均费用有所上升，但是由于人均可支配收入的增加，门诊病人负担占可支配收入比例整体变化不大，并且有略微下降，说明门诊费用的增长在合理的范围内。

表39　三大地区门诊病人负担占可支配收入比例提高与降低的省（区、市）统计

单位：个

变化情况	东部地区	中部地区	西部地区	总计
门诊病人负担占可支配收入比例提高	5	1	2	8
门诊病人负担占可支配收入比例降低	6	7	10	23

（三）中医住院费用情况

在住院费用方面，2018年中医住院病人人均住院费用最高的5个省（区、市）分别是北京市（19381.75元）、天津市（13749.36元）、上海市（13161.63元）、广东省（11737.39元）和浙江省（10187.65元）；人均住院费用最低的5个省（区、市）分别为宁夏回族自治区（4680.14元）、甘肃省（4762.05元）、贵州省（5075.95元）、云南省（5335.47元）和安徽省（5928.30元）。从地区分布来看，人均住院费用最高的5个省（区、市）全部位于东部地区，且人均住院费用最高的前10个省（区、市）中有9个位于东部；人均住院费用最低的5个省（区、市）有4个位于西部。不同省（区、市）的人均住院费用差距较大，人均住院费用最高的北京市约为人均住院费用最低的宁夏回族自治区的4倍。根据国家中医药局管理发布的数据，2018年全国中医住院病人人均住院费用为7797.5元，共有11个省（区、市）高于全国平均水平，其中有9个位于

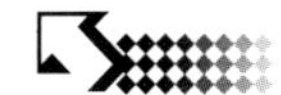

东部地区。

对比2017年和2018年各省（区、市）的中医住院病人人均住院费用变化情况，可以发现只有浙江省2018年人均住院费用比2017年减少了75.36元，其余30个省（区、市）住院费用均有所增加。其中北京市2018年人均住院费用增加了1287.17元，西藏自治区增加了1049.51元。2018年全国人均住院费用为7797.5元，相比2017年的7463.34元增加了334.16元，费用增长了4.5%。人均住院费用增加的30个省（区、市）中有15个省（区、市）的费用增加超过334.16元，占总数的一半，其中有10个省（区、市）费用增加超过500元，北京市和西藏自治区费用增加超过1000元；人均住院费用增加的30个省（区、市）中有14个增长幅度超过4.5%，其中有4个增长幅度超过10%，分别是西藏自治区（增长18.77%）、青海省（增长14.29%）、湖北省（增长10.69%）和河南省（增长10.1%）（见表40）。

表40　2017年、2018年各省（区、市）中医住院病人人均住院费用情况

省(区、市)	2017年		2018年		费用变化(元)	增长幅度(%)
	费用(元)	排名	费用(元)	排名		
北京市	18094.58	31	19381.75	31	1287.17	7.11
天津市	13199.94	30	13749.36	30	549.42	4.16
河北省	6319.30	11	6780.33	13	461.03	7.30
山西省	7147.65	18	7804.88	21	657.23	9.20
内蒙古自治区	5819.43	8	6026.27	6	206.84	3.55
辽宁省	7515.93	22	7680.39	20	164.46	2.19
吉林省	6613.10	16	7049.48	17	436.38	6.60
黑龙江省	6358.33	12	6506.34	9	148.01	2.33
上海市	12977.00	29	13161.63	29	184.63	1.42
江苏省	9764.01	26	10126.31	26	362.30	3.71
浙江省	10263.01	27	10187.65	27	-75.36	-0.73
安徽省	5822.43	9	5928.30	5	105.87	1.82
福建省	7863.35	23	8538.72	25	675.37	8.59

续表

省(区、市)	2017 年		2018 年		费用变化(元)	增长幅度(%)
	费用(元)	排名	费用(元)	排名		
江西省	6383.64	14	6879.15	14	495.51	7.76
山东省	8032.87	24	8177.79	23	144.92	1.80
河南省	6377.77	13	7022.19	16	644.42	10.10
湖北省	5950.12	10	6586.11	10	635.99	10.69
湖南省	6492.31	15	6770.00	12	277.69	4.28
广东省	11061.78	28	11737.39	28	675.61	6.11
广西壮族自治区	7296.53	20	7883.01	22	586.48	8.04
海南省	8142.93	25	8439.02	24	296.09	3.64
重庆市	7149.04	19	7187.82	18	38.78	0.54
四川省	7330.34	21	7589.49	19	259.15	3.54
贵州省	5047.46	3	5075.95	3	28.49	0.56
云南省	5228.88	4	5335.47	4	106.59	2.04
西藏自治区	5590.46	6	6639.97	11	1049.51	18.77
陕西省	5710.73	7	6051.45	7	340.72	5.97
甘肃省	4549.03	1	4762.05	2	213.02	4.68
青海省	5417.63	5	6191.76	8	774.13	14.29
宁夏回族自治区	4592.03	2	4680.14	1	88.11	1.92
新疆维吾尔自治区	6768.18	17	6903.50	15	135.32	2.00

上海市虽然中医住院病人人均住院费用很高，13161.63 元，排名第 29，但由于人均可支配收入高，住院病人负担占可支配收入比例仅 20.5%，在国内 31 个省（区、市）中排名第一。排名第二的是宁夏回族自治区，占比 20.9%，排名第三的是内蒙古自治区，占比 21.2%。住院病人负担占可支配收入比例最高的是西藏自治区，占比 38.4%，广西壮族自治区以 36.7% 的比例排名第 30，山西省以 35.5% 的占比排名第 29。中医住院病人人均住院费用最高的北京市住院病人负担占可支配收入的比例为 31.1%，排名第 22，人均住院费用第二高的天津市的住院费用占比 34.8%，排名第 28（见表 41）。

表 41　2017 年、2018 年各省（区、市）住院病人负担占可支配收入比例情况

省(区、市)	2017 年		2018 年		变化幅度（个百分点）
	占比(%)	排名	占比(%)	排名	
北京市	31.6	22	31.1	22	-0.54
天津市	35.7	28	34.8	28	-0.85
河北省	29.4	16	28.9	19	-0.49
山西省	35.0	26	35.5	29	0.49
内蒙古自治区	22.2	2	21.2	3	-0.96
辽宁省	27.0	8	25.9	7	-1.14
吉林省	30.9	21	30.9	21	-0.03
黑龙江省	30.0	19	28.6	18	-1.35
上海市	22.0	1	20.5	1	-1.49
江苏省	27.9	10	26.6	10	-1.30
浙江省	24.4	4	22.2	4	-2.18
安徽省	26.6	7	24.7	5	-1.91
福建省	26.2	6	26.2	8	-0.01
江西省	29.0	15	28.6	17	-0.41
山东省	29.8	18	28.0	16	-1.83
河南省	31.6	23	32.0	23	0.35
湖北省	25.0	5	25.5	6	0.47
湖南省	28.1	11	26.8	11	-1.28
广东省	33.5	24	32.8	25	-0.74
广西壮族自治区	36.7	31	36.7	30	0.03
海南省	36.1	29	34.3	27	-1.77
重庆市	29.6	17	27.2	14	-2.36
四川省	35.6	27	33.8	26	-1.83
贵州省	30.2	20	27.5	15	-2.68
云南省	28.5	13	26.6	9	-1.93
西藏自治区	36.2	30	38.4	31	2.25
陕西省	27.7	9	26.9	12	-0.81
甘肃省	28.4	12	27.2	13	-1.18
青海省	28.5	14	29.8	20	1.32
宁夏回族自治区	22.3	3	20.9	2	-1.44
新疆维吾尔自治区	33.9	25	32.1	24	-1.77

相比 2017 年，大多数省（区、市）2018 年的住院病人负担占可支配收入比例有所下降，31 个省（区、市）的整体下降幅度为 0.88 个百

分点。共有25个省（区、市）的住院病人负担占可支配收入比例下降，其中有16个下降幅度超过1个百分点，3个下降幅度超过2个百分点，分别是贵州省（下降2.68个百分点）、重庆市（下降2.36个百分点）和浙江省（下降2.18个百分点）。在住院病人负担占可支配收入比例下降的25个省（区、市）中，位于东部地区的有11个，位于中部地区的有5个，位于西部地区的有9个；在下降幅度超过1个百分点的省（区、市）中，位于东部地区的有6个，位于中部地区的有3个，位于西部地区的有7个；在下降幅度超过2个百分点的省（区、市）中，位于东部地区的有1个，位于西部地区的有2个（见表42）。

表42　分地区住院病人负担占可支配收入比例下降的省（区、市）情况

单位：个

项目	东部地区	中部地区	西部地区
住院病人负担占可支配收入比例下降	11	5	9
住院病人负担占可支配收入比例下降大于1个百分点	6	3	7
住院病人负担占可支配收入比例下降大于2个百分点	1	0	2

仅有6个省（区、市）的住院病人负担占可支配收入的比例提高，分别是山西省、湖北省、河南省、青海省、广西壮族自治区和西藏自治区，主要原因是这6个省（区、市）的中医住院病人人均住院费用增长幅度较大，其中西藏自治区、青海省、湖北省和河南省2018年的人均住院费用增长幅度超过10%。

虽然中医住院病人人均住院费用有一定程度的增长，但住院病人负担占可支配收入比例指标整体呈现下降趋势，说明中医住院病人人均住院费用的增长处于合理的范围内，大部分省（区、市）住院费用的增长与当地经济社会发展相协调。

（四）出院者日均费用情况

在出院者日均费用占可支配收入比例这项指标上，各省（区、市）

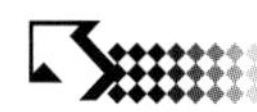

差距不大，其中 2018 年北京市以 2.11% 的占比排名第 1，浙江省以 2.21% 的占比排名第二，内蒙古自治区以 2.22% 的占比排名第三，广东省排名第 29，占比 3.62%（见表 43）。北京市中医住院病人人均住院费用偏高，但出院者日均费用占可支配收入比例排名靠前，与北京市出院者平均住院天数较多有关。

表 43　2017 年、2018 年各省（区、市）出院者日均费用占可支配收入比例情况

省(区、市)	2017 年		2018 年	
	占比(%)	排名	占比(%)	排名
北京市	2.30	2	2.11	1
天津市	3.24	24	3.18	23
河北省	3.33	25	3.20	24
山西省	3.12	21	3.12	21
内蒙古自治区	2.28	1	2.22	3
辽宁省	2.38	5	2.24	4
吉林省	2.84	10	2.75	10
黑龙江省	2.82	9	2.61	8
上海市	2.39	6	2.32	6
江苏省	2.97	14	2.85	12
浙江省	2.35	3	2.21	2
安徽省	2.92	13	2.69	9
福建省	2.84	11	2.83	11
江西省	3.09	19	3.07	20
山东省	3.18	23	3.00	17
河南省	2.98	15	3.05	19
湖北省	2.53	7	2.58	7
湖南省	3.04	16	2.88	14
广东省	3.63	29	3.62	29
广西壮族自治区	4.09	30	4.12	31
海南省	4.13	31	3.93	30
重庆市	3.09	18	2.88	15
四川省	3.41	26	3.28	26
贵州省	3.60	28	3.32	27
云南省	3.12	22	2.93	16
西藏自治区	2.63	8	3.21	25

续表

省(区、市)	2017 年		2018 年	
	占比(%)	排名	占比(%)	排名
陕西省	2.91	12	2.85	13
甘肃省	3.07	17	3.16	22
青海省	3.11	20	3.02	18
宁夏回族自治区	2.38	4	2.30	5
新疆维吾尔自治区	3.47	27	3.36	28

为了更客观地筛选出日均费用低、平均住院天数少的省（区、市），笔者将出院者日均费用占可支配收入比例指标和中医医疗效率指标体系下的中医类医院平均住院天数指标结合起来，对两项指标 2018 年的分数进行求和计算，并对总得分进行排名，结果如表 44 所示。

表 44　2018 年各省（区、市）出院者日均费用占可支配收入比例与中医类医院平均住院天数情况

省(区、市)	出院者日均费用占可支配收入比例		中医类医院平均住院天数		总得分	排名
	数值(%)	得分	数值(天)	得分		
北京市	2.11	100.0	14.8	56.78	156.78	27
天津市	3.18	74.0	11.0	82.52	156.52	28
河北省	3.20	73.5	9.2	94.76	168.24	20
山西省	3.12	75.5	11.0	82.20	157.72	26
内蒙古自治区	2.22	97.4	9.4	93.20	190.57	2
辽宁省	2.24	96.9	11.0	82.03	178.92	6
吉林省	2.75	84.5	10.8	83.68	168.14	21
黑龙江省	2.61	87.9	10.6	84.91	172.82	15
上海市	2.32	95.0	8.9	96.68	191.64	1
江苏省	2.85	82.1	9.2	94.54	176.60	9
浙江省	2.21	97.5	10.2	87.57	185.06	4
安徽省	2.69	85.9	9.0	95.56	181.45	5
福建省	2.83	82.5	9.2	94.68	177.18	8
江西省	3.07	76.7	9.3	93.88	170.60	17
山东省	3.00	78.4	9.3	93.67	172.09	16
河南省	3.05	77.2	10.3	87.11	164.33	22

续表

省(区、市)	出院者日均费用占可支配收入比例		中医类医院平均住院天数		总得分	排名
	数值(%)	得分	数值(天)	得分		
湖北省	2.58	88.5	9.9	89.64	178.09	7
湖南省	2.88	81.4	9.2	94.65	176.00	11
广东省	3.62	63.4	9.1	95.12	158.53	25
广西壮族自治区	4.12	51.1	8.9	96.27	147.39	31
海南省	3.93	55.8	8.6	98.22	154.00	29
重庆市	2.88	81.3	9.2	94.59	175.93	12
四川省	3.28	71.7	10.3	86.92	158.63	24
贵州省	3.32	70.5	8.4	100.00	170.54	18
云南省	2.93	80.2	9.0	95.89	176.08	10
西藏自治区	3.21	73.4	12.0	75.52	148.92	30
陕西省	2.85	81.9	9.6	91.82	173.75	13
甘肃省	3.16	74.4	8.5	99.31	173.73	14
青海省	3.02	77.8	9.5	92.32	170.11	19
宁夏回族自治区	2.30	95.5	9.1	94.84	190.31	3
新疆维吾尔自治区	3.36	69.8	9.5	92.15	161.92	23

在结合了中医类医院平均住院天数指标后，各省（区、市）的排名情况与出院者日均费用占可支配收入比例单个指标排名情况不同，排名第1位的是上海市，第2位是内蒙古自治区，第3位是宁夏回族自治区，浙江省和安徽省分列第4、第5位。北京市排名第27位，属于费用负担较大的地区（见图9）。

六　分省份中医康复发展评价

康复医疗是医疗服务的重要组成部分，以因疾病、损伤导致的有躯体功能与结构障碍或个体活动能力受限的患者为服务对象，以提高伤、病、残人士的生存质量和帮助他们重返社会为专业特征。目前，残疾人、老年

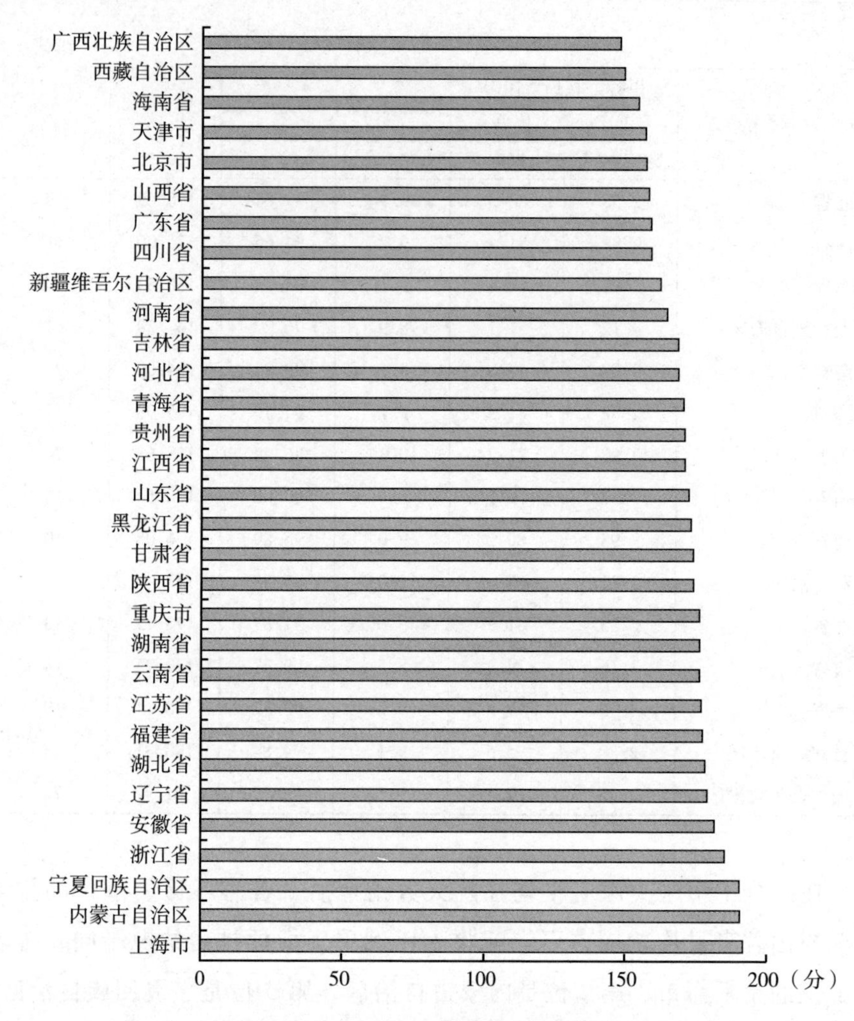

图9 2018年各省（区、市）出院者日均费用占可支配收入比例与中医类医院平均住院天数总得分

人、慢性病患者是康复需求最大的三类群体。中医康复医疗基于中医经典理论的指导，具有“简、验、廉、效”的特点，也是中医的一大特色。中医康复发展指标主要包括设有康复医学科的中医类医院比例、每万人中医类医院康复医学科床位数、每万人中医类医院康复医学科门诊人次数和每万人中医类医院康复医学科出院人次数四个指标，各指标及其权重如表45所示。

表 45　中医康复发展指标及权重

指标	性质	权重
设有康复医学科的中医类医院比例	正向指标	0.292
每万人中医类医院康复医学科床位数	正向指标	0.240
每万人中医类医院康复医学科门诊人次数	正向指标	0.245
每万人中医类医院康复医学科出院人次数	正向指标	0.223

对31个省（区、市）的数据用极值法进行标准化处理，结合各指标权重计算各省（区、市）中医康复发展指标的得分，并由高到低进行排序。2018年排名前五位的省（区、市）分别为重庆市、四川省、内蒙古自治区、宁夏回族自治区和浙江省，其中重庆市、四川省和内蒙古自治区2017年、2018年两年均占据全国前三的位置，且得分较高，表明它们的中医康复发展状况良好。

（一）中医康复总体发展状况

对比2017年、2018年两年31个省（区、市）的得分情况及排名变化，可以发现2018年绝大多数省（区、市）中医康复发展得分有不同程度的提高，说明我国中医康复有一定程度的发展。在排名变化方面，部分省（区、市）的变化幅度大，上升幅度最大的是北京市，从2017年的第26名上升至第17名，提高了9个名次，贵州省从第24名上升至第18名，提高了6个名次，浙江省从第9名升至第5名；另一方面，江苏省和湖北省2018年排名下降了5个名次，江苏省从第21名变为第26名，湖北省从第4名变为第9名，河北省和新疆维吾尔自治区排名下降4个名次（见表46）。

表 46　2017年、2018年各省（区、市）中医康复发展得分及排名

单位：分

省(区、市)	2017年		2018年		排名变化
	得分	排名	得分	排名	
北京市	46.19	26	57.19	17	9
天津市	35.42	27	36.92	29	-2
河北省	53.29	17	56.68	21	-4

续表

省(区、市)	2017 年		2018 年		排名变化
	得分	排名	得分	排名	
山西省	51.29	20	55.12	23	-3
内蒙古自治区	72.12	3	78.78	3	0
辽宁省	61.89	13	62.88	14	-1
吉林省	63.50	12	69.57	10	2
黑龙江省	53.02	18	56.68	20	-2
上海市	49.01	22	56.78	19	3
江苏省	49.47	21	52.08	26	-5
浙江省	65.29	9	72.97	5	4
安徽省	51.48	19	55.77	22	-3
福建省	70.27	7	72.82	6	1
江西省	57.91	14	65.87	13	1
山东省	55.74	16	59.02	16	0
河南省	64.91	11	71.37	8	3
湖北省	71.38	4	70.92	9	-5
湖南省	56.69	15	59.31	15	0
广东省	70.70	5	71.81	7	-2
广西壮族自治区	47.54	25	53.51	25	0
海南省	30.04	30	31.16	31	-1
重庆市	83.29	1	93.41	1	0
四川省	74.18	2	80.28	2	0
贵州省	48.63	24	57.10	18	6
云南省	31.16	29	38.63	28	1
西藏自治区	22.92	31	34.13	30	1
陕西省	48.69	23	53.60	24	-1
甘肃省	64.93	10	68.80	11	-1
青海省	32.95	28	39.06	27	1
宁夏回族自治区	70.35	6	77.35	4	2
新疆维吾尔自治区	65.95	8	67.49	12	-4

从是否提出建设“中医药强省”目标来看（见表 47），2017 年提出建设“中医药强省”目标省份的得分及平均排名高于未提出建设“中医药强省”目标的省份，到 2018 年发生改变，提出建设“中医药强省”目标省份的得分及平均排名落后于未提出建设“中医药强省”目标的省份，但两者的得分及排名差距不大。

表 47　2017 年、2018 年提出与未提出建设“中医药强省”目标的省份中医康复发展得分及排名

是否提出建设“中医药强省”目标	2017 年得分(分)	平均排名	2018 年得分(分)	平均排名
提出建设“中医药强省”目标	55.98	15.5	60.51	16.2
未提出建设“中医药强省”目标	54.90	16.6	60.59	15.7

（二）中医康复医学资源状况

对各省（区、市）中医康复医学资源的评价主要通过 4 个数据来展现，设有康复医学科的中医类医院数和中医类医院康复医学科床位数两个数据反映的是各省（区、市）拥有的康复医学资源的总量，设有康复医学科的中医类医院比例和每万人中医类医院康复医学科床位数两个数据反映了各省（区、市）康复医学配置情况。

首先是设有康复医学科的中医类医院数，2018 年全国设有康复医学科的中医类医院数量较 2017 年增加了 274 所，增长幅度达 17.6%。2018 年拥有康复医学科的中医类医院数量排名前五位的省（区、市）分别为河南省、四川省、山东省、广东省和河北省，其中河南省、四川省、山东省、广东省的医院数量达到 100 所及以上。增设数量最多的是重庆市，2018 年有 31 所中医类医院增设了康复医学科，其次是河南省和河北省，设置康复医学科的中医类医院增加了 22 所（见表 48）。

表 48　2017 年、2018 年各省（区、市）设有康复医学科的中医类医院情况

省(区、市)	设有康复医学科的中医类医院数				设有康复医学科的中医类医院比例			
	2017 年		2018 年		2017 年		2018 年	
	数值(所)	排名	数值(所)	排名	数值(%)	排名	比例(%)	排名
全国	1561		1835		34.19		37.15	
北京市	36	21	42	22	17.56	26	20.90	26
天津市	9	27	11	28	16.67	27	18.97	27
河北省	74	7	96	5	28.68	22	33.80	19

续表

省(区、市)	设有康复医学科的中医类医院数				设有康复医学科的中医类医院比例			
	2017 年		2018 年		2017 年		2018 年	
	数值（所）	排名	数值（所）	排名	数值（%）	排名	数值（%）	排名
山西省	64	8	70	9	26.78	24	28.93	24
内蒙古自治区	78	6	93	6	38.61	12	40.79	11
辽宁省	48	14	62	13	28.74	21	30.69	21
吉林省	44	18	54	16	44.44	5	44.63	8
黑龙江省	57	11	69	10	34.13	15	38.98	13
上海市	13	26	17	26	46.43	4	58.62	1
江苏省	55	12	62	13	35.95	13	35.43	17
浙江省	79	5	90	8	40.31	9	44.12	9
安徽省	42	20	50	18	32.06	16	36.50	14
福建省	48	14	50	18	52.75	2	54.35	3
江西省	46	17	55	15	40.00	10	47.01	5
山东省	116	2	129	3	38.67	11	39.94	12
河南省	125	1	147	1	42.66	7	44.95	7
湖北省	64	8	64	12	44.44	5	43.24	10
湖南省	55	12	69	10	31.25	17	32.24	20
广东省	95	4	100	4	53.07	1	54.35	3
广西壮族自治区	34	23	41	23	29.06	20	34.45	18
海南省	3	30	3	30	12.50	29	13.64	30
重庆市	62	10	93	6	50.00	3	57.06	2
四川省	115	3	136	2	40.64	8	45.33	6
贵州省	32	24	36	24	25.81	25	28.57	25
云南省	25	25	32	25	14.71	28	18.93	28
西藏自治区	1	31	3	30	3.33	31	7.69	31
陕西省	48	14	53	17	28.24	23	29.94	22
甘肃省	36	21	45	20	29.51	19	29.61	23
青海省	5	29	8	29	9.62	30	14.55	29
宁夏回族自治区	9	27	12	27	31.03	18	36.36	15
新疆维吾尔自治区	43	19	43	21	34.68	14	35.54	16

在设有康复医学科的中医类医院比例方面，2018 年 31 个省（区、市）中排名第 1 的是上海市，比例高达 58.62%，其次是重庆市，占比为 57.06%，福建省和广东省并列第3，占比54.35%。2018 年设有康复医学科的中医类医院比例总体呈上升趋势，全国平均占比为 37.15%，共有 13 个省（区、市）超过全国平均水平。如图 10 所示，大部分省（区、市）拥有康复医学科的中医类医院比例在 30% ~40%。从分地区的平均排名来看，东部地区的平均排名为 15.3 名，中部地区 12.6 名，西部地区 18.8 名，中部地区优于其他两个地区。按照建设“中医药强省”目标的提出与否对各省份进行划分，2018 年提出建设“中医药强省”目标的省份设有康复医学科的中医类医院数量和设有康复医学科的中医类医院比例均高于未提出建设“中医药强省”目标的省份（见表 49）。

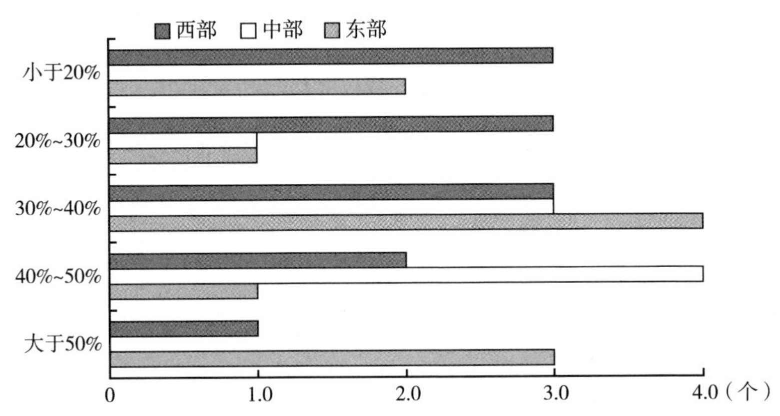

图 10　三大地区在设有康复医学科的中医类医院不同占比区间内的省（区、市）数量

表 49　2018 年提出与未提出建设“中医药强省”目标的省份设有康复医学科的中医类医院情况

是否提出建设“中医药强省”目标	设有康复医学科的中医类医院数(所)	平均排名	设有康复医学科的中医类医院比例(%)	平均排名
提出建设“中医药强省”目标	75.53	11.59	37.23	14.47
未提出建设“中医药强省”目标	39.36	21.00	33.37	17.79

在中医类医院康复医学科床位数方面，2017～2018 年全国康复医学科床位数增加了 8513 张，增加幅度为 20%。2018 年中医类医院康复医学科床位数排名前五位的分别为四川省、河南省、浙江省、广东省和山东省，均超过 3000 张床位，其中四川省中医类医院拥有康复医学科床位数 5171 张，远超其他省（区、市）；排名前五位的省份中广东省、山东省和河南省是常住人口最大的 3 个省（见表 50）。

表 50　2017 年、2018 年各省（区、市）中医类医院康复医学科床位数情况

地区	中医类医院康复医学科床位数				每万人中医类医院康复医学科床位数			
	2017 年		2018 年		2017 年		2018 年	
	床位数（张）	排名	床位数（张）	排名	床位数（张）	排名	床位数（张）	排名
全国	41891	–	50404	–	0.302	–	0.361	–
北京市	295	25	607	25	0.136	26	0.282	19
天津市	118	28	109	30	0.076	30	0.070	31
河北省	1351	12	1819	12	0.180	25	0.241	24
山西省	1007	19	1215	19	0.272	17	0.327	14
内蒙古自治区	1410	11	1900	11	0.558	2	0.750	2
辽宁省	2320	6	2550	7	0.531	4	0.585	4
吉林省	1042	18	1286	17	0.384	7	0.476	6
黑龙江省	1096	17	1307	16	0.289	14	0.346	13
上海市	228	27	274	27	0.094	29	0.113	30
江苏省	1621	10	2046	10	0.202	20	0.254	21
浙江省	2438	5	3295	3	0.431	6	0.574	5
安徽省	1133	15	1490	14	0.181	24	0.236	26
福建省	1308	13	1552	13	0.334	12	0.394	11
江西省	1112	16	1407	15	0.241	18	0.303	17
山东省	2787	4	3125	5	0.279	15	0.311	16
河南省	3259	2	3949	2	0.341	11	0.411	10
湖北省	2173	7	2322	8	0.368	9	0.392	12
湖南省	2010	8	2219	9	0.293	13	0.322	15
广东省	3084	3	3294	4	0.276	16	0.290	18
广西壮族自治区	915	21	1228	18	0.187	23	0.249	22
海南省	118	28	120	29	0.127	27	0.128	29

续表

省(区、市)	中医类医院康复医学科床位数				每万人中医类医院康复医学科床位数			
	2017 年		2018 年		2017 年		2018 年	
	床位数（张）	排名	床位数（张）	排名	床位数（张）	排名	床位数（张）	排名
重庆市	2010	8	2810	6	0.654	1	0.906	1
四川省	4444	1	5171	1	0.535	3	0.620	3
贵州省	774	22	991	22	0.216	19	0.275	20
云南省	575	24	776	24	0.120	28	0.161	27
西藏自治区	20	31	47	31	0.059	31	0.137	28
陕西省	755	23	934	23	0.197	21	0.242	23
甘肃省	950	20	1098	20	0.362	10	0.416	8
青海省	113	30	144	28	0.189	22	0.239	25
宁夏回族自治区	259	26	291	26	0.380	8	0.423	7
新疆维吾尔自治区	1166	14	1028	21	0.477	5	0.413	9

2018 年每万人中医类医院康复医学科床位数指标排名前五位的分别为重庆市、内蒙古自治区、四川省、辽宁省和浙江省。虽然广东省、山东省和河南省中医类医院康复医学科床位数较多，但由于 3 个省的常住人口数较大，其每万人中医类医院康复医学科床位数指标排名并不理想，其中广东省每万人中医类医院康复医学科床位数为 0.29 张，排名第 18，山东省为 0.311 张，排名第 16，河南省为 0.411 张，排名第 10。

2018 年全国每万人中医类医院康复医学科床位数为 0.361 张，相较 2017 年有所提升，除天津市、新疆维吾尔自治区外，其余 29 个省（区、市）每万人中医类医院康复医学科床位数均有不同程度的提升，共有 12 个省（区、市）高于全国平均水平。统计 2018 年各省（区、市）每万人中医类医院康复医学科床位数，结果如图 11 所示，全国 31 个省（区、市）中共有 16 个省（区、市）每万人中医类医院康复医学科床位数在 0.2～0.4 张，仅有 3 个省（区、市）每万人中医类医院康复医学科床位数大于 0.6 张，说明许多省（区、市）的中医类医院康复医学科还有较大的提升空间。

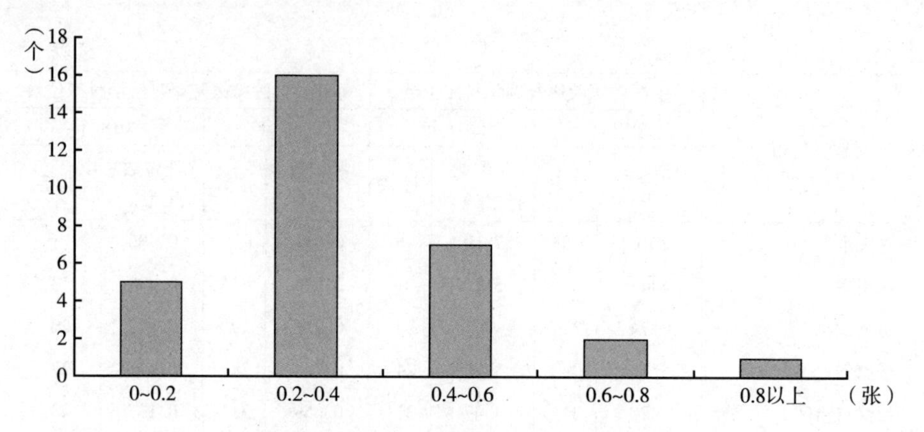

图 11　每万人中医类医院康复医学科床位数不同区间内的省（区、市）个数

（三）中医类医院康复医学科诊疗量情况

中医类医院康复医学科门诊人次数、每万人中医类医院康复医学科门诊人次数、中医类医院康复医学科出院人次数和每万人中医类医院康复医学科出院人次数 4 个数据反映了各地中医类医院康复医学科的诊疗量情况。

首先是中医类医院康复医学科门诊量，2018 年门诊人次数排名前五位的分别为广东省（1049471 人）、河南省（855431 人）、北京市（813354 人）、四川省（809510 人）、河北省（648969 人）。

从中医类医院康复医学科门诊量数据看，广东省的门诊量排名第一，并遥遥领先其他各省（区、市）；河南省的门诊量虽然排名第二，但与第三、四名相差并不大，再结合河南省常住人口基数大这一事实，可以推测河南省中医康复的实际发展状况会略弱于第三名北京市、第四名四川省。对比 2017 年、2018 年两年各省（区、市）中医类医院康复医学科门诊人次数，大部分省（区、市）2018 年中医类医院康复医学科门诊人次数有所增加，其中增加最多的是河南省，增加了 14 万人次，其次是贵州省，增加了 9.6 万人次；仅 4 个省（区、市）2018 年门诊人次数有所减少，其中河北省减少了 18 万人次，为人次数减少最多的省（区、市）（见表 51）。

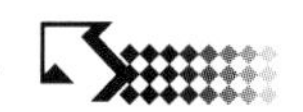

表 51　2017 年、2018 年各省（区、市）中医类医院康复医学科门诊人次数情况

省(区、市)	中医类医院康复医学科门诊人次数				每万人中医类医院康复医学科门诊人次数			
	2017 年		2018 年		2017 年		2018 年	
	数值（人次）	排名	数值（人次）	排名	数值（人次）	排名	数值（人次）	排名
北京市	747309	3	813354	3	344.2	1	377.6	1
天津市	73481	27	81435	28	47.2	22	52.2	23
河北省	832305	2	648969	5	110.7	4	85.9	11
山西省	220864	17	245373	17	59.7	13	66.0	15
内蒙古自治区	288675	13	298519	14	114.1	3	117.8	3
辽宁省	206418	18	186934	22	47.2	21	42.9	26
吉林省	156064	22	208458	21	57.4	14	77.1	13
黑龙江省	201747	19	167865	23	53.2	16	44.5	24
上海市	80265	26	91297	27	33.2	27	37.7	27
江苏省	278004	14	295874	15	34.6	25	36.7	28
浙江省	435219	8	511492	8	76.9	11	89.2	8
安徽省	312317	12	341096	10	49.9	19	53.9	21
福建省	344365	10	336369	11	88.1	10	85.4	12
江西省	263135	15	305295	13	56.9	15	65.7	16
山东省	468944	7	535333	6	46.9	23	53.3	22
河南省	714672	5	855431	2	74.8	12	89.1	9
湖北省	532795	6	516322	7	90.3	8	87.3	10
湖南省	355201	9	375592	9	51.8	17	54.4	20
广东省	1059868	1	1049471	1	94.9	7	92.5	7
广西壮族自治区	184449	20	215281	19	37.8	24	43.7	25
海南省	16095	29	16714	30	17.4	29	17.9	31
重庆市	316265	11	323283	12	102.9	5	104.2	5
四川省	738263	4	809510	4	88.9	9	97.1	6
贵州省	123044	24	219538	18	34.4	26	61.0	18
云南省	72852	28	109089	26	15.2	31	22.6	30
西藏自治区	10300	30	24862	29	30.6	28	72.3	14
陕西省	181739	21	212976	20	47.4	20	55.1	19
甘肃省	254559	16	295338	16	96.9	6	112.0	4
青海省	9612	31	13943	31	16.1	30	23.1	29
宁夏回族自治区	97968	25	111038	25	143.6	2	161.4	2
新疆维吾尔自治区	125081	23	157056	24	51.2	18	63.2	17

在参考各地常住人口数后，2018 年每万人中医类医院康复医学科门诊人次数排名第 1 的为北京市，每万人中医类医院康复医学科门诊人次数为 377.6 人次，排名第 2 的是宁夏回族自治区，为 161.4 人次，排名第 3 的是内蒙古自治区，为 117.8 人次，甘肃省和重庆市分列第 4、第 5 名。2017 ~ 2018 年各省（区、市）排名变动不大，总体趋于稳定。2018 年广东省每万人中医类医院康复医学科门诊人次数为 92.5 人次，排名第 7，河南省每万人中医类医院康复医学科门诊人次数为 89.1 人次，排名第 9，两个省排名虽靠前，但相对于四川省（排名第 6）仍存在一定的提升空间。

在中医类医院康复医学科出院人次数方面，2018 年排名第 1 的为四川省，中医类医院康复医学科总出院人次数为 120631 人次，也是唯一一个出院人次超过 10 万人次的省（区、市）；河南省排名第 2，中医康复医学科出院人次数为 85385 人次，广东省排名第 3，为 76805 人次。相较 2017 年，2018 年多数省（区、市）中医康复医学科出院人次数呈现上升趋势。

在每万人中医类医院康复医学科出院人次数排名上，2018 年排名第 1 的为重庆市，排名第 2 的为四川省，宁夏回族自治区排名第 3，而广东省排名较靠后，排名第 15。2017 年、2018 年两年各省（区、市）排名没有出现大幅变动，绝大多数省（区、市）数值呈上升趋势（见表 52）。

表 52　2017 年、2018 年各省（区、市）中医类医院康复医学科出院人次数情况

省(区、市)	中医类医院康复医学科出院人次数				每万人中医类医院康复医学科出院人次数			
	2017 年		2018 年		2017 年		2018 年	
	数值（人次）	排名	数值（人次）	排名	数值（人次）	排名	数值（人次）	排名
北京市	2681	28	6244	26	1.23	30	2.90	27
天津市	3303	27	3295	28	2.12	28	2.11	30
河北省	22623	16	30642	16	3.01	25	4.06	24
山西省	15470	21	17865	23	4.18	20	4.81	21
内蒙古自治区	19566	19	26208	17	7.74	8	10.34	6
辽宁省	44466	6	42786	9	10.18	6	9.82	8
吉林省	14123	22	19184	22	5.20	15	7.09	13
黑龙江省	11550	23	14509	24	3.05	24	3.85	26

续表

省(区、市)	中医类医院康复医学科出院人次数				每万人中医类医院康复医学科出院人次数			
	2017 年		2018 年		2017 年		2018 年	
	数值（人次）	排名	数值（人次）	排名	数值（人次）	排名	数值（人次）	排名
上海市	5147	26	5552	27	2.13	27	2.29	28
江苏省	26533	13	33525	10	3.30	23	4.16	23
浙江省	33061	9	45062	8	5.84	13	7.85	12
安徽省	32309	10	33070	12	5.17	16	5.23	18
福建省	21581	17	24589	19	5.52	14	6.24	16
江西省	23755	14	32386	14	5.14	17	6.97	14
山东省	41762	8	50743	7	4.17	21	5.05	19
河南省	60498	3	85385	2	6.33	12	8.89	9
湖北省	59588	4	59259	5	10.10	7	10.02	7
湖南省	51746	5	60681	4	7.54	9	8.80	10
广东省	71542	2	76805	3	6.41	11	6.77	15
广西壮族自治区	21412	18	24691	18	4.38	18	5.01	20
海南省	1756	30	1977	30	1.90	29	2.12	29
重庆市	42835	7	56941	6	13.93	1	18.36	1
四川省	101629	1	120631	1	12.24	2	14.46	2
贵州省	23424	15	31248	15	6.54	10	8.68	11
云南省	11247	24	19217	21	2.34	26	3.98	25
西藏自治区	308	31	368	31	0.91	31	1.07	31
陕西省	16595	20	22943	20	4.33	19	5.94	17
甘肃省	28092	12	32887	13	10.70	5	12.47	5
青海省	2141	29	2539	29	3.58	22	4.21	22
宁夏回族自治区	7607	25	9709	25	11.15	4	14.11	3
新疆维吾尔自治区	29795	11	33214	11	12.19	3	13.36	4

结合中医康复发展总体得分情况及各三级指标的数值和排名情况，可以发现川渝地区（四川省和重庆市）中医康复发展状况优于国内其他地区，主要体现在两个方面。首先是在中医康复资源拥有量上，四川省处于排名前五位的位置，重庆市也排名靠前，处于前十名；在人均中医康复资源拥有量上重庆市名列前茅，四川省也处于排名靠前位置。其次是在中医类医院康复医学科诊疗总量上，四川省和重庆市均处于前列；每万人中医类医院康复医

学科门诊人次数和每万人中医类医院康复医学科出院人次数两项指标排名均靠前，表明四川省和重庆市中医康复的覆盖人群范围处于国内较优水平，覆盖范围广，资源利用率高。

广东省的中医康复资源拥有量及诊疗总量均位于全国前列，2018 年中医康复发展指标全国排名第 7，其主要问题在于由于人口众多，人均资源拥有量相较川渝地区有所不足，人群覆盖比例相对较小。未来可增加中医康复资源的建设投入或提高服务效率，提高中医康复的人群覆盖比例，促进中医康复发展。

七　讨论和政策建议

首先是中医医疗服务总体评价，2018 年全国的中医医疗服务能力有所提高，表现为 2018 年全国大多数省份的中医医疗服务总得分比 2017 年有所提升。在 2018 年各省份二级指标的得分上，绝大多数省份的二级指标得分较 2017 年有不同程度的提高。这说明 2018 年全国绝大多数省份在中医医疗资源、中医医疗效率、中医康复发展等各方面均有所提升，全国中医医疗服务呈现向好向上发展的趋势。

具体到全国 31 个省（区、市）的中医医疗资源、中医医疗效率、中医医疗费用和中医康复发展 4 个二级指标的排名上，发现大多数省份存在着某一项二级指标的排名相对于其他二级指标排名靠后的情况，如中医医疗服务总得分排名第 1 的内蒙古自治区的中医医疗效率二级指标排名偏后，中医医疗效率排名第 21。中医医疗服务总得分排名前十位的省份中仅浙江省（排名第 2）和甘肃省（排名第 6）在 4 项二级指标的排名上相对均衡。这表明各省份中医医疗服务并非齐头并进式的、全面的发展，不同省份在中医医疗卫生服务方面各具特色，有优势领域也存在着不足之处。对于总排名靠前的省份而言，需要在保持自身优势的同时弥补自身短板；对于总排名相对靠后的省份而言，则需把重点放在发现自身优势上，以优势带动整体中医医疗服务能力的发展。

在中医医疗资源分布上，北京市、内蒙古自治区和青海省人均中医医疗资源拥有量较高，在每百万人口中医类医院数、每千人口中医类医院床位数、每千人口中医类医疗机构卫生技术人员数、每千人口中医执业（助理）医师数上全国领先。其中北京市的人均中医医疗资源拥有量与其他省（区、市）差距明显，这可能与北京市是国家首都有关。在中医医疗资源拥有量的绝对数上，山东省、河南省和广东省名列前三，但由于这 3 个省也是全国常住人口排名前三的人口大省，因此在人均资源拥有量上排名不是很理想。

在中医医疗效率上，排名第 1 的是上海市。上海市无论是在人均就诊中医类医疗机构次数、医师人均每日负担诊疗人次，还是在中医类医院病床使用率和中医类医院平均住院天数指标上都位于全国前列，并且多项指标排名第 1。此外，上海市的人均中医医疗资源拥有量排名靠后，在 31 个省（区、市）中排名第 28，这进一步凸显了上海市的中医医疗效率较高。上海市给中医医疗资源人均占有量偏少的省份提供了可供学习参考的经验，即通过提高医疗服务效率和医疗服务质量，使中医惠及更多人群。

直接从中医医疗服务费用数据上看，2017～2018 年全国 31 个省（区、市）中医医疗服务方面的中医门诊病人次均诊疗费用、中医住院病人人均住院费用均有所上涨，全国中医门诊病人次均诊疗费用平均上涨幅度为 5% 左右，中医住院病人人均住院费用平均上涨幅度为 4.5%，且东部地区费用高于中部和西部地区。在考虑到人均可支配收入的增长后，2018 年中医门诊病人负担占可支配收入比例、住院病人负担占可支配收入比例呈下降趋势，这表明中医医疗费用的增长是健康、可控的。

在中医康复发展方面，重庆市的表现最为突出，设有康复医学科的中医类医院比例、每万人中医类医院康复医学科床位数、每万人中医类康复医学科门诊人次数等指标均位于全国前列。与重庆市相邻的四川省在中医康复发展指标上也取得优异的成绩，整个川渝地区中医康复发展水平全国领先。

从提出建设“中医药强省”目标的省份与未提出建设“中医药强省”目标的省份的数据对比来看，绝大部分提出建设“中医药强省”目标的省份不是中医医疗服务强省，在中医医疗资源拥有量、中医医疗效率等方面与未提

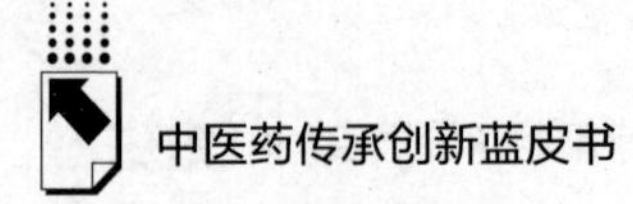

出建设“中医药强省”目标的省份之间有一定的差距，这种差距主要体现在人均资源拥有量和资源的使用率上。大部分提出建设“中医药强省”目标的省份在中医医疗资源拥有量上占有绝对的优势，但由于提出建设“中医药强省”目标的省份的人口数量较多（如广东省、山东省、河南省），人均中医医疗资源的占有量少。另外，提出建设“中医药强省”目标的省份在中医医疗资源的使用率上略输于未提出建设“中医药强省”目标的省份，即在同等医疗资源规模的情况下，未提出建设“中医药强省”目标的省份会有更多人使用中医。从数据来看，提出建设“中医药强省”目标的省份的中医医疗服务效率高于未提出建设“中医药强省”目标的省份。对于提出建设“中医药强省”目标的省份而言，未来发展中不仅要提高中医医疗资源的配置水平，增加中医医疗资源的供给，还应该注重中医医疗服务的推广，提高中医医疗服务的覆盖面，让更多人能享受中医（服务）。

参考文献

[1] 国务院：《中医药发展战略规划纲要（2016～2030年）》，2016年2月26日。

[2] 张怡淳子、冯传有、王旭等：《北京市某区中医药服务能力现状》，《中国医药导报》2020年第14期。

[3] 黄智利、尹玉宝、方利旭等：《广东省中医药服务能力的效率评价研究》，《中医药导报》2018年第20期。

[4] 卞丽、李小宁、赵臻：《湖北省公立中医医院医疗服务能力综合评价》，《中医药管理杂志》2016年第18期。

[5] 李颖菲、李越、郭丽芳等：《基于DEA和Malmquist指数的河南省中医医院医疗服务资源配置效率分析与评价》，《中国卫生统计》2019年第5期。

[6] 王丽君、尹爱田：《山东省乡镇卫生院中医医疗服务效率评价》，《中国卫生事业管理》2013年第12期。

[7] 俞立平、潘云涛、武夷山：《学术期刊综合评价数据标准化方法研究》，《图书情报工作》2009年第12期。

B.3

2020年中国中医药产业评价报告

张文龙　周智华*

摘　要：本报告描述分析了我国当前各省份中医药产业现状，以期为我国中医药产业发展与相关部门科学决策提供参考，为各地政府在政策方面提供科学的综合信息。本报告采用统计分析、数据比较、文献整理等方法，分别从三大产业入手对我国省际中医药产业现状进行系统分析。结果显示，产业得分排名前五的为广东省、重庆市、云南省、北京市和湖南省；西部地区中药材种植业排名靠前，东部省份在中药商业的发展上排名靠前；提出建设“中医药强省”目标的省份在中药产业的平均排名上比未提出的省份靠前。在中药农业发展上，西部地区在中药种植业上有一定优势；在中药商业发展上，东部地区市场流通情况较为活跃。政策支持可为产业发展提供正向指引。

关键词：中医药产业　省际评价　中医药政策

中医药是指中华民族传统医药，是包括汉族和少数民族在内的我国各民族医药的统称，是中华民族在长期医疗、生活实践中积累总结而成

* 张文龙，副教授，硕士生导师，广州中医药大学公共卫生与管理学院经济系主任，主要研究方向为产业经济；周智华，广州中医药大学公共卫生与管理学院在读硕士研究生，主要研究方向为社会医学与卫生事业管理。

的体系，具有独特的理论根基、自身风格。而中医药产业则是中医药在经济层面的一种表现形式，是与中医药相关的同类经济活动的总和。大力推进中医药产业的协调、健康持续发展，努力让中医药产业和产品等走向世界，满足人类日益增长的医疗保健需求和我国全面建成小康社会以及经济转型发展的需要，是时代赋予我们的历史责任和中医药发展的必然选择。

一　中国中医药产业评价背景

（一）国家持续发布相关的政策促进中医药产业发展

1999 年，国家科技部等部委以“中药科技产业”为切入点全面推进我国中药产业的发展，并确立了“中药现代化”的战略目标。2002 年，国家计委与国家中医药管理局提出了现代中药产业化专项的实施要点。2007 年，“中西医并重”及“扶持中医药和民族医药事业发展”被写入了《政府工作报告》。2009 年，《国务院关于扶持和促进中医药事业发展的若干意见》颁布，再次强调“坚持中西医并重，把中医与西医摆在同等重要的位置”的基本方针。2013 年，李克强总理在国务院常务会议上提出要加快中医药等重点产业发展。2014 年，李克强总理在第十二届全国人民代表大会《政府工作报告》中再次强调，“扶持中医药和民族医药事业发展”。2015 年 2 月 13 日，《国家基本药物目录管理办法》首次明确将中药饮片纳入基本药物目录，其管理暂按国务院有关部门关于中药饮片定价、采购、配送、使用和基本医疗保险给付等政策规定执行。10 月 21 日，国家中医药管理局与全国老龄工作委员会办公室签署《关于推进中医药健康养老服务发展的合作协议》，共同推进中医药健康养老服务快速发展。2016 年，国家卫生计生委主任李斌在全国卫生计生工作会议工作报告中提出，大力促进中医药事业发展，完善中医药事业发展政策和机制。同年 1 月 13 日，国家中医药管理局印发《中医师在养生保健机构提供保健咨询和调理等服务的暂行规定》，指

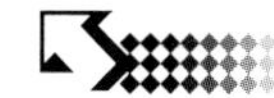

导养生保健机构规范开展中医养生保健服务。2 月 26 日，国务院出台《中医药发展战略规划纲要（2016～2030 年）》，这是新时代推进我国中医药事业发展的纲领性文件，中医药发展上升为国家战略。纲要明确了到 2030 年我国中医药的发展目标、基本原则、重点任务、保障措施等，提出加强中药资源保护利用、推进产业规范化和现代化。7 月 19 日，国家中医药管理局召开国家中药标准化项目推进会，首批项目涉及中药大品种 59 种，常用中药饮片 101 种。10 月 25 日，中共中央、国务院印发《“健康中国 2030”规划纲要》，要求充分发挥中医药独特优势，提高中医药服务能力，发展中医养生保健治未病服务，推进中医药继承创新。2017 年 5 月，《“十三五”卫生与健康科技创新专项规划》提出推进中医药现代化。8 月，国家中药材产业技术体系“十三五”启动会在北京召开，进一步明确中药材产业技术体系重点任务，提出要充分把握国家农业科技发展的战略部署，围绕中药材产业发展实际需求，强化技术集成与产业化示范，提高科技创新度和产业贡献度。9 月 12 日，国家旅游局、国家中医药管理局印发《关于公布首批国家中医药健康旅游示范区创建单位的通知》，公布北京市东城区等 15 个单位为首批国家中医药健康旅游示范区创建单位。2019 年 5 月，瑞士日内瓦举行的第 72 届世界卫生大会审议通过了《国际疾病分类第十一次修订本（ICD－11）》，首次纳入起源于中医药的传统医学章节，这有助于促进中医药与世界各国医疗卫生体系融合发展。

总的来说，中医药产业一直被作为经济发展的新增长点和战略性新兴产业的重要组成部分，《中医药发展战略规划纲要（2016～2030 年）》则首次把中医药发展上升为国家战略，提出“中医药产业成为国民经济重要支柱之一”，发展中医药产业成为中医药发展以及经济社会发展的重点。

（二）中医药产业发展具备一定的基础

1. 行业发展形势利好

2018 年，全国卫生机构数为 997433 所，其中中医机构数为 60738 所，占比 6.09%；全国卫生机构职工总数为 1229 万人，其中中医机构职工总数

为132.2万人，占比为10.76%。2019年，全国卫生机构数为1007579所，其中中医机构数为65809所，同上年相比，净增5071所，占比提高了0.44个百分点，为6.53%；全国卫生机构职工总数为1291.8万人，其中中医机构职工总数为142.1万人，较上年增加99301人，占比增长0.24个百分点，即2019年我国中医机构职工总数占全国卫生机构职工总数比例为11%。中医机构和机构职工是重要的中医资源，机构和人员的数量在一定程度上可以反映我国中医药行业的发展现状。总体来说，近年来，我国中医资源逐步发展完善，不管是在机构数上还是在职工总数上，不管是绝对值还是相对值都有了明显增长。从图1到图4可以看出，2010～2019年，我国中医机构数、中医机构职工总数、中医机构数占全国卫生机构数比例、中医机构职工总数占全国卫生机构职工总数比例都呈上升趋势，给中医药产业的发展奠定了物质基础和人才基础。

2016年国家发布《中医药发展战略规划纲要（2016～2030年）》，制订了中医药产业发展的目标和方向，即力争到2020年，中药工业总产值占医药工业总产值的30%以上，中医药产业将成为国民经济重要支柱之一，同年发布《"健康中国2030"规划纲要》与《中国的中医药》白皮书，并在全国卫生与健康大会上指出，要把人民健康放在优先发展的战略地位。党的十九大提出"健康中国"发展战略，指出人民健康是民族昌盛和国家富强的

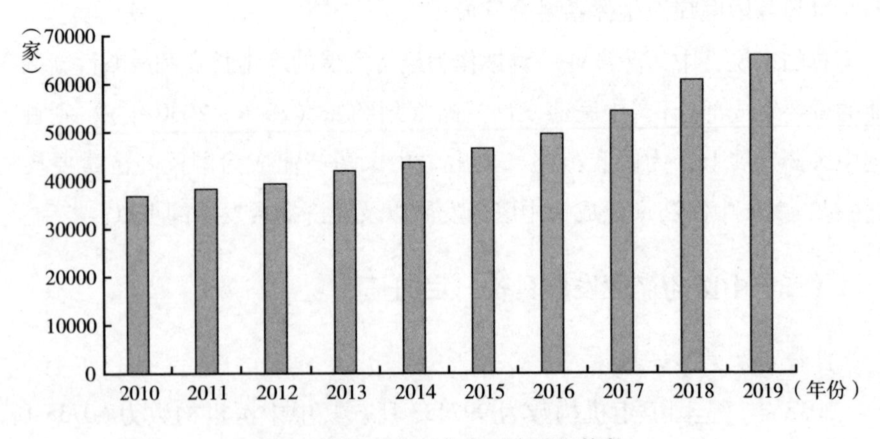

图1　2010～2019年全国中医机构数

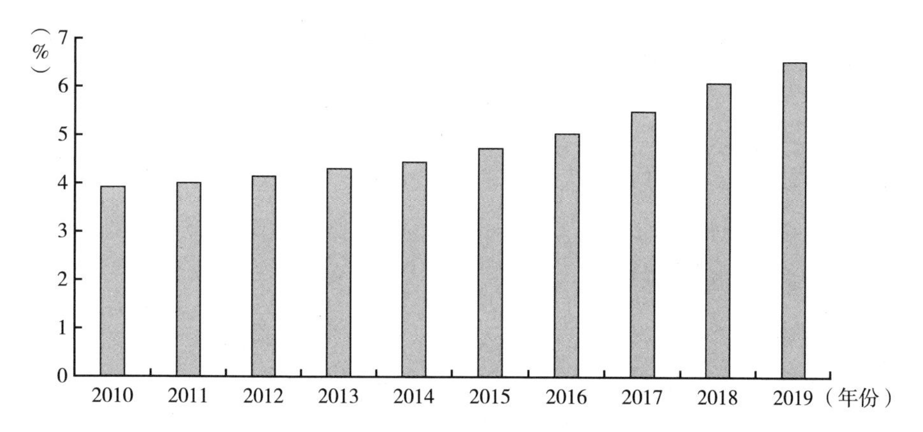

图 2 2010～2019 年中医机构数占全国卫生机构数比例

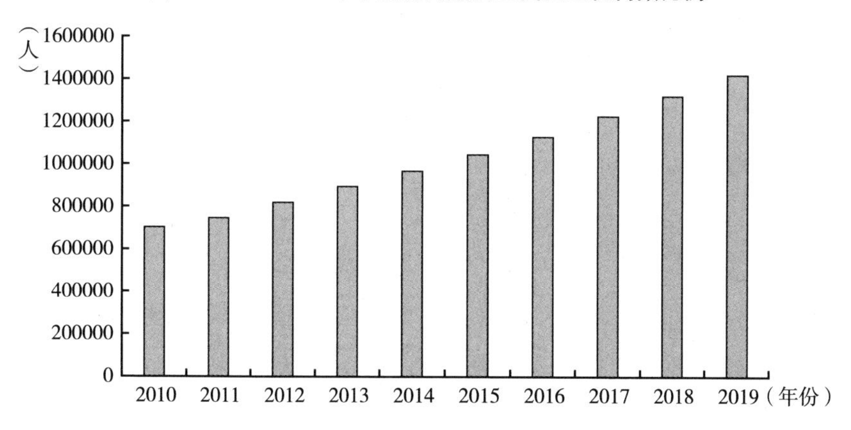

图 3 2010～2019 年中医机构职工总数

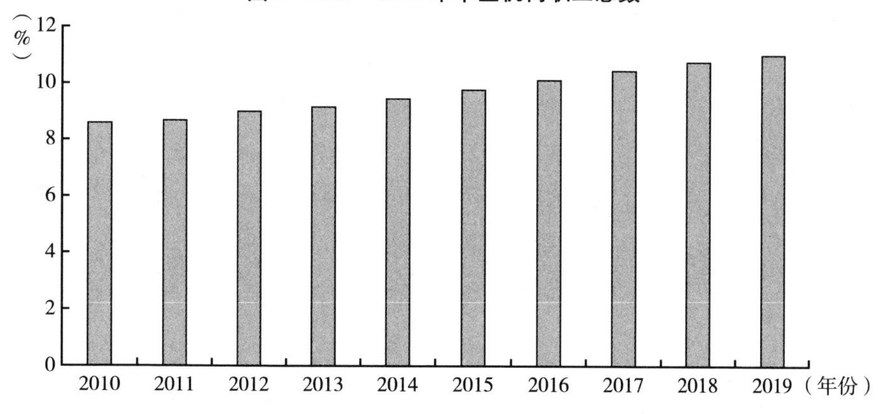

图 4 2010～2019 年中医机构职工总数占全国卫生机构职工总数比例

重要标志，要坚持中西医并重，传承发展中医药事业。一系列政策的出台，充分表明了以习近平同志为核心的党中央发展中医药事业的坚定信心，充分体现了发展中医药事业已成为新时代党的中心工作，发展中医药已被提升到国家战略高度，成为健康中国建设的重要内容。人们对中医药的认识高度、实践广度和认识深度前所未有。加之“一带一路”建设的推进，中医药在国际上的影响也越来越深远。

2. 市场需求巨大

中医药能够满足临床治疗、疾病预防、养生保健等多层次的功能需求，因此具有巨大的市场潜力。一是老龄化加剧带动产业发展。当前，全球老龄化现象加重，人民群众尤其是老年群体对于健康服务的需求越来越突出，中医药在应对常见病、慢性病、多发病以及疑难杂症、重大传染病中具有得天独厚的优势，价格低、毒副作用小、预防保健效果好，中医中药、天然药对患有多脏器慢性病的老年人群体来说，更是比较理想的药物。二是健康观念的转变带动产业的发展。当前国家和社会层面都在倡导健康文明的生活方式，树立大健康、大卫生的观念，把以治病为中心转变为以人民健康为中心；个人层面也逐渐关注以预防为主的健康理念，据“双十一”淘宝销售数据，保健品已经成为当代年轻人除了化妆品以外的主要消费品之一。“让医疗回归健康”符合从国家、社会到个人层面的发展需求和利益。三是健康膳食的流行带动产业的发展。在人民群众健康观念越来越强的现在，药膳把治病康复和养生保健结合起来，更能适应消费者的心理变化。可供制作滋补食品、保健饮料和食疗药膳补品的中药材已达500多种，仅中药保健饮料的年产值已经超过了500亿元，显然药膳是一个潜力巨大又亟待开发的领域。当前，我国慢性病患病率上升、亚健康人群扩大、消费升级、收入提高，药品市场的发展潜力巨大。可以说目前中医药产业迎来了“刚需＋政策”的双重利好。习近平总书记在致信中国中医科学院成立60周年的时候也说道：“中医药振兴发展迎来天时、地利、人和的大好时机，要充分发挥中医药的独特优势，切实把中医药这一祖先留给我们的宝贵财富继承好、发展好、利用好，在建设健康中国、实

现中国梦的伟大征程中谱写新的篇章。”当前我国中药产业快速发展，国家已经实施了一系列加强野生中药资源保护的法律法规，建立了一批国家级或地方性的自然保护区，开展了珍稀濒危中药资源保护研究，部分紧缺或濒危资源已实现人工生产或野生抚育。基本建立了以中医药理论为指导，突出中医药特色、强调临床实践基础、鼓励创新的中药注册管理制度。中药已从丸、散、膏、丹等传统剂型，发展到现在的滴丸、片剂、膜剂、胶囊等40多种剂型，中药产品生产工艺水平有了很大提高，基本建立了以药材生产为基础、工业为主体、商业为纽带的现代中药产业体系。《中国的中医药》白皮书数据显示，当前我国国产中药民族药约有6万个药品批准文号。全国有2088家通过药品生产质量管理规范（GMP）认证的制药企业生产中成药，2015年中药工业总产值7866亿元，占医药产业产值的28.55%，成为新的经济增长点。中药材种植成为农村产业结构调整、生态环境改善、农民增收的重要举措；中药产品贸易额保持较快增长，2015年中药出口额达37.2亿美元，显示出巨大的海外市场发展潜力。中药产业逐渐成为国民经济与社会发展中具有独特优势和广阔市场前景的战略性产业。

3. 具有一定国际影响力

当前，人类的医疗模式已从单纯的疾病治疗逐渐转变为以养生为主的“防养治”相结合的医疗模式，这意味着中医药发展面临更多的机遇。我国地大物博，自然资源丰富，加快中医药产业的发展对弘扬传统医药文化、促进中医药发展有着重要的作用。当前世界对我国中医药的关注度也在不断提高，中医药已传播至183个国家和地区，我国已与80多个国家和地区签订了政府间协议。据世界卫生组织统计，中医已先后在澳大利亚、加拿大、奥地利、新加坡、越南等29个国家和地区以国家或地方政府立法的形式得到了承认，18个国家将中医药纳入医疗保险。随着世界对中医药文化关注度的不断提高，以及国内对于中医药产业的政策扶持，人民群众对于中医药相关产品和服务的认可度和需求不断提高，加上高新技术以及互联网的兴起，我国中医药产业将迎来天时地利人和的发展好时机，我

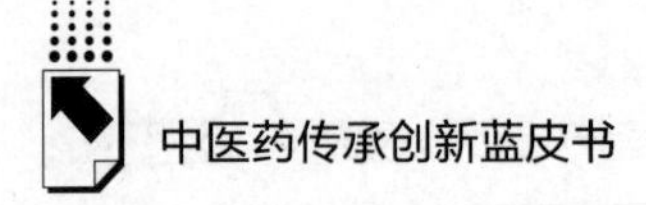

们应抓住时代发展的机遇，从作为源头的中药材开始抓起，把控好中药材品质，鼓励扶持发展中医药加工业，打通中医药流通市场，促进中医药旅游发展，推动中医药产业向上向好发展。

二　中国中医药产业评价体系构建

中医药产业的服务对象可以分为健康人群、亚健康人群、疾病人群。传统中医药产业主要是针对疾病人群，以疾病治疗为主要目的的产业，而当前中医药产业的发展方向，已经逐步从针对疾病人群转向针对亚健康人群和健康人群。中医药产业是融第一、第二、第三产业为一体的综合产业，是传统产业和现代产业的结合，根据国民经济行业分类，中医药产业涉及中药材种植业、中成药生产、中药批发与零售业、卫生服务业等。

随着产业的不断发展，中药产品生产工艺水平有了很大提高，基本建立了以药材生产为基础、工业为主体、商业为纽带的现代中药产业体系。本报告根据三大产业分类法，构建中医药产业评价体系，一级指标为三大产业，二级指标分别为中药农业、中药工业、中药商业，结合数据可得性，运用德尔菲专家咨询法对评价指标进行筛选，最终选取“中药材种植面积”“中成药类销售总额占比”“中药材类销售总额占比”三个指标，并采用直接评分法确定权重系数。经过两轮德尔菲专家咨询，确定中医药产业板块的权重，并进一步确定中医药产业评价体系中各指标权重，如表 1 所示。两轮咨询后专家意见趋于一致，筛选出来的指标能够较全面地评价中医药产业的整体素质。

表 1　中医药产业评价指标及权重

指标	权重
中成药类销售总额占比	0. 301
中药材类销售总额占比	0. 357
中药材种植面积	0. 341

三 中国中医药产业发展省际比较

（一）中医药第一产业

1. 中医药第一产业发展概述

中药材是中药产业的源头，也是中医药事业发展的物质基础。中医药第一产业主要是指中药农业，而中药材种植业则是中药农业的代表性行业。中药材种植业主要指用于中药配制及中成药加工的药材作物的种植行业。中药材是中医药全产业链的源头，是中医药的根本所在。

中药农业是产业结构调整和供给侧改革的重要内容之一，与传统农业相比，中草药种植水平相对落后。2020 年以来，各省级政府纷纷行动，出台关于种植道地药材的相关政策。同时，鼓励种植地方特色中药材，并将其作为种植重点。其中，河南省提出加强中药材生态种植，支持替代品研发；围绕“四大怀药”等重点品种，规划建设豫产道地药材基地，支持伏牛山优质中药材生产种植基地建设；将中药材种植纳入经济作物种植政策补助范围；发展名贵稀有中药材种植；培育中药大品种和驰名商标。广东省提出加强岭南中药基础研究，推进中药资源普查和南药濒危野生药用动植物野生抚育等关键技术研究，高质量发展中药种植业。安徽省严格中药材绿色种植养殖，推动建设质量追溯制度，鼓励采取地理标志产品保护等措施保护皖产道地中药材，培育皖产道地中药材知名品牌。山西省提出评定一批省级道地药材良种繁育和生态种植基地，提升中药材生产规模和水平，加强中药材标准化基地建设。陕西省人民政府编制了省道地中药材目录和标准质量评价体系，支持发展省道地中药材优势品种，要求县级以上人民政府推广中药材种植养殖技术。甘肃省加强中药材规范化生产，全省中药材种植面积稳定在 465 万亩左右，标准化率达到 45%。推进中药现代化制造，加快中医药产业园区建设，培育壮大陇药大品种大品牌。中药材是我国中医药学持续发展的重要基础，只有实现各类中药材的充足供应，才能使中医药学充分发挥其重要的医学价值。

2. 中药材种植业情况

据全国第三次中药资源普查统计，我国中药资源共12807种，其中药用植物11146种，药用动物1581种，药用矿物80种（见表2）。

表2　全国中药资源数

类别	科数	属数	种数
药用植物	383	2309	11146
药用动物	395	862	1581
药用矿物	/	/	80

资料来源：全国第三次中药资源普查。

中药材种植业是整个中医药产业的基础，是中医药得以发展的源头所在，中药材种植业的发展直接影响中药材的产量、质量，中药材种植业的蓬勃发展，是整个产业得以发展的先决条件。近年来国家以及各级政府对于中医药产业的发展日渐重视，并在源头上采取了措施。相信在政策支持和高新技术发展情况下，我国中药材种植的质量以及数量都会有显著的提高。只有确保中药材种植的数量和质量同步提高，才能立好中医药产业的根，才能更快更好推动中医药事业健康发展。

3. 中药材种植省际比较

我国各省（区、市）（除北京市、天津市、上海市、江苏省、海南省外）中药材种植面积平均为218.73万亩，最大值为600万亩，最小值为5万亩，极差达595万亩，地区差异明显（见表3）。

表3　26个省（区、市）中药材种植面积统计描述

单位：万亩

项目	最小值	最大值	总和	平均值	标准差
中药材种植面积	5	600	5687	218.73	158.20

注：北京市、天津市、上海市、江苏省、海南省的中药材种植面积数据缺失。

据测算，在我国26个省（区、市）的中药材种植面积方面，有两个省（区、市）种植面积达到500万亩以上，其中贵州省中药材种植面积500万亩，位居第二，云南省中药材种植面积高达600万亩，居26个省（区、市）首位；中药材种植面积高于400万亩且小于500万亩的共有4个，分别为四川省（423万亩）、河南省（400万亩）、陕西省（400万亩）、湖南省（400万亩）；种植面积在300万~400万亩的仅有甘肃省，为368万亩；种植面积在200万~300万亩的有5个，分别为山西省、宁夏回族自治区、湖北省、广东省、安徽省；共有6个省（区、市）中药材种植面积在100万~200万亩；仍有8个省（区、市）的中药材种植面积低于100万亩，其中西藏自治区的中药材种植面积仅有5万亩。在我国中药材种植面积指标排名上，排名前五位的分别是云南省、贵州省、四川省、河南省、陕西省，西藏自治区和青海省排名较后。总体来看，我国中药材种植分布呈现不均衡性，从东北至西南由少增多（见表4）。

表4　26个省（区、市）中药材种植面积及指标得分

单位：万亩，分

省(区、市)	中药材种植面积	得分	排名
云南省	600	100.00	1
贵州省	500	93.33	2
四川省	423	88.20	3
河南省	400	86.67	4
湖南省	400	86.67	4
陕西省	400	86.67	4
甘肃省	368	84.53	7
山西省	285	79.00	8
宁夏回族自治区	280	78.67	9
湖北省	226	75.07	10
广东省	220	74.67	11
安徽省	200	73.33	12
山东省	180	72.00	13
河北省	172	71.47	14

续表

省(区、市)	中药材种植面积	得分	排名
辽宁省	150	70.00	15
黑龙江省	121	68.07	16
重庆市	120	68.00	17
广西壮族自治区	100	66.67	18
内蒙古自治区	90	66.00	19
吉林省	90	66.00	19
江西省	85	65.67	21
新疆维吾尔自治区	82	65.47	22
福建省	80	65.33	23
浙江省	55	63.67	24
青海省	55	63.67	24
西藏自治区	5	60.33	26
北京市	/	60.00	27
天津市	/	60.00	27
上海市	/	60.00	27
江苏省	/	60.00	27
海南省	/	60.00	27

为了更加直观地表现26个省（区、市）中药材种植面积情况，将数据绘制成条形图，如图5所示。

根据我国现行区域分类标准，将31个省（区、市）分为东、中、西三个区域，其中东部地区包括北京市、天津市、河北省、辽宁省、上海市、江苏省、浙江省、福建省、山东省、广东省、海南省；中部地区包括山西省、吉林省、黑龙江省、安徽省、江西省、河南省、湖北省、湖南省；西部地区包括内蒙古自治区、广西壮族自治区、重庆市、四川省、贵州省、云南省、西藏自治区、陕西省、甘肃省、青海省、宁夏回族自治区、新疆维吾尔自治区。分地区看，我国东部地区中药材种植面积均值最低，仅为77.909万亩，其中最大值为广东省220万亩，最小值为浙江省55万亩；中部居中，均值为225.875万亩，其中最大值为

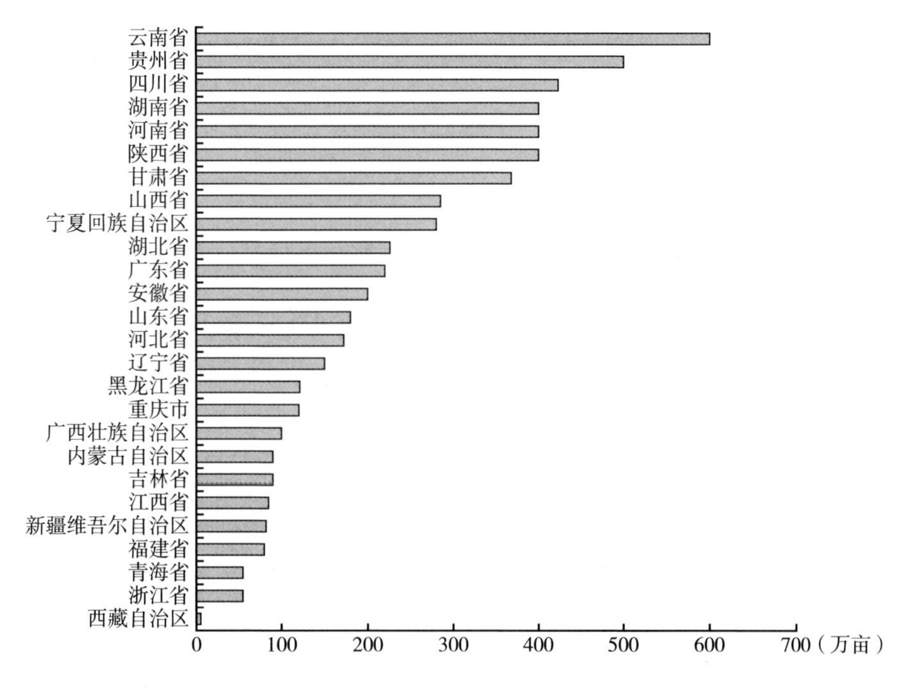

图5　我国26个省（区、市）中药材种植面积

河南省和湖南省，均为400万亩，最小值为江西省，为85万亩，极差达到315万亩；西部中药材种植面积最大，均值为251.917万亩，其中最大值为600万亩，为云南省当年种植面积，最小值为5万亩，是西藏自治区当年种植面积（见表5）。可以看出，我国中部、西部均值差距不大，但是极值差距明显，表明我国西部地区虽然中药材种植业发展较好，中医药资源丰富，但是各地区资源分布不均情况仍然存在。在东部地区，广东省的中药材种植业仍处于相对领先地位，在全国平均水平之上，但是与中医药资源发达地区的差距仍然明显，因此，广东省在中医药产业发展进程中，仍需要关注中医药第一产业尤其是中药材种植业的发展，在源头上打好中医药发展的基础，将岭南文化更快更好更稳地向前推进。

表 5　分区域中药材种植面积统计描述

单位：万亩

区域	均值	最大值	最小值	极差
东部地区	77.909	220	55	165
中部地区	225.875	400	85	315
西部地区	251.917	600	5	595

为了推动落实《中药材保护和发展规划（2015～2020年）》和《中药材产业扶贫行动计划（2017～2020年）》两项政策，全国范围内的中药材种植面积都有扩张趋势，预计2020年我国中药材种植面积（含林地种植面积）将超过6620万亩，云南、贵州、四川、陕西等地将成为中药材种植大省。从地域分布来看，2015年以前把中药作为重点产业的省份仅有10个，到2016年，由于地方政府积极引导发展中药种植，重点中药种植省份迅速增加，到2018年实现全国覆盖。当前我国有七大道地药材产区，这些产区都依据当地气候条件，因地制宜地推动部分品种药材的种植。推进道地药材基地建设，有助于加快发展中药产业，促进特色农业发展和农民持续增收，助力乡村振兴战略实施。

我国作为世界上中药资源最为丰富的国家，在国际市场上占据较大比例，有超过2/3的天然药用植物来源于中国市场。随着因化学药品毒副作用而造成的人体疾病逐渐增多，中药以其天然、副作用小且价格相对较低的特点，受到越来越多消费者的青睐，也间接带动了我国中药材市场的发展。新思界产业研究中心发布的报告显示，从产量来看，2017年我国中药材产量达到420万吨，2018年我国木本药材产量增长至450万吨以上。从消费量来看，2017年我国中药材类药品流通销售额达到610亿元，2018年我国中药材类药品流通销售额已超过615亿元，较上一年销售额有所增长。随着我国中医药市场下游需求的持续扩大，未来中药材市场仍将保持良好发展趋势。我国中药材种植基地大多建于贫瘠山坡耕地、退耕还林地和荒漠沙土地等地区，分布较分散、种植规模较小、位置也相对偏远，且组织形式单一、管理松散。总体而言，目前我

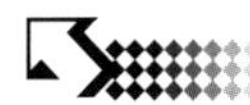

国中药材集中化生产仍处于发展初级阶段，未来中药材种植行业规模化、规范化水平仍有待提高。随着经济的快速发展，企业积极实施产业现代化改造和建设，广泛引进国外领先的生产设备和技术，加快自身生产的现代化进程，使得国内中药材产业现代化水平不断提高，具体表现为我国中药材生产结构逐渐优化，产品质量也得到显著提高，未来我国中药材行业将迈入现代化发展阶段。目前，我国中药材产业已初步形成了具有一定规模、结构较为完整的产业体系，但由于我国建立的中药材质量标准和质量控制体系还不完善，一定程度上限制了我国中药材产业的进一步发展。未来，随着经济和市场的快速发展，我国中药材市场发展将逐渐走向现代化。

4. 中医药第一产业评价得分

从评价后的得分和排名情况来看，我国中医药第一产业区域发展不均衡，东部与西部之间存在较为明显的差距。本次得分测算标准为：以60分为基准分，40分为综合表现分。由于中医药第一产业只选取了代表性指标——中药材种植面积，因此某省份中医药第一产业综合分值计算公式为该省份城市中药材种植面积数值/种植面积数最大省份的中药材种植面积数乘以40再加上基准分数60。以60分为基准分进行测算有两点考虑：一是避免数据缺失导致的单项得分差距过大，避免部分省份单项数据缺失对总结果造成过大影响，减少操作误差，使得结果更加客观；二是设定基准分数并不影响本质上该项指标得分和排名，也不影响该省份在该产业上的表现情况，使得单项得分差距更为客观合理。

从得分情况来看（见表6），东西部差异较为明显，在中医药第一产业即中药农业上，排名前五位的80%位于西部地区，分别为云南省、贵州省、四川省和陕西省，仅河南省位于中部地区。云南省、贵州省、四川省位于我国西部地区，这一区域气候类型较多，包括亚热带季风气候以及温带、亚热带、高原气候，属于西南道地药材即川药、贵药、云药主产区。中部地区第一产业得分情况最好的是河南省和湖南省，与陕西省并列第四，河南、湖南属于华中道地药材产区，该区域属于温带、亚热带季风气候，是怀药、蕲药的主产区。东部地区第一产业得分情况最好的是广东省，排名第11，处于中上水准。广东中医药文化底蕴深厚，地处岭南，气候资源丰富，加之地理生态多样，适合植物的生长和繁衍，是药用植物天然种质资源宝库，盛产许多品质优良的道地药材，如广藿香、春砂仁、巴戟天和化橘红等。广东省也是全国主要的商品药材集散地和加工地之一，境内有清平和普宁两大药材交易市场，以及广药集团、康美药业和香雪制药股份有限公司等大型药材加工企业，加工能力突出。广东作为岭南文化的发源地，应充分发挥好自身的文化和地区优势，成为中医药大省强省，以科学规划、合理布局和良种良法为指导，保障中药材的数量和质量。

表6　31个省（区、市）中医药第一产业评价得分及排名

单位：分

省(区、市)	区域	得分	排名
云南省	西部地区	100.00	1
贵州省	西部地区	93.33	2
四川省	西部地区	88.20	3
陕西省	西部地区	86.67	4
河南省	中部地区	86.67	4
湖南省	中部地区	86.67	4
甘肃省	西部地区	84.53	7
山西省	中部地区	79.00	8
宁夏回族自治区	西部地区	78.67	9
湖北省	中部地区	75.07	10
广东省	东部地区	74.67	11
安徽省	中部地区	73.33	12
山东省	东部地区	72.00	13
河北省	东部地区	71.47	14
辽宁省	东部地区	70.00	15
黑龙江省	中部地区	68.07	16
重庆市	西部地区	68.00	17

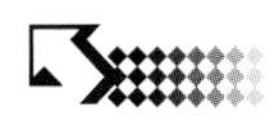

续表

省(区、市)	区域	得分	排名
广西壮族自治区	西部地区	66.67	18
吉林省	中部地区	66.00	19
内蒙古自治区	西部地区	66.00	19
江西省	中部地区	65.67	21
新疆维吾尔自治区	西部地区	65.47	22
福建省	东部地区	65.33	23
浙江省	东部地区	63.67	24
青海省	西部地区	63.67	24
西藏自治区	西部地区	60.33	26
北京市	东部地区	60.00	27
天津市	东部地区	60.00	27
上海市	东部地区	60.00	27
江苏省	东部地区	60.00	27
海南省	东部地区	60.00	27

为了更直观地表现我国中医药第一产业发展情况，将各省（区、市）的得分情况绘制成条形图。若以基准线为底，以10分为间距进行得分分组，可以看到得分处在90~100分的省（区、市）有2个，分别是云南省和贵州省；得分处在80~90分的省（区、市）有5个，分别是四川省、陕西省、河南省、湖南省、甘肃省；得分处在70~80分的省（区、市）有8个，分别为山西省、宁夏回族自治区、湖北省、广东省、安徽省、山东省、河北省、辽宁省；得分在60~70分的省（区、市）有16个，占比达51.6%，说明多数省（区、市）中医药第一产业仍有较大发展空间（见图6）。各省（区、市）可以从地区气候特点入手，发展种植地区特色中医药，充分结合当前高新科技和政策环境，加强对中医药农业的政策扶持，制订关于中药材种植基地的科学规划，进一步规范中药种植，促进中药种植业的数量和质量提升。

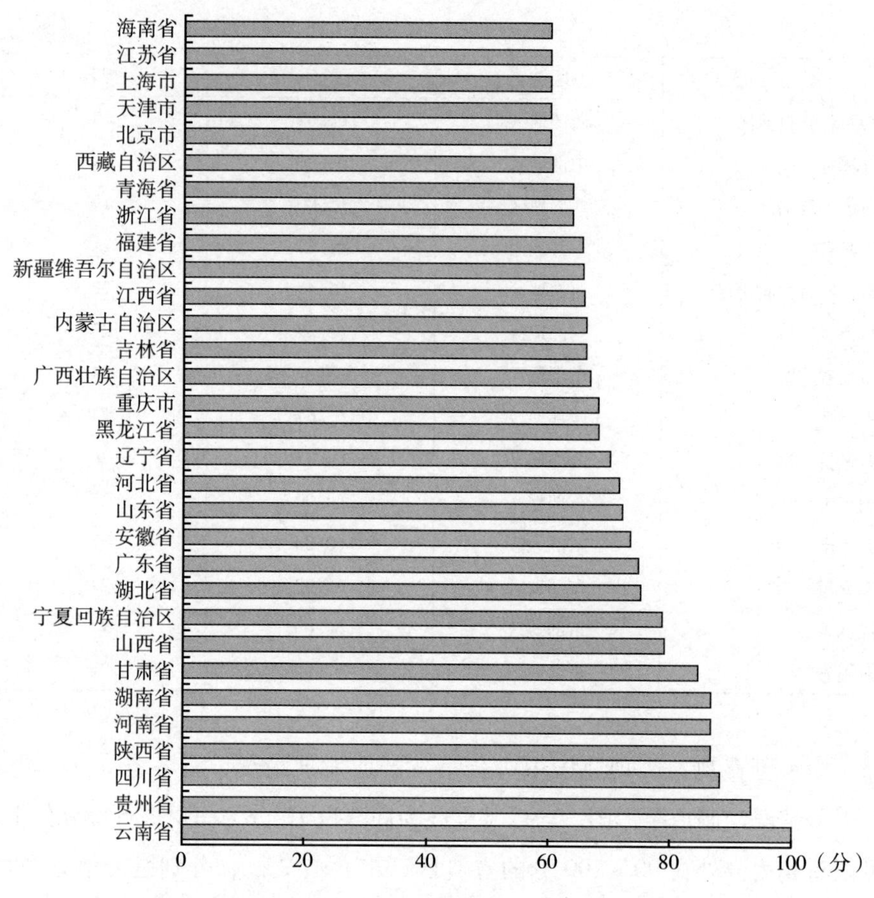

图6　各省（区、市）中医药第一产业评价得分情况

（二）中医药第二产业

1. 中医药第二产业发展概述

中医药第二产业主要是指加工与中医药相关的取自自然的生产物的行业，如中药工业。产业产值是以货币形式表现的，是指工业企业在一定时期内生产的工业最终产品和提供工业性劳务活动的总价值量。中药产业产值能在一定程度上代表该地区的中药工业发展情况，进而反映该地区中医药第二产业的发展现状。

2018年统计数据显示，中国中药工业产值约9000亿元，约占我国生物医药工业总产值的1/3。《中医药发展“十三五”规划》提出，到2020年，中药工业规模以上企业主营业务收入达到15823亿元，年复合增速达到15%，中药企业收入占整体行业比重从29.26%上升到33.26%。未来，中医药的发展将大有可为。2011～2016年我国中药饮片规模以上工业加工企业数量总体呈现增长趋势，2011年为662家，2014年超过1000家，2016年达到1089家（见图7）。总体来说，增速平缓。

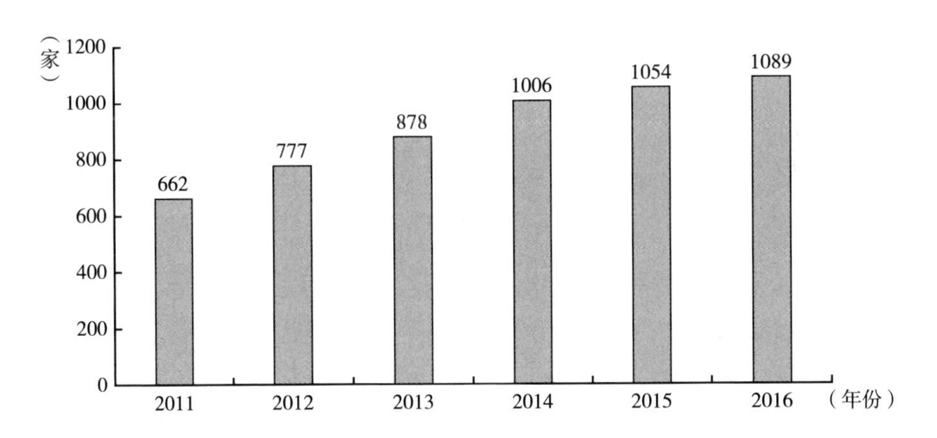

图7　2011～2016年我国中药饮片规模以上工业加工企业数量

2. 中药产业产值省际比较

本部分通过收集我国各省（区、市）“十三五”规划提出的2020年中药产业产值目标情况，查得19个省（区、市）中药产业产值数据，然后对数据进行统计描述。2020年19个省（区、市）规划中药产业产值平均值为655.84亿元，规划中药产业产值最小值为50亿元，规划中药产业产值最大值为1400亿元，极差达到1350亿元，说明地区间中药产业发展极度不平衡（见表7）。

表7　19个省（区、市）2020年规划中药产业产值描述统计

单位：亿元

项目	最小值	最大值	总和	平均值	标准差
中药产业产值	50	1400	12461	655.84	393.422

2020 年规划中药产业产值达千亿元及以上的省（区、市）共有 8 个，包括云南、河南省、湖南省、吉林省、安徽省、江西省、广东省、浙江省，其中排名第 1 的云南省规划产值为 1400 亿元，占 19 个公布规划产值的省（区、市）的 11.24%。排名第 2 ~8 位的河南省、湖南省、吉林省、安徽省、江西省、广东省、浙江省产业产值均为 1000 亿元，产业产值在 500 亿 ~1000 亿元的省（区、市）共有 6 个，其中四川省规划中药产业产值为 630 亿元，广西壮族自治区为 600 亿元，甘肃省、河北省、湖北省、重庆市均为 500 亿元；规划中药产业产值处于 500 亿元以下的省（区、市）共有 5 个，其中有 3 个省相关数据小于 100 亿元（见表 8）。

表 8　19 个省（区、市）2020 年规划中药产业产值

单位：亿元

省(区、市)	区域	中药产业产值	排名
云南省	西部地区	1400	1
河南省	中部地区	1000	2
湖南省	中部地区	1000	2
广东省	东部地区	1000	2
吉林省	中部地区	1000	2
安徽省	中部地区	1000	2
江西省	中部地区	1000	2
浙江省	东部地区	1000	2
四川省	西部地区	630	9
广西壮族自治区	西部地区	600	10
河北省	东部地区	500	11
湖北省	中部地区	500	11
甘肃省	西部地区	500	11
重庆市	西部地区	500	11
陕西省	西部地区	400	15
黑龙江省	中部地区	270	16

续表

省(区、市)	区域	中药产业产值	排名
宁夏回族自治区	西部地区	60	17
海南省	东部地区	51	18
新疆维吾尔自治区	西部地区	50	19

为使数据表现更直观，绘制柱状图，如图 8 所示。

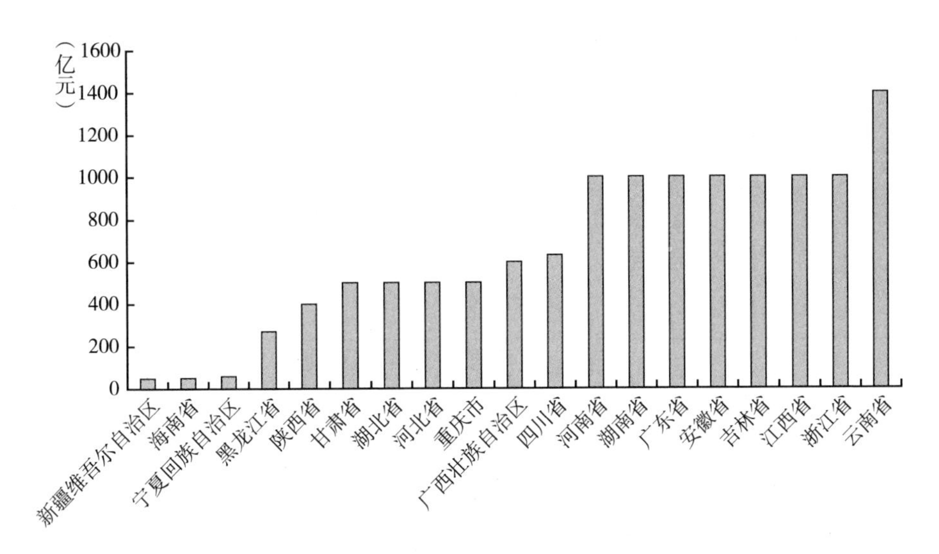

图 8　19 个省（区、市）2020 年规划中药产业产值

根据我国现行区域分类标准，东部 11 个省（区、市）中有 7 个省（区、市）规划产业产值数据缺失，缺失比例达到 63.6%；中部地区 8 个省（区、市）中有 2 个省（区、市）规划产业产值数据缺失，缺失比例达 25%；西部地区 12 个省（区、市）中有 3 个省（区、市）规划产业产值数据缺失，缺失比例为 25%。从数据完整性来看，中部地区在中医药产业公开数据的完整性上相对更好一些。

从区域性的描述统计情况来看，在已找到的公开数据中，我国东部地区 2020 年规划中药产业产值的平均值为 637.75 亿元，其中，最大值为广东省，规划产业产值为1000亿元，最小值为海南省51亿元，极差达到1049亿元。我国西部地区规划中药产业产值的平均值为824.29亿元，其中，最大值为1000亿元，河南省、湖南省、江西省均属于这一队列，最小值为黑龙江省提出的270亿元，极差为730亿元，可以看出中部的极差相对较小。从西部地区数据看，2020年规划中药产业产值的平均值为517.5亿元，其中最大值高达1400亿元，为云南省规划目标，最小值仅为50亿元，极差为三大地区之最（见表9）。

表9　分区域2020年规划中药产业产值统计描述

单位：亿元

区域	均值	最大值	最小值	极差
东部地区	637.75	1000	51	1049
中部地区	824.29	1000	270	730
西部地区	517.500	1400	50	1350

3. 中医药第二产业评价得分

从评价后的得分和排名情况来看，区域发展不均衡问题仍然存在，其中以西部地区发展差异最甚。本次得分测算标准为：以60分为基准分，40分为综合表现分。在中医药第二产业发展上，只选取了分省份数据相对完整且代表性相对较好的中药产业产值为代表性指标，因此某省份中医药第二产业综合评分计算公式为该省份中药产业产值/中药产业产值最大省份的中药产业产值×40再加上基准分数60。由于中医药第二产业收集的数据为规划数据，且缺失值相对较多，在经过专家咨询后，不将此指标纳入最终产业评价指标体系，仅为中医药第二产业省际比较分析提供参考。

从具体得分情况看，在中医药第二产业，即中药工业发展得分上，排名前五位的分别是云南省、河南省、湖南省、广东省、吉林省。其中，位于西部地区的1个，占比20%；位于中部地区的3个。云南省位居首位，中部地区得分最高的是河南省与湖南省，而东部地区得分最高的是广东省（见表10）。

表10　中医药第二产业各省（区、市）得分情况

单位：分

省(区、市)	区域	得分	排序
云南省	西部地区	100.00	1
河南省	中部地区	88.57	2
湖南省	中部地区	88.57	2
广东省	东部地区	88.57	2
吉林省	中部地区	88.57	2
安徽省	中部地区	88.57	2
江西省	中部地区	88.57	2
浙江省	东部地区	88.57	2
四川省	西部地区	78.00	9
广西壮族自治区	西部地区	77.14	10
河北省	东部地区	74.29	11
湖北省	中部地区	74.29	11
甘肃省	西部地区	74.29	11
重庆市	西部地区	74.29	11
陕西省	西部地区	71.43	15
黑龙江省	中部地区	67.71	16
宁夏回族自治区	西部地区	61.71	17
海南省	东部地区	61.46	18
新疆维吾尔自治区	西部地区	61.43	19
山东省	东部地区	60.00	20
辽宁省	东部地区	60.00	20
福建省	东部地区	60.00	20
北京市	东部地区	60.00	20

续表

地区	区域	得分	排序
天津市	东部地区	60.00	20
上海市	东部地区	60.00	20
江苏省	东部地区	60.00	20
贵州省	西部地区	60.00	20
青海省	西部地区	60.00	20
西藏自治区	西部地区	60.00	20
山西省	中部地区	60.00	20
内蒙古自治区	西部地区	60.00	20

为了更直观地表现我国各省（区、市）中医药第二产业的得分情况，将各省（区、市）得分绘制成条形图。若以基准线为底，以10分为间距进行得分分组，可以看到得分处在90~100分的仅有云南省。得分处在80~90分的有7个，分别是河南省、湖南省、广东省、吉林省、安徽省、江西省、浙江省；得分处在70~80分的有7个，包括四川省、广西壮族自治区、河北省、湖北省、甘肃省、重庆市、陕西省；得分在60~70分的省（区、市）有16个，占比达51.6%，说明多数省（区、市）中医药第二产业仍有较大发展空间，我国中医药工业存在地区发展不平衡的问题（见图9）。

（三）中医药第三产业

1. 中医药第三产业发展概述

第三产业主要是指创造无形财富的生产部门，主要包括商业、服务业。中药商业是指流转中药的药农、药商、药厂、药店（包括医院的药房）和统筹中医药管理的相关医疗行政部门之间形成的产销链，是当前我国中医药第三产业的重要组成部分。中药材和中成药的销售额可以用来反映区域内中医药市场流通情况，进而反映该地区的中药商业发展现状。

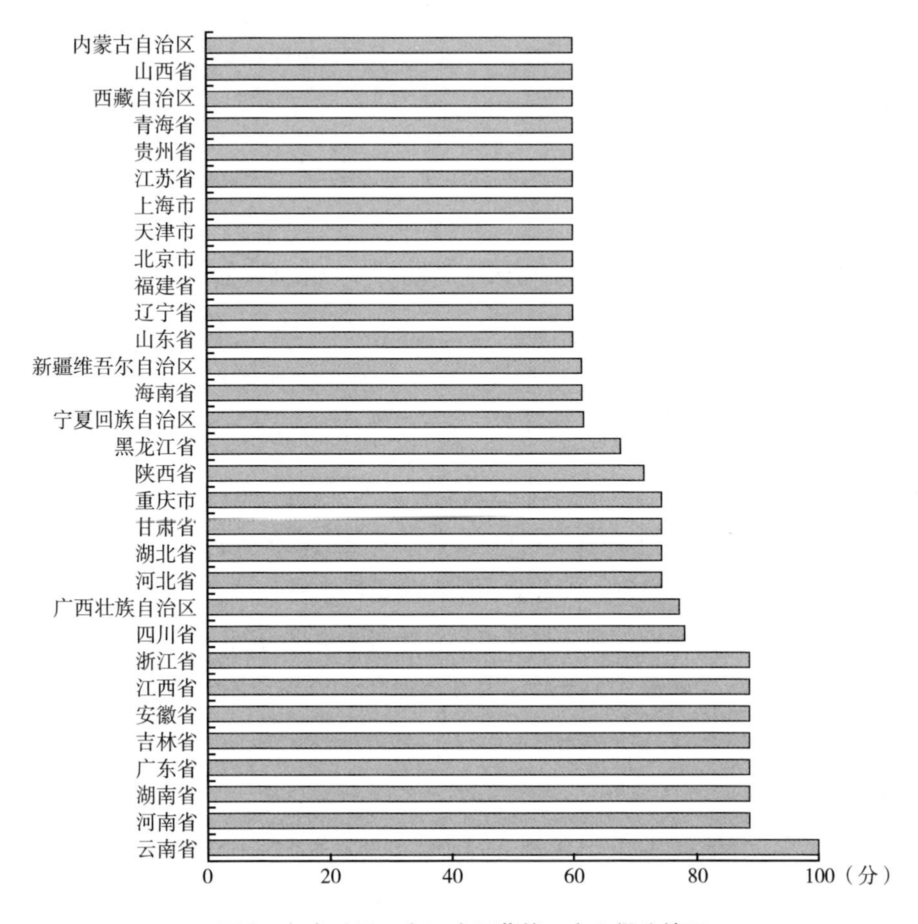

图9　各省（区、市）中医药第二产业得分情况

2. 中药材类销售情况

（1）中药材类销售总额占比

中药材类销售指以买卖方式使中药材流通的经济活动，可反映一个地区中药材的流通情况，是地区中药商业发展情况的一个缩影。统计显示，2017年全国七大类医药商品销售总额20016亿元，其中中药材类销售额6111627万元，占比3.1%，发展空间巨大。2017年我国31个省（区、市）平均中药材类销售总额约为197149.26万元，其中最大值为1174448万元、最小值为0元，极差明显，说明我国中药材类销售情况地区差异巨大（见表11）。

表 11 2017 年 31 省（区、市）中药材类区域销售总额统计描述

单位：万元

项目	最小值	最大值	总和	平均值	标准差
中药材类销售总额	0	1174448	6111627	197149.26	266100.106

据 2017 年统计数据，从销售体量来看，重庆市成为首个中药材类销售总额超百亿元的地区，达 1174448 万元，占比 19.22%；中药材类销售总额在 50 亿元及以上且未超百亿元的共有 4 个，分别是北京市、上海市、广东省以及浙江省，其中北京市 2017 年中药材类销售总额为 747014 万元，居全国第二，上海市 2017 年中药材类销售总额为 591594 万元、广东省为 568891 万元、浙江省为 536361 万元。2017 年中药材类销售总额在 10 亿～50 亿元的有 9 个，分别为湖南省、江苏省、陕西省、四川省、河南省、河北省、云南省、甘肃省、福建省；中药材类销售总额低于 10 亿元的省有 17 个，其中内蒙古自治区、新疆维吾尔自治区以及西藏自治区居于末位，中医药流通领域仍有巨大上升空间（见表 12）。

表 12 2017 年 31 个省（区、市）中药材类销售总额分布

区间	频率(个)	百分比(%)	有效百分比(%)	累计百分比(%)
10 亿元及以下	17	54.8	54.8	54.8
10 亿～20 亿元	5	16.1	16.1	71.0
20 亿～30 亿元	3	9.7	9.7	80.6
30 亿～40 亿元	1	3.2	3.2	83.9
50 亿～60 亿元	3	9.7	9.7	93.5
70 亿～80 亿元	1	3.2	3.2	96.8
100 亿元以上	1	3.2	3.2	100.0
总计	31	100	100	

从地区来看，2017 年我国中药材类销售总额最高的是重庆市，占全国销售额比重达 19.22%，排名前五位的还有北京市、上海市、广东省、浙江省。排名前五位的省（区、市）销售额总量为 3618308 万元，占全国中药

材类销售额的比例为59.20%，即排名前五位省（区、市）的中药材类销售总额占据了全国中药材类销售额的大部分。排名处于后十位的分别为安徽省、辽宁省、天津市、黑龙江省、吉林省、海南省、青海省、内蒙古自治区、新疆维吾尔自治区、西藏自治区，总销售额为209935万元，占全国中药材类销售额比重仅为3.44%，与四川省销售总额相近（见表13）。这说明我国当前中药材类销售市场发展极度不均衡。

表13　2017年31个省（区、市）中药材类销售情况统计

单位：万元，%

省(区、市)	区域	中药材类销售总额	占全国销售额比重	排名
重庆市	西部地区	1174448	19.22	1
北京市	东部地区	747014	12.22	2
上海市	东部地区	591594	9.68	3
广东省	东部地区	568891	9.31	4
浙江省	东部地区	536361	8.78	5
湖南省	中部地区	355747	5.82	6
江苏省	东部地区	227267	3.72	7
陕西省	西部地区	213433	3.49	8
四川省	西部地区	200739	3.28	9
河南省	中部地区	182607	2.99	10
河北省	东部地区	169151	2.77	11
云南省	西部地区	153316	2.51	12
甘肃省	西部地区	142387	2.33	13
福建省	东部地区	112003	1.83	14
山东省	东部地区	92907	1.52	15
湖北省	中部地区	89790	1.47	16
广西壮族自治区	西部地区	82821	1.36	17
宁夏回族自治区	西部地区	75216	1.23	18
贵州省	西部地区	73070	1.2	19
江西省	中部地区	56836	0.93	20
山西省	中部地区	56094	0.92	21
安徽省	中部地区	46254	0.76	22
辽宁省	东部地区	44169	0.72	23
天津市	东部地区	34538	0.57	24
黑龙江省	中部地区	34338	0.56	25
吉林省	中部地区	24208	0.4	26
海南省	东部地区	8868	0.15	27
青海省	西部地区	8195	0.13	28

续表

省(区、市)	区域	中药材类销售总额	区域销售比重	排名
内蒙古自治区	西部地区	7550	0.12	29
新疆维吾尔自治区	西部地区	1815	0.03	30
西藏自治区	西部地区	0	0	31

为了更加直观地表现2017年我国各省（区、市）中药材类销售总额占全国销售额比重情况，将数据绘制成条形图，如图10所示。

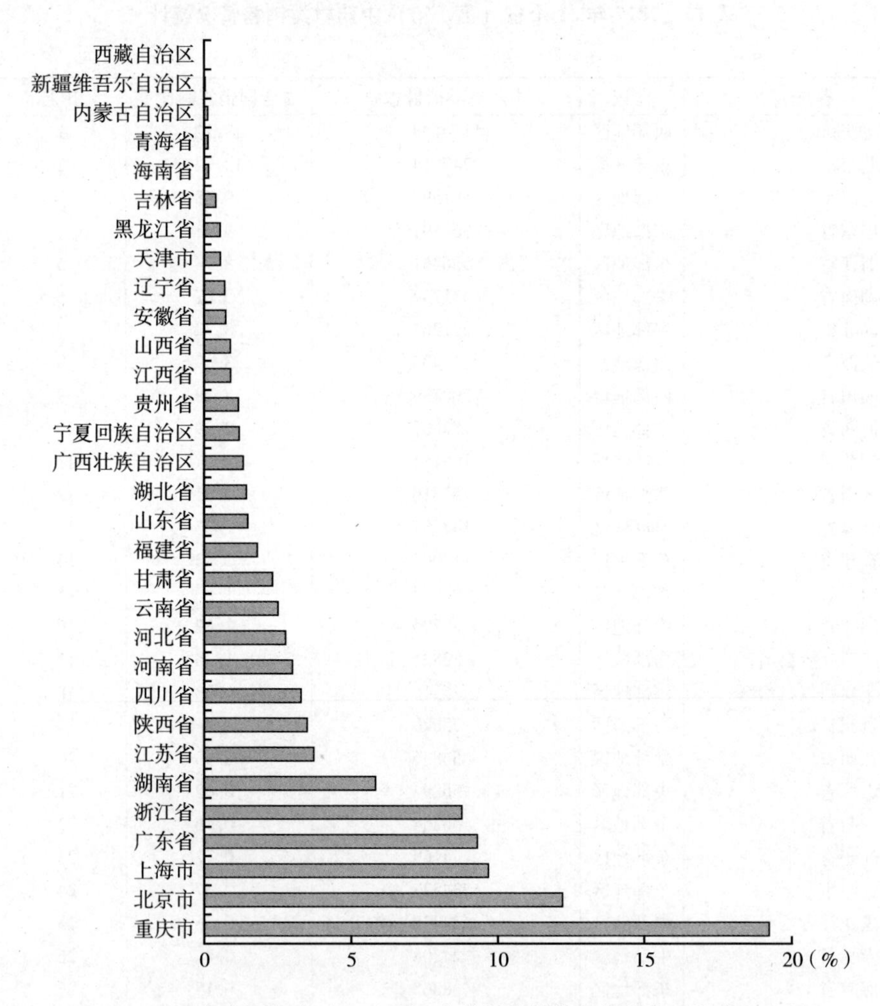

图10 2017年我国各省（区、市）中药材类销售总额占全国销售额比重

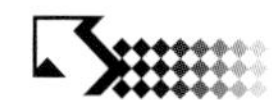

分区域看，我国东部地区销售额总量最大，排名前三的是北京市、上海市、广东省，说明我国东部地区的市场流通更活跃，这可能与我国东部经济较为发达、营商环境更优越有关。西部地区地区差异最大，同时拥有31个省（区、市）销售总额的最大值和最小值。应当关注西部地区发展不均衡问题，降低西部地区发展差异，营造良好区域营商环境，更好促进西部地区中医药商业的健康发展。中部地区总量和极值差距都处于三大区域的末位，因此中部各地区要注重中药材市场的整体推进（见表14）。

表14　2017年我国分区域中药材类销售总额统计描述

单位：万元

区域	均值	最大值	最小值	极差
东部地区	284796	747014	8868	738146
中部地区	177749	355747	7550	348197
西部地区	105734	1174448	0	1174448

（2）各省（区、市）中药材类销售总额占比得分情况

从得分情况来看，排名前五位的省（区、市）中，有1个位于西部，即重庆市，4个位于东部，分别为北京市、上海市、广东省和浙江省。总体而言，东部地区中药材类销售行业发展更为健康均衡。西部、东部、中部地区中药材类销售总额占比得分排名居首位的分别为重庆市、北京市以及湖南省（见表15）。

表15　2017年各省（区、市）中药材类销售总额占比得分及排名情况

单位：分

省(区、市)	区域	得分	排名
重庆市	西部地区	100.00	1
北京市	东部地区	85.43	2
上海市	东部地区	80.15	3
广东省	东部地区	79.38	4
浙江省	东部地区	78.27	5
湖南省	中部地区	72.11	6
江苏省	东部地区	67.74	7

续表

省(区、市)	区域	得分	排名
陕西省	西部地区	67.26	8
四川省	西部地区	66.83	9
河南省	中部地区	66.22	10
河北省	东部地区	65.76	11
云南省	西部地区	65.22	12
甘肃省	西部地区	64.85	13
福建省	东部地区	63.81	14
山东省	东部地区	63.16	15
湖北省	中部地区	63.06	16
广西壮族自治区	西部地区	62.83	17
宁夏回族自治区	西部地区	62.56	18
贵州省	西部地区	62.50	19
江西省	中部地区	61.94	20
山西省	中部地区	61.91	21
安徽省	中部地区	61.58	22
辽宁省	东部地区	61.50	23
天津市	东部地区	61.19	24
黑龙江省	中部地区	61.17	25
吉林省	中部地区	60.83	26
海南省	东部地区	60.31	27
青海省	西部地区	60.27	28
内蒙古自治区	西部地区	60.25	29
新疆维吾尔自治区	西部地区	60.06	30
西藏自治区	西部地区	60.00	31

为了更直观表现我国各省（区、市）中药材类销售总额占比得分情况，将各省（区、市）的得分绘制成条形图。若以基准线为底，以 10 分为间距进行得分分组，可以看到得分处在 90～100 分仅有重庆市；得分处在 80～90 分的有北京市、上海市；得分处在 70～80 分的有广东省、浙江省、湖南省；得分在60～70 分的有 25 个，所占比例为 80.65%，即我国绝大多数省（区、市）中药材类销售市场仍旧低迷。如何发挥市场积极性，充分响应国家中医药强省号召、活跃中药材市场，是各地区需要深入考虑的问题（见图 11）。

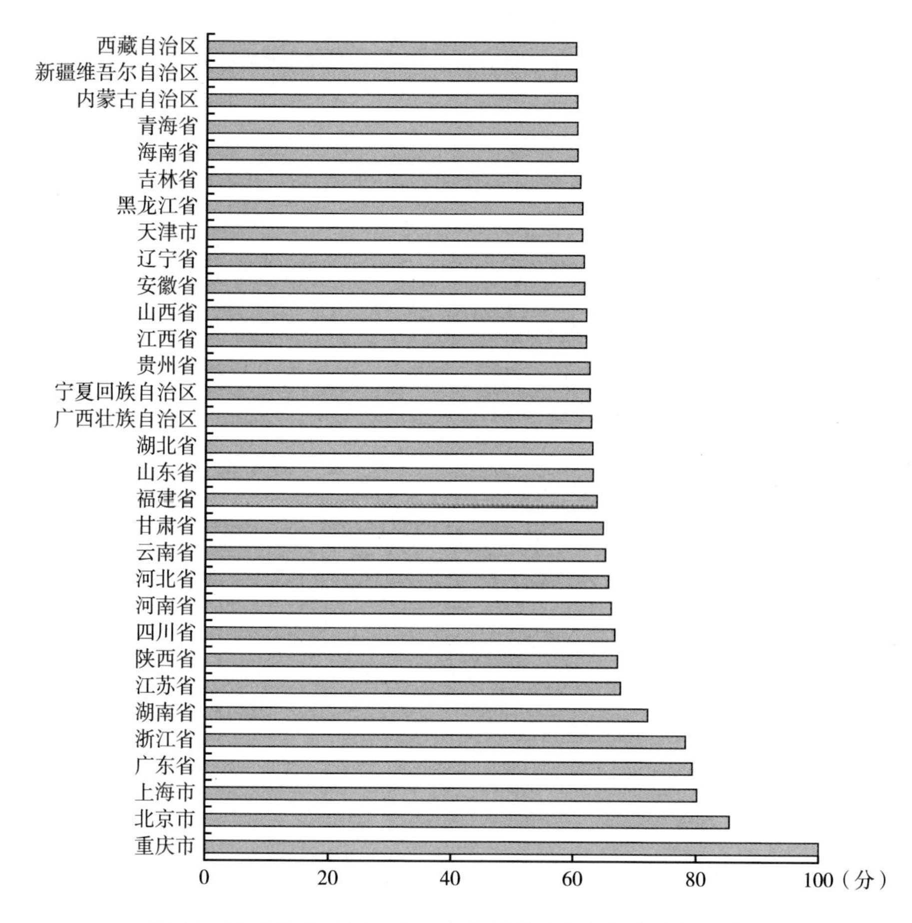

图 11　我国各省（区、市）中药材类销售总额占比得分情况

3. 中成药类销售情况

（1）中成药类销售总额及其占比

中成药是用一定的配方将中药加工或提取后制成的具有一定规格、直接用于防病治病的药品。2017 年我国各省（区、市）中成药类销售总额及其比重，可以一定程度上反映各省（区、市）中成药市场流通规模，展现我国中药商业发展现状。2017 年我国 31 个省（区、市）平均中成药类销售总额为 966571. 94 万元，其中最大值 3343359 万元、最小值为 0 元（见表 16）。

表 16　2017 年 31 个省（区、市）中成药类销售总额统计描述

单位：个，万元

项目	最小值	最大值	总和	平均值	标准差
中成药类销售总额	0	3343359	29963730	966571.94	855669.989

从销售额体量来看，2017 年我国 31 个省（区、市）平均中成药类销售总额约为 97 亿元，总额超过 2996 亿元。2017 年我国中成药类销售总额超 100 亿元的省（区、市）共有 10 个，分别为广东省、北京市、江苏省、浙江省、山东省、重庆市、上海市、河南省、云南省以及湖南省，销售总额位于前 5 位的分别为广东省、北京市、江苏省、浙江省、山东省，其中广东省位居第 1，达 3343359 万元，占比 11.16%，北京市为 2873666 万元，占比 9.6%，江苏省、浙江省、山东省分别为 2539070 万元、2272457 万元、1938717 万元；中成药类销售规模位于 50 亿～100 亿元的省（区、市）共有 12 个，分别为天津市、辽宁省、四川省、湖北省、河北省、黑龙江省、陕西省、安徽省、江西省、山西省、贵州省以及广西壮族自治区；销售规模大于 10 亿元且小于 50 亿元的省（区、市）有 6 个，分别为吉林省、甘肃省、福建省、新疆维吾尔自治区、宁夏回族自治区以及海南省；内蒙古自治区、青海省及西藏自治区 2017 年中成药类销售规模低于 10 亿元。

表 17　2017 年 31 个省（区、市）中成药类销售总额区间分布情况

区间	频率(个)	百分比(%)	有效百分比(%)	累计百分比(%)
10 亿元及以下	3	9.7	9.7	9.7
10 亿～20 亿元	1	3.2	3.2	12.9
20 亿～30 亿元	4	12.9	12.9	25.8
40 亿～50 亿元	1	3.2	3.2	29.0
50 亿～60 亿元	3	9.7	9.7	38.7
60 亿～70 亿元	4	12.9	12.9	51.6
70 亿～80 亿元	1	3.2	3.2	54.8
80 亿～90 亿元	3	9.7	9.7	64.5
90 亿～100 亿元	1	3.2	3.2	67.7
100 亿元以上	10	32.3	32.3	100
总计	31	100	100	

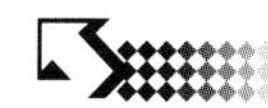

从地区来看，2017 年我国中成药类销售总额最高的是广东省，占全国销售额比重超过 10%，排名前五位的还有北京市、江苏省、浙江省、山东省，均位于东部地区，排名前五位的省（区、市）销售额总量为 12967269 万元，占全国中成药类销售额的 43.28%。排名处于后十位的省（区、市）分别为广西壮族自治区、吉林省、甘肃省、福建省、新疆维吾尔自治区、宁夏回族自治区、海南省、内蒙古自治区、青海省、西藏自治区，总销售额 2361167 万元，占全国中成药类销售市场的 7.88%，进步空间较大（见表 18）。

表 18　2017 年 31 个省（区、市）中成药类销售总额情况

单位：万元，%

省(区、市)	区域	中成药类销售总额（万元）	占全国销售额比重(%)	排名
广东省	东部地区	3343359	11.16	1
北京市	东部地区	2873666	9.59	2
江苏省	东部地区	2539070	8.47	3
浙江省	东部地区	2272457	7.58	4
山东省	东部地区	1938717	6.47	5
重庆市	西部地区	1898203	6.34	6
上海市	东部地区	1320859	4.41	7
河南省	中部地区	1242866	4.15	8
云南省	西部地区	1198983	4	9
湖南省	中部地区	1061064	3.54	10
天津市	东部地区	938046	3.13	11
辽宁省	东部地区	864832	2.89	12
四川省	西部地区	844905	2.82	13
湖北省	中部地区	811569	2.71	14
河北省	东部地区	700697	2.34	15
黑龙江省	中部地区	686591	2.29	16
陕西省	西部地区	682578	2.28	17
安徽省	中部地区	675785	2.26	18
江西省	中部地区	633571	2.11	19
山西省	中部地区	546893	1.83	20
贵州省	西部地区	527852	1.76	21
广西壮族自治区	西部地区	503339	1.68	22
吉林省	中部地区	464202	1.55	23
甘肃省	西部地区	291905	0.97	24
福建省	东部地区	288476	0.96	25
新疆维吾尔自治区	西部地区	271265	0.91	26

续表

省(区、市)	区域	中成药类销售总额	占全国销售额比重	排名
宁夏回族自治区	西部地区	218885	0.73	27
海南省	东部地区	174633	0.58	28
内蒙古自治区	西部地区	95816	0.32	29
青海省	西部地区	52646	0.18	30
西藏自治区	西部地区	0	0	31

为了更加直观地表现2017年我国31个省（区、市）中成药类销售总额占全国销售额比重情况，将数据绘制成条形图，如图12所示。

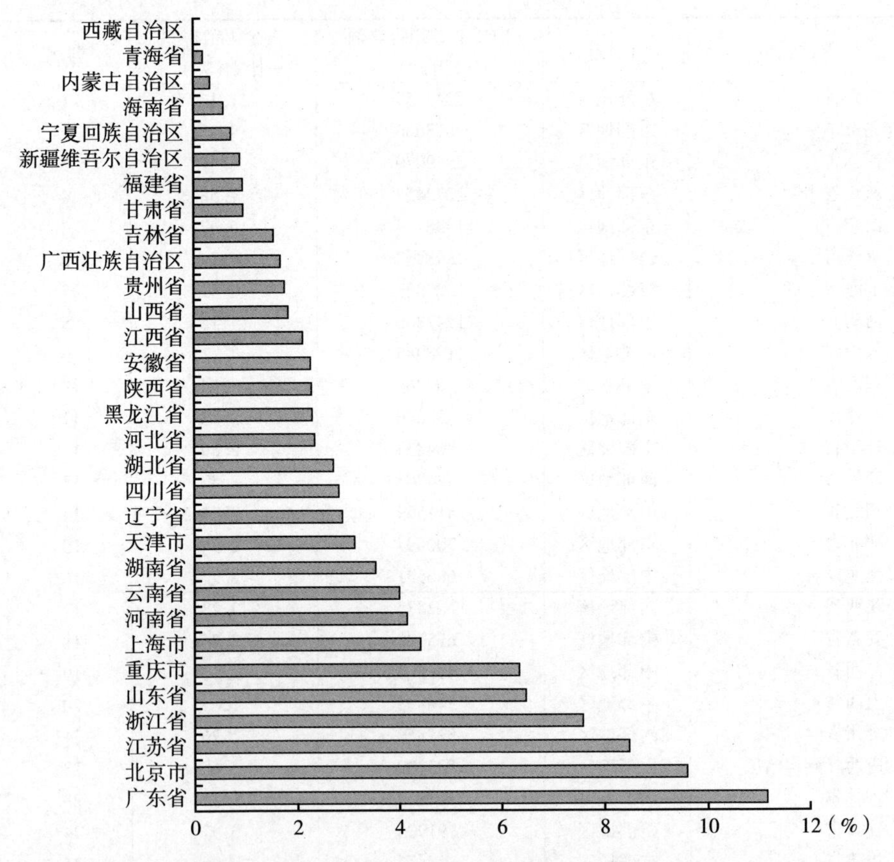

图12　2017年31个省（区、市）中成药类销售总额占全国销售额比重

 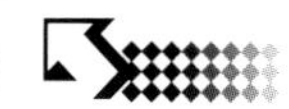

分区域看，在各地中成药类销售规模上，东部省份仍占市场主体，全国10个中成药类销售总额超100亿元的省份中，6个为东部省份，仅有2个中部省份以及2个西部省份。东、中、西部省份之间以及各省份内部均存在发展差距（见表19）。

表19　2017年三大区域中成药类销售总额统计描述

单位：万元

区域	均值	最大值	最小值	极差
东部地区	1568619	3343359	174633	3168726
中部地区	765318	1242866	95816	1147050
西部地区	548865	1898203	0	1898203

（2）各省（区、市）中成药类销售总额占比得分情况

从得分情况来看，排名前五位的省（区、市）均位于东部地区，广东省居首位，后面依次为北京市、江苏省、浙江省、山东省。东、中、西部地区中成药类销售总额占比得分排名居首位的分别为广东省、重庆市以及河南省（见表20）。

表20　2017年31个省（区、市）中成药类销售总额占比得分及排名

省(区、市)	区域	得分(分)	排名
广东省	东部地区	100. 00	1
北京市	东部地区	94. 37	2
江苏省	东部地区	90. 36	3
浙江省	东部地区	87. 17	4
山东省	东部地区	83. 19	5
重庆市	西部地区	82. 72	6
上海市	东部地区	75. 81	7
河南省	中部地区	74. 87	8
云南省	西部地区	74. 34	9
湖南省	中部地区	72. 69	10

续表

省(区、市)	区域	得分(分)	排名
天津市	东部地区	71.22	11
辽宁省	东部地区	70.36	12
四川省	西部地区	70.11	13
湖北省	中部地区	69.71	14
河北省	东部地区	68.39	15
黑龙江省	中部地区	68.21	16
陕西省	西部地区	68.17	17
安徽省	中部地区	68.10	18
江西省	中部地区	67.56	19
山西省	中部地区	66.56	20
贵州省	西部地区	66.31	21
广西壮族自治区	西部地区	66.02	22
吉林省	中部地区	65.56	23
甘肃省	西部地区	63.48	24
福建省	东部地区	63.44	25
新疆维吾尔自治区	西部地区	63.26	26
宁夏回族自治区	西部地区	62.62	27
海南省	东部地区	62.08	28
内蒙古自治区	西部地区	61.15	29
青海省	西部地区	60.65	30
西藏自治区	西部地区	60.00	31

为了更直观表现我国中成药类销售总额占比得分情况，将31个省（区、市）的得分绘制成条形图，如图13所示。若以基准线为底，以10分为间距进行得分分组，可以看到得分处在90~100分的有3个，分别为广东省、北京市、江苏省；得分处在80~90分的有浙江省、山东省、重庆市；得分处在70~80分的有7个，包括上海市、河南省、云南省、湖南省、天津市、辽宁省、四川省；得分在60~70分的有18个，占全国省（区、市）个数的58.06%。

4. 中医药旅游发展情况

近年来，亚健康人群规模逐渐扩展，医疗旅游需求不断增大，并逐渐

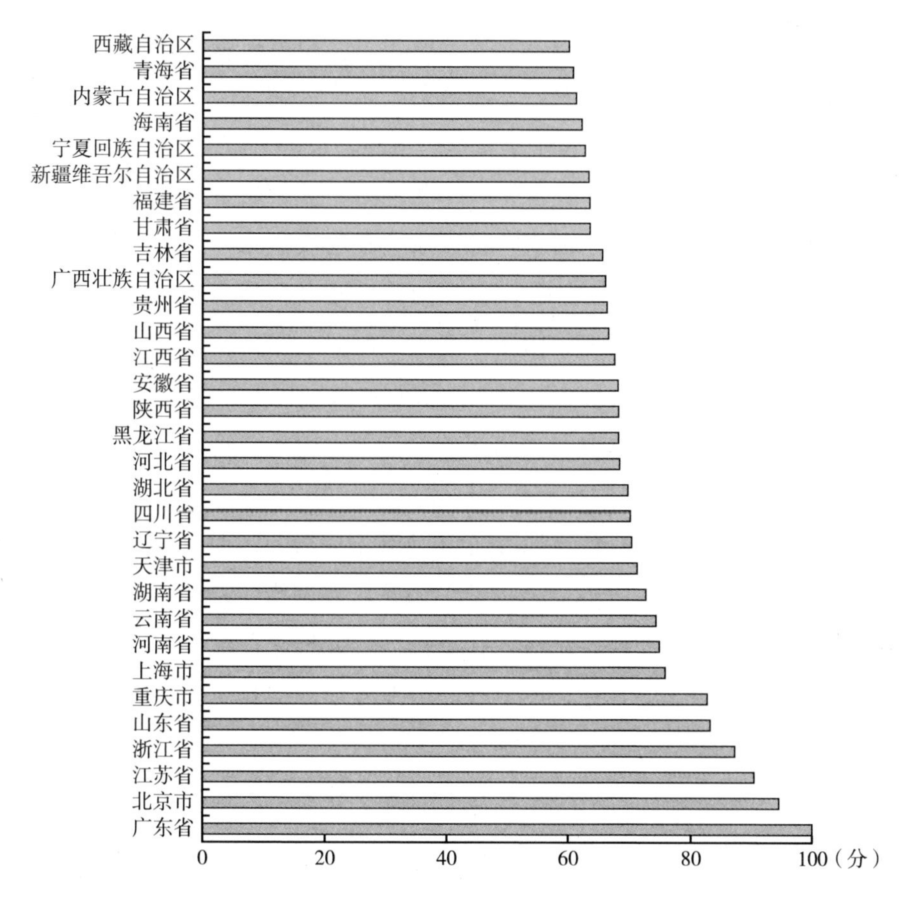

图13　31个省（区、市）中成药类销售总额占比得分情况

成为世界各国经济发展的新亮点。2009年发布的《国务院关于加快发展旅游业的意见》提出发展医疗健康旅游，推进产业融合发展；2014年发布的《国务院关于促进旅游业改革发展的若干意见》提到要充分发挥中医药优势，大力开发中医药健康旅游产品；2015年发布的《关于进一步促进旅游投资和消费的若干意见》指出要进一步发展中医药旅游，《关于促进中医药健康旅游发展的指导意见》提出开发中医药健康旅游产品是首要重点任务；2016年发布的《中医药发展战略规划纲要（2016～2030年）》鼓励推出中医药健康旅游示范产品。中医药健康旅游具有独特的形式，丰厚的传统文化底蕴是其最具吸引力的优势。目前，中医药健康旅游主要依托部分知名

中医医院、中医药药品厂商、中药材基地和中医药博物馆等具有明显中医药文化特色的机构单位，开展以观光旅游、体验尝试、参观购物、科普教育、会议考察等形式为主的活动。其形式多样，且都具有中医药文化特色，能够最大限度地吸引国内外游客。2017 年 9 月，国家旅游局以及国家中医药管理局联合发布了《关于公布首批国家中医药健康旅游示范区创建单位的通知》，确定北京东城区等 15 家单位为首批国家中医药健康旅游示范区创建单位，其中安徽、江西、山东、北京、河北、四川、山西、吉林、上海、江苏、湖北、广西、重庆、贵州、陕西各省（区、市）分别有 1 家示范区创建单位。2018 年 3 月，国家旅游局和国家中医药管理局联合发布了《关于国家中医药健康旅游示范基地创建单位名单公示》，名单中包括了北京昌平中医药文化博览园等共 73 家单位。其中安徽、江西、山东三省在列基地数最多，各有 4 家；北京、河北、内蒙古、湖南、四川次之，各有 3 家；广东、云南以及贵州等地都各有 2 家。中医药健康旅游的发展有利于促进中医药服务业发展，有利于中医药的推广宣传，有助于中医药产业的特色发展。

5. 各省（区、市）中医药第三产业评价得分情况

在中医药第三产业发展上，得分测算标准为：选取分省份数据相对完整且代表性相对较好的“中成药类销售总额占比”以及“中药材类销售总额占比”两个指标，并以两个指标的得分数据为基础，结合经两轮专家咨询后所得的权重，计算各省（区、市）中医药第三产业的综合得分。得分在一定程度上反映了各省（区、市）中医药的市场流通现状，为各省（区、市）加强中医药产业发展提供了参考性依据。

从区域中医药第三产业得分看，我国东部地区中医药第三产业平均得分为 73. 87 分，最大值为 89. 54 分（北京市），最小值为 61. 12 分（海南省），极差达 28. 42 分，高于中部地区极差。我国中部地区中医药第三产业得分均值为 66. 16 分，其中最大值为 72. 38 分（湖南省），最小值为 63. 01 分（吉林省）。我国西部地区中医药第三产业得分均值为 66. 29 分，其中最大值为 92. 05 分（重庆市），最小值为 60. 00 分（西藏自治区），具有明显的地区差

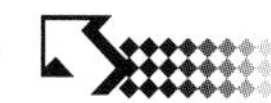

异，因此西部地区在发展过程中可关注资源分配和倾斜，构建和谐的中医药区域市场流通体系，共同促进我国中医药产业发展（见表21）。

表21　我国中医药第三产业分区域得分情况

单位：分

区域	均值	最大值	最小值	极差
东部地区	73.87	89.54	61.12	28.42
中部地区	66.16	72.38	63.01	9.37
西部地区	66.29	92.05	60.00	32.05

从中医药第三产业得分看，重庆市位居榜首，排名前五位的还包括北京市、广东省、浙江省以及上海市。东、中、西部中医药第三产业得分最高的分别为北京市、湖南省、重庆市。若以基准线为底，以10分为间距进行得分分组，可以看到31个省（区、市）中得分在90～100分的仅有重庆市；得分在80～90分的有北京市、广东省、浙江省；得分在70～80分的有5个，分别为上海市、江苏省、湖南省、山东省、河南省；得分在60～70分的有22个，占全国省（区、市）个数比例为70.97%。这说明在我国中医药第三产业的发展方面，多数省份得分处在均值之下。现今人民群众生活水平日益提高，人民日益追求较高的生活质量，对于传统中医药文化中的养生保健需求也日益增大，怎样做好市场需求调查，结合各省份中医药实际资源现状，打造属于各省份自己的中医药特色产业，是中医药产业发展进程中需要深刻思考的问题（见表22）。

表22　31个省（区、市）中医药第三产业评价得分及排序

单位：分

省（区、市）	区域	中成药类销售总额占比得分	中药材类销售总额占比得分	总得分	排名
重庆市	西部地区	82.72	100.00	92.05	1
北京市	东部地区	94.37	85.43	89.54	2
广东省	东部地区	100.00	79.38	88.86	3

续表

省(区、市)	区域	中成药类销售总额占比得分	中药材类销售总额占比得分	总得分	排名
浙江省	东部地区	87.17	78.27	82.36	4
上海市	东部地区	75.81	80.15	78.15	5
江苏省	东部地区	90.36	67.74	78.15	6
湖南省	中部地区	72.69	72.11	72.38	7
山东省	东部地区	83.19	63.16	72.38	8
河南省	中部地区	74.87	66.22	70.20	9
云南省	西部地区	74.34	65.22	69.42	10
四川省	西部地区	70.11	66.83	68.34	11
陕西省	西部地区	68.17	67.26	67.68	12
河北省	东部地区	68.39	65.76	66.97	13
湖北省	中部地区	69.71	63.06	66.12	14
天津市	东部地区	71.22	61.19	65.80	15
辽宁省	东部地区	70.36	61.50	65.57	16
安徽省	中部地区	68.10	61.58	64.58	17
江西省	中部地区	67.56	61.94	64.52	18
黑龙江省	中部地区	68.21	61.17	64.40	19
广西壮族自治区	西部地区	66.02	62.83	64.30	20
贵州省	西部地区	66.31	62.50	64.25	21
甘肃省	西部地区	63.48	64.85	64.22	22
山西省	中部地区	66.56	61.91	64.05	23
福建省	东部地区	63.44	63.81	63.64	24
吉林省	中部地区	65.56	60.83	63.01	25
宁夏回族自治区	西部地区	62.62	62.56	62.59	26
新疆维吾尔自治区	西部地区	63.26	60.06	61.53	27
海南省	东部地区	62.08	60.31	61.12	28
内蒙古自治区	西部地区	61.15	60.25	60.66	29
青海省	西部地区	60.65	60.27	60.44	30
西藏自治区	西部地区	60.00	60.00	60.00	31

为了更直观地表现我国中医药第三产业发展情况，将各省（区、市）的得分绘制成条形图，如图 14 所示。

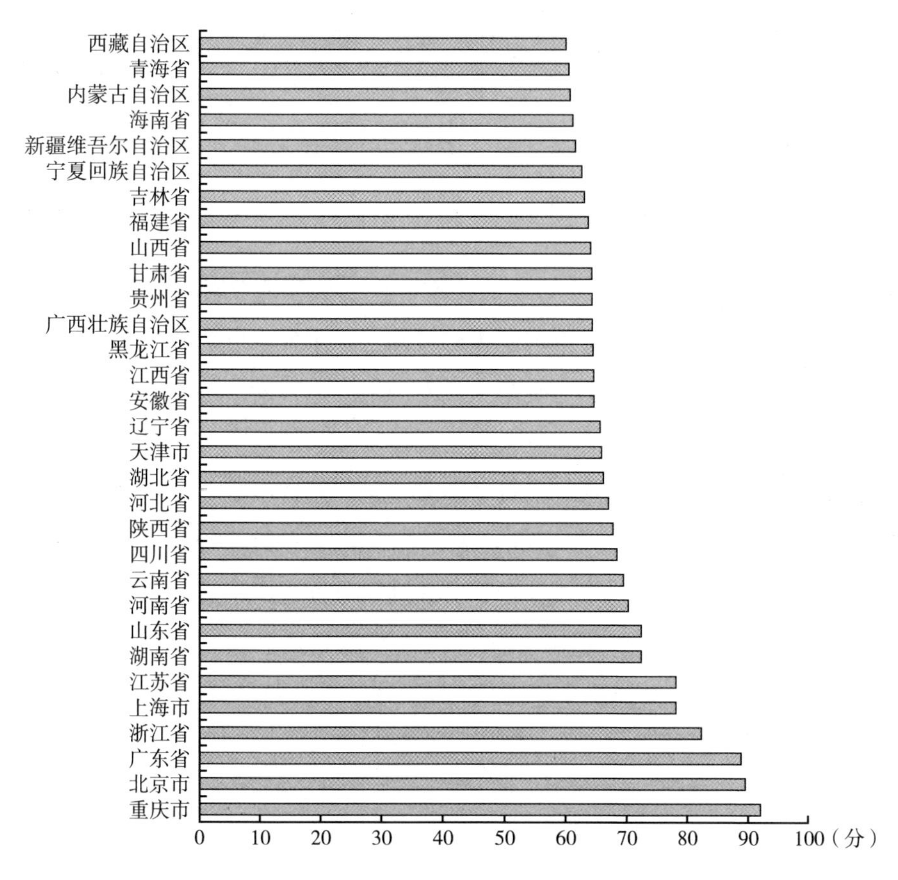

图14　31个省（区、市）中医药第三产业评价得分情况

（四）中国中医药产业发展综合排名

根据得分测算结果，对区域进行排名，并进一步计算秩和，先从区域上看我国中医药产业发展现状，东部地区的平均排名是14.9名，其中排名最靠前的为广东省，居首位；海南省排名最靠后，排名第30。中部地区的平均排名是16.4名，其中重庆市排名第2，西藏自治区排名第31。西部地区的平均排名是16.8名，其中湖南省排名第5，吉林省排名第25。从排名上看，东、中、西部中医药产业发展极差均较大，说明在中医药产业发展上，区域间存在一定差异（见表23）。

表 23　中国中医药产业分区域排名情况

区域	均值	最大值	最小值	极差
东部地区	14.9	30	1	29
中部地区	16.4	25	5	20
西部地区	16.8	31	2	29

从我国31个省（区、市）中医药产业发展得分情况看，广东省居于榜首，主要是广东省中成药类市场销售额较高，广东省中成药市场活跃。这可能与广东省经济发达，且作为岭南文化发源地，老百姓对于中医药的认可度较高，对于中医药的消费需求较大，交易市场更加活跃有关。当然中成药企业的发展使得供给侧能够满足消费者需求也是广东省中成药市场活跃的必要条件。排名前五位的省（区、市）中，位于东部和西部地区的各有两个。东、中、西部中医药产业最终综合得分最高的分别为广东省、湖南省以及重庆市。若以基准线为底，以10分为间距进行得分分组，可以看到并没有省（区、市）最终综合得分处在90～100分，得分处在80～90分的有2个，分别为广东省、重庆市；得分处在70～80分的有12个，包括云南省、北京市、浙江省、湖南省、河南省、四川省、江苏省、陕西省、贵州省、山东省、上海市、甘肃省；得分在60～70分的有17个，即超过全国一半的省（区、市）得分处于60～70分（见表24）。

表 24　各省（区、市）中医药产业得分及排序

单位：分

省(区、市)	区域	中药材种植面积得分	中成药类销售总额占比得分	中药材类销售总额占比得分	总得分	排名
广东省	东部地区	74.67	100.00	79.38	83.99	1
重庆市	西部地区	68.00	82.72	100.00	83.87	2
云南省	西部地区	100.00	74.34	65.22	79.84	3
北京市	东部地区	60.00	94.37	85.43	79.44	4
湖南省	中部地区	86.67	72.69	72.11	77.26	5
浙江省	东部地区	63.67	87.17	78.27	75.97	6

续表

省(区、市)	区域	中药材种植面积得分	中成药类销售总额占比得分	中药材类销售总额占比得分	总得分	排名
河南省	中部地区	86.67	74.87	66.22	75.81	7
四川省	西部地区	88.20	70.11	66.83	75.11	8
贵州省	西部地区	93.33	66.31	62.50	74.17	9
陕西省	西部地区	86.67	68.17	67.26	74.16	10
山东省	东部地区	72.00	83.19	63.16	72.22	11
上海市	东部地区	60.00	75.81	80.15	71.96	12
江苏省	东部地区	60.00	90.36	67.74	71.92	13
甘肃省	西部地区	84.53	63.48	64.85	71.16	14
湖北省	中部地区	75.07	69.71	63.06	69.16	15
山西省	中部地区	79.00	66.56	61.91	69.15	16
河北省	东部地区	71.47	68.39	65.76	68.50	17
宁夏回族自治区	西部地区	78.67	62.62	62.56	68.08	18
安徽省	中部地区	73.33	68.10	61.58	67.56	19
辽宁省	东部地区	70.00	70.36	61.50	67.07	20
黑龙江省	中部地区	68.07	68.21	61.17	65.64	21
广西壮族自治区	西部地区	66.67	66.02	62.83	65.10	22
江西省	中部地区	65.67	67.56	61.94	64.91	23
福建省	东部地区	65.33	63.44	63.81	64.22	24
吉林省	中部地区	66.00	65.56	60.83	64.02	25
天津市	东部地区	60.00	71.22	61.19	63.81	26
新疆维吾尔自治区	西部地区	65.47	63.26	60.06	62.87	27
内蒙古自治区	西部地区	66.00	61.15	60.25	62.48	28
青海省	西部地区	63.67	60.65	60.27	61.54	29
海南省	东部地区	60.00	62.08	60.31	60.74	30
西藏自治区	西部地区	60.33	60.00	60.00	60.11	31

为了更直观地表现我国中医药产业发展情况，将各省（区、市）的得分绘制成条形图，如图15所示。

四　中国中医药产业评价指标得分省际深度比较

（一）排名前五位和排名后五位的省（区、市）指标得分比较

得分排名前五位的省（区、市）如表25所示，分别为广东省、重庆

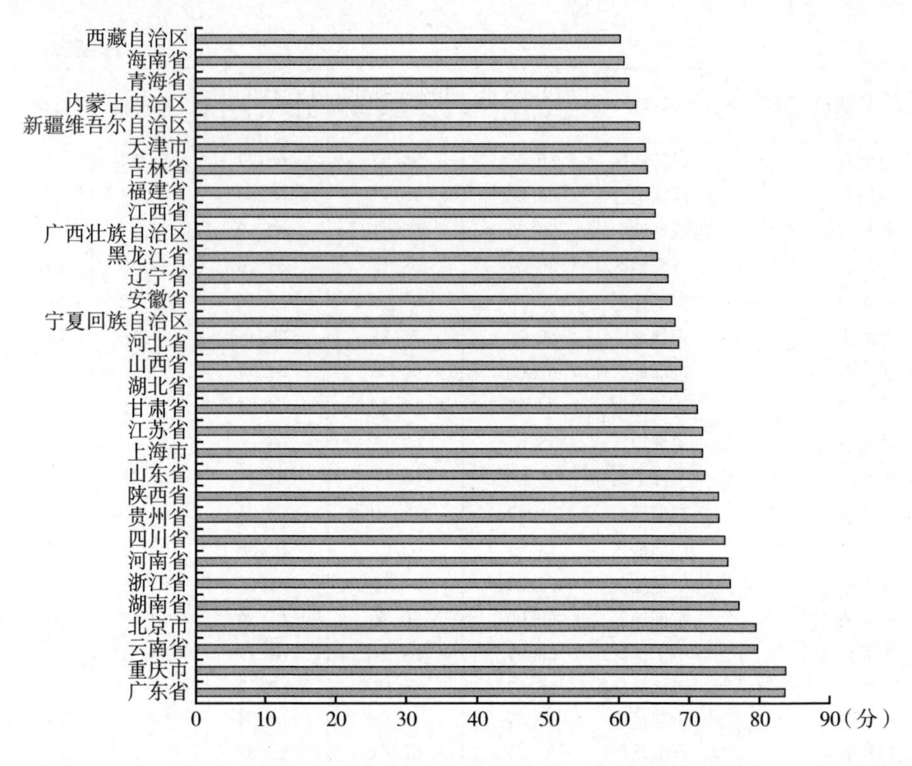

图15　中国31个省（区、市）中医药产业综合得分情况

市、云南省、北京市和湖南省，其中位于东部地区和西部地区的各有两个，位于中部地区的有1个。从平均秩次来看，排名前五位的省（区、市）的中药材种植面积的平均秩次为12，中成药类销售总额占比的平均秩次为5.6，中药材类销售总额占比的平均秩次为5。可以看出，排名前五位的省（区、市）中药材种植面积的排名相对靠后（见表25）。

表25　排名前五位的省（区、市）各指标得分及排名情况

单位：分

省(区、市)	区域	中药材种植面积得分	排名	中成药类销售总额占比得分	排名	中药材类销售总额占比得分	排名	总得分	排名
广东省	东部地区	74.67	11	100.00	1	79.38	4	83.99	1

续表

省(区、市)	区域	中药材种植面积得分	排名	中成药类销售总额占比得分	排名	中药材类销售总额占比得分	排名	总得分	排名
重庆市	西部地区	68.00	17	82.72	6	100.00	1	83.87	2
云南省	西部地区	100.00	1	74.34	9	65.22	12	79.84	3
北京市	东部地区	60.00	27	94.37	2	85.43	2	79.44	4
湖南省	中部地区	86.67	4	72.69	10	72.11	6	77.26	5
平均秩次	/	/	12	/	5.6	/	5	/	3

排名后五位的省（区、市）如表26所示，分别是新疆、内蒙古、青海、海南、西藏，其中位于西部的有4个，占比80%，位于东部的有1个。排名后五位的省（区、市）的中药材种植面积的平均秩次为23.6，中成药类销售总额占比的平均秩次为28.8，中药材类销售总额占比的平均秩次为29。可以看到在排名后五位的省（区、市）中，中成药类销售总额占比和中药材类销售总额占比的平均排名均相对靠后，说明在排名后五位的省（区、市）中，中医药产业的市场流通活跃度亟待关注（见表26）。

表26　排名后五位的省（区、市）各指标得分及排名情况

省(区、市)	区域	中药材种植面积得分	排名	中成药类销售总额占比得分	排名	中药材类销售总额占比得分	排名	总得分	排名
新疆维吾尔自治区	西部地区	65.47	22	63.26	26	60.06	30	62.87	27
内蒙古自治区	西部地区	66.00	19	61.15	29	60.25	29	62.48	28
青海省	西部地区	63.67	24	60.65	30	60.27	28	61.54	29
海南省	东部地区	60.00	27	62.08	28	60.31	27	60.74	30
西藏自治区	西部地区	60.33	26	60.00	31	60.00	31	60.11	31
平均秩次	/	/	23.6	/	28.8	/	29	/	29

排名前五位和后五位的省（区、市）中医药产业各指标平均秩次如图16所示。可以直观地看出，中药材种植面积对排名前五位的省（区、市）总得

分的影响相对较大，中药材类销售总额占比以及中成药类销售总额占比对排名后五位的省（区、市）总得分的影响相对较大。中医药产业各个方面应该均衡发展，各地可以根据实际发展现状，针对发展薄弱产业加大政策和财政投入力度。

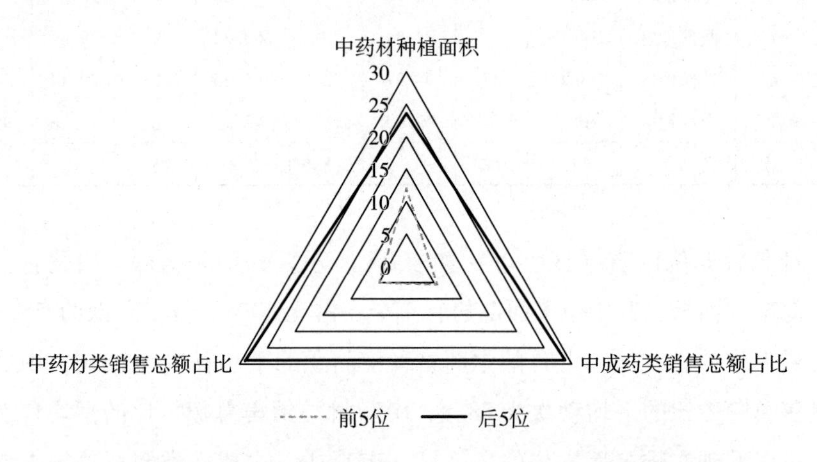

图16　排名前五位和后五位的省（区、市）中医药产业各指标平均秩次

（二）提出建设“中医药强省”目标省份的中医药产业评价结果分析

我国现有17个省份提出建设“中医药强省”目标，分别是广东省、云南省、湖南省、浙江省、河南省、四川省、陕西省、山东省、江苏省、湖北省、山西省、河北省、安徽省、黑龙江省、江西省、吉林省、青海省，其中最早提出建设“中医药强省”目标的省份是广东省，最新提出建设“中医药强省”目标的是山西省。提出建设“中医药强省”目标的17个省份在中医药产业上的平均秩次是13.47，未提出建设“中医药强省”目标的14个省份在中医药产业上的平均铁次是19.07。可以看出，提出建设“中医药强省”目标的省份在中医药产业的平均排名上要比未提出的省份靠前，有理由推测政策上的支持确实可以为产业发展提供正向指引（见表27）。

表 27　提出建设“中医药强省”目标的省份中医药产业评价得分及排名

单位：分

省份	区域	中药材种植面积得分	排名	中成药类销售总额占比得分	排名	中药材类销售总额占比得分	排名	总得分	排名
广东省	东部地区	74.67	11	100.00	1	79.38	4	83.99	1
云南省	西部地区	100.00	1	74.34	9	65.22	12	79.84	3
湖南省	中部地区	86.67	4	72.69	10	72.11	6	77.26	5
浙江省	东部地区	63.67	24	87.17	4	78.27	5	75.97	6
河南省	中部地区	86.67	4	74.87	8	66.22	10	75.81	7
四川省	西部地区	88.20	3	70.11	13	66.83	9	75.11	8
陕西省	西部地区	86.67	4	68.17	17	67.26	8	74.16	10
山东省	东部地区	72.00	13	83.19	5	63.16	15	72.22	11
江苏省	东部地区	60.00	27	90.36	3	67.74	7	71.92	13
湖北省	中部地区	75.07	10	69.71	14	63.06	16	69.16	15
山西省	中部地区	79.00	8	66.56	20	61.91	21	69.15	16
河北省	东部地区	71.47	14	68.39	15	65.76	11	68.50	17
安徽省	中部地区	73.33	12	68.10	18	61.58	22	67.56	19
黑龙江省	中部地区	68.07	16	68.21	16	61.17	25	65.64	21
江西省	中部地区	65.67	21	67.56	19	61.94	20	64.91	23
吉林省	中部地区	66.00	19	65.56	23	60.83	26	64.02	25
青海省	西部地区	63.67	24	60.65	30	60.27	28	61.54	29
平均秩次	/	12.65	/	13.24	/	/	14.41	/	13.47

从图 17 可以直观地看出，提出建设“中医药强省”目标的 17 个省份和未提出建设“中医药强省”目标的 14 个省份在各个指标的平均秩次上都存在一定差异。相对而言，中药材种植面积对提出建设“中医药强省”目标的省份总得分的贡献较大，中药材类销售总额占比对未提出建设“中医药强省”目标的省份总得分的贡献较大。

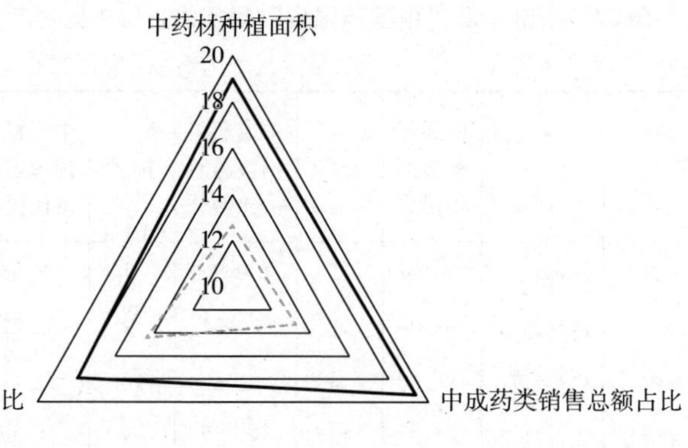

图 17　提出与未提出建设“中医药强省”目标的省份各指标平均秩次

五　讨论和政策建议

中医药产业包括中药农业、中药制造业、中药商业，是一条完整的产业链，其中中药制造业是核心组成部分。总的来说，我国中医药产业的发展情况如下：在中药农业，主要是中药材种植业的发展方面，我国西部地区排名较前，主要省（区、市）有云南省、贵州省、四川省、陕西省，排名较后的省（区、市）主要分布在东部地区，处于后 5 位的为北京市、天津市、上海市、江苏省、海南省。云南省有在平地上从赤道到极地的大部分植物类型，其自然条件具有明显的立体特征，适宜中药材的生长。中国 31 个省（区、市）地理环境和气候不尽相同，都有着自己的道地药材，应当充分发挥各自的地区特色，规范做强地区特色中药材。在第二产业上，从各地“十三五”规划可看出，2020 年中药产业产值排在前五位的为云南省、河南省、湖南省、广东省、吉林省，排在后五位的有贵州省、青海省、西藏自治区、山西省、内蒙古自治区。在中药商业的发展上，东部地区整体发展较好，中药材类销售总额排名前五位的为重庆市、北京市、上海市、广东省、浙江省，排名后五位的为海南省、青海省、内蒙古自治区、新疆维吾尔自治区、西藏自治区。中成药类销售总额排名前五位的省（区、市）均位于东部地区，分别为广东省、北京市、江苏省、浙江省、山东省，排名后五位的省（区、市）为宁夏回族自治区、海南省、内蒙古自治区、青海省、西藏自治区。广东中成药的生产有1300多年的历史，特产南药和广药在全国举足轻重，广东也有不少百年老字号的企业和产品。在中医药产业整体发展上，广东省、重庆市、云南省、北京市、湖南省排名较前，新疆维吾尔自治区、内蒙古自治区、青海省、海南省、西藏自治区排名较后。中医药产业发展顺应大政方针，有利于推进分级诊疗制度的落实，推进实施“健康中国”战略。中药材种植是第一产业的重要部分，属于产业链最前端，是中医药产业能健康高质量发展的根基，药材好，药效才能好，中医药的发展才能在源头上有所保障；当今世界瞬息万变，高新技术层出不穷，怎样抓住时代机遇，搭上高新技术和互联网大数据发展的列车，规范中医药加工业，保证中成药、中药饮片等产品的质量和供应，使产品更好地走向全国，推向世界，需要生产企业、当地政府多投入多扶植。中医药第二产业上接第一产业、下接第三产业，它的发展是中医药产业能健康迅猛发展的根本保证。而中医药第三产业包括中医药商业、旅游业等，应通过各级平台，帮助企业扩大销售渠道，提高中医药全产业链的经济和社会效益。

以“中医药产业”为关键词，2020年11月24日在中国知网（CNKI）进行检索，共得到相关文献1875条，以同样方式检索“医药产业”，检索得到相关文献32965条。这表明虽然近年来关于中医药产业的研究有所增多，但是整体来看，仍存在边缘化特征，我国中医药产业的理论研究仍然处在探索阶段。

广东省中医药产业评价得分位居首位，其发展经验对于中医药产业向前健康推进具有借鉴意义。在政策上，2006年广东省就出台了《中共广东省委 广东省人民政府关于建设中医药强省的决定》，是我国最早提出建设“中医药强省”的省份；2014年，广东省人民政府办公厅印发《广东省推进中医药强省建设行动纲要（2014~2018年）》；2016年，《广东省贯彻〈中医药发展战略规划纲要（2016~2030年）〉实施方案》，提出到2030年，全面建成中医药强省。有研究表明，广东省建设“中医药强省”目标对广东省中药制造业的发展起到了一定的促进作用，主要体现为制造业质量与企业可持续发展能力的提升，但是当前中药制造业的发展速度仍旧明显落后于医药制造业发展速度。在全国中药制造业上市公司市值排行榜中，广东企业白云山、华润三九等进入前十。广东省规模以上中药生产企业达到170家，产值10亿元以上的企业有9家。在文化上，广东省有着独特的岭南中医药文化，重视岭南地区的特产药材和民间经验。岭南地区民众对中医药文化比较信赖，煲药膳汤、喝凉茶的习惯几千年来在岭南地区群众的生活中一直占有很重的分量。

总体来说，在我国中药农业发展上，西部地区中药种植业发展较好；在中药商业上，东部地区市场流通情况较为活跃。但是当前中医药产业发展还存在许多亟待解决的问题，如中医药产业数据收集渠道仍较为零散，可获得性较低；产业在区域间以及区域内发展不均衡等。政策对于产业发展具有一定正向引导作用，要顺应时代对大健康的号召。当前我国中医药产业发展虽然得到了更多关注，但是从整个医药行业看，中医药三大产业的发展仍旧处在探索阶段，应规范中医药种植流程、培养中医药种植人员，鼓励高新技术进入、提升中医药种植技术，从源头上提升中药材质量，促进中医药产业健康发展；在工业制造业上，应提高产业集中度，关注龙头企业对行业的带头作用，规范扶持小微企业，助力中医药企业规范化发展，中医药产品供给侧的规范能促进中医药产品更加优质；在商业发展上，联通线上线下，扩展流通渠道。此外，还要提高民众对中医药的认识和满意度，做好中医药的宣传工作，增强人民群众对中医药的需求偏好。充分利用大数据和互联网技术，发展新的经济增长点，保持产业活力。另外，结合区域特色发展中医药特色旅游，在带动产业发展的同时提升中医药文化影响力。

参考文献

[1]《国务院关于印发中医药发展战略规划纲要（2016～2030年）的通知》，

http：//www. gov. cn/zhengce/content/2016 - 02/26/content_ 5046678. htm。
[2]《中共中央、国务院印发〈“健康中国2030”规划纲要〉》，http：//www. gov. cn/zhengce/2016 - 10/25/content_ 5124174. htm。
[3] 国务院新闻办公室：《中国的中医药》白皮书，http：//www. gov. cn/zhengce/2016 - 12/06/content_ 5144013. htm#1。
[4] 国家统计局：《2017 年国民经济行业分类（GB/T 4754 - 2017）》，http：//www. stats. gov. cn/tjsj/tjbz/hyflbz/201710/t20171012_ 1541679. html。
[5] 王继华、蔡时可、杨少海：《广东省中草药种植业现状与发展趋势》，《广东农业科学》2019 年第 8 期。
[6] 景佳、廖景平：《我国中药产业国际化现状、问题与对策分析》，《广东农业科学》2011 年第 1 期。
[7] 陈蔚文、徐鸿华主编《岭南道地药材研究》，广东科技出版社，2007。
[8]《中医药发展“十三五”规划》，中医药局网站，http：//www. gov. cn/xinwen/2016 - 08/11/content_ 5098925. htm。
[9] 信慧娟、段文军：《我国中医药旅游研究综述》，《乐山师范学院学报》2020 年第 4 期。
[10] 马爱霞、邹子健、曹杨等：《我国中药产业现代化发展评价》，《中国药房》2009 年第 18 期。
[11] 张薇：《关于云南省中草药发展的思考》，《新西部》2017 年第 11 期。
[12] 孟光兴：《建设中医药强省战略对中药制造业促进作用实证研究——以广东省为例》，《首都食品与医药》2017 年第 6 期。
[13] 高日阳：《岭南中医药地域文化特色的探讨》，《中国中医基础医学杂志》2008 年第 7 期。

B.4
2020年中国中医药养生保健评价报告

闫志来　许星莹　程洁桦*

摘　要：本报告从中医治未病服务及中医药健康旅游两个方面选取六个指标，利用德尔菲法通过两轮专家咨询确定权重，构建了中国中医药养生保健评价指标体系，对我国31个省（区、市）的中医药养生保健发展现状进行了评价。结果显示，我国31个省（区、市）的中医药养生保健评价得分平均为68.34分，北京市的得分最高，为83.31分。第二至五名分别为重庆市、陕西省、江苏省及四川省。西部地区中医药养生保健平均排名最为靠前。相较中医治未病服务，中医药健康旅游还有较大的发展空间。本报告认为，我国中医药养生保健存在地域发展、指标发展不均衡的情况，需要优化中医药养生保健发展环境，完善中医药养生保健人才培养体系及加强配套设施建设。

关键词：中医药　养生保健　治未病　健康旅游

中医药养生是养生体系的一个重要分支，即在中医药理论指导下，采用中医药知识、方法、技能、技巧，研究养生理论和方法，并用其指导养

* 闫志来，广州中医药大学公共卫生与管理学院讲师，主要研究方向为医药数理模型；许星莹，教授，硕士生导师，广州中医药大学公共卫生与管理学院公共管理教研室主任，主要研究方向为卫生事业管理和医院管理；程洁桦，广州中医药大学公共卫生与管理学院在读硕士研究生，主要研究方向为社会医学、卫生经济。

生保健活动，实现颐养生命、增强体质、预防疾病，进而实现延年益寿目的的一种医事活动。中医药养生内涵十分丰富，方式、方法多种多样，包括中草药养生、经络养生、艾灸养生、脏腑养生、饮食养生、季节养生等。中医药养生保健是指运用中医药理念、方法和技术开展的保养身心、预防疾病、改善体质、增进健康的活动，包括医疗机构及非医疗机构提供的相关服务活动。

一 中医药养生保健发展现状

（一）国家颁布系列政策，为中医药养生保健服务的开展提供了基本依据

我国政府对中医药养生保健服务体系的发展给予了空前的重视，先后出台了一系列的相关法律法规和政策，以指导养生保健机构规范开展中医养生保健服务，提高养生保健服务水平。这为推动中医药事业发展提供了有力引导和支撑，也为全面深入、科学开展中医药养生保健服务提供了根本遵循。这些政策及举措促进了养生保健服务产业的兴起以及各种养生保健产品的研发，使得中医养生保健机构迅速发展，不仅为人们提供了丰富多样的养生保健服务，也为中华传统养生保健服务事业的发展注入强大的活力。2015 年国务院发布的《中医药健康服务发展规划（2015～2020 年）》，是我国首个关于中医药健康服务发展的国家规划，它将发展中医药养生保健服务列为重点任务。《中医药健康服务发展规划（2015～2020 年）》提出，要支持中医养生保健机构发展、规范中医养生保健服务、开展中医特色健康管理。2015 年国务院办公厅印发的《关于进一步促进旅游投资和消费的若干意见》对发展中医药健康旅游提出了多项意见，并且在发展特色旅游城镇、开发休闲度假旅游产品等方面也提及了养生保健。2016 年国务院印发的《中医药发展战略规划纲要（2016～2030 年）》也明确提出要大力发展中医养生保健服务，包括加快中医养生保健服务体系建设、提升中医养生保健服务能力、发

展中医药健康养老服务、发展中医药健康旅游服务等。2016 年中共中央、国务院印发《“健康中国 2030”规划纲要》，明确指出要提高中医药服务能力，发展中医养生保健治未病服务，充分发挥中医药的独特优势，为实现“健康中国”做贡献。2016 年 12 月国务院新闻办公室发布《中国的中医药》白皮书，强调要统筹兼顾，推进中医药全面协调可持续发展，推动中医药产业升级转型。

（二）中医治未病观念深入人心，健康管理发展空间广阔

医学模式的转变引领着人们健康意识的转变，人们对于健康的关注点逐渐从疾病治疗拓展至疾病的预防，这为中医治未病健康服务开辟了广阔的发展空间。随着社会生活水平的提高，人们对于自己的健康状况已从原来的“患病意识”转变为了“预防、健康意识”。中国古代即有“圣人不治已病治未病，不治已乱治未乱”“上医治未病，中医治欲病，下医治已病”等思想，这些都体现了现代健康管理中的预防和控制健康危险因素的理念。健康管理可有效控制医疗费用的过度增长，帮助人们建立正确的健康观念和生活习惯，提升健康水平，摆脱亚健康状态，与中医“简、验、廉、效”的特点有相似性。越来越多的人开始意识到健康的重要性，或是有意愿采取或是已经采取养生保健行为，寻求健康管理活动，推动了健康管理需求不断增长。为积极推动中医养生保健服务的发展，国家中医药管理局于 2007 年启动了“治未病”健康工程，2012 年又在中医医院评审标准中明确提出二级以上中医医院均要设立“治未病”科，并提供相关服务。国家中医药管理局还先后发布了《中医养生保健服务机构基本标准（试用稿）》《中医医院“治未病”科建设与管理指南（试行）》《基层医疗机构“治未病”服务工作指南（试用稿）》《区域中医预防保健服务工作指南（试用稿）》等文件，以指导中医养生保健服务工作的有序开展。在国家的大力推进下，各地区基本形成了以省级中医医院治未病中心为龙头，区（县）中医医院为骨干，社区卫生服务中心中医服务站为基础的养生保健服务网络。

（三）中医药健康旅游蓬勃发展，初具规模

近年来，在党和政府、社会各界的关注下，中医药养生旅游景区（点）蓬勃发展。北京、广东、海南等地的中医药养生旅游发展迅速，已初具规模。国家旅游局、国家中医药管理局曾联合对24个省（区、市）中医药养生旅游发展情况进行调查。结果显示，共有450多个景区、90多个中医药机构或从事、或参与中医药养生旅游相关工作。主要项目或产品有足部保健、按摩、温泉浴、药浴、药膳、药酒、养生茶、中医美容理疗、中药材配方、中医保健食品、中医药养生方法传授等。有15个中医药医疗机构正在开展入境中医药养生旅游。越来越多的省份开始将中医药养生和旅游相结合，打造中医药养生旅游项目和产品，创建具有地域特色的养生旅游服务项目。中医药养生是我们祖先留给我们的宝贵遗产，是中华民族优秀传统文化的重要组成部分。中医药养生法在治未病、调养慢性病方面具有独特的优势，将中医药养生法与旅游相融合很有必要。有的景区的中医药养生资源与旅游资源有相融、相通、重合之处，即有些资源既是中医药养生资源，又是旅游资源，这些景区只要将这些资源进行合理开发整合，就能成为上好的中医药养生旅游目的地。如果景区中医药养生资源优于旅游资源，那么景区应该进一步开发、优化旅游资源。如果景区旅游资源优于中医药养生资源，那么景区需要加强中医药养生资源建设。因地制宜、协调发展是中医药养生资源融合旅游资源的基本原则。

二　中国中医药养生保健评价指标体系构建

本报告基于可行性与目的性原则，从中医治未病服务及中医药健康旅游两个方面出发评价各省（区、市）中医药养生保健发展水平。

中医治未病思想在我国经历了长久的发展，历代医家都在不断充实着中医治未病理论。近代以来，中医治未病理论和实践得到了更全面的发展，逐步构成了“未病先防、已病防变、愈后防复”的理论体系，即对健康的人要“防病于未然”，要通过调养预防疾病的发生，对已经生病的人要早诊断、早治疗，及时控制疾病的演变，对于痊愈的人要防止疾病的复发以及加强并发症治疗。中医体检是中医治未病的重要组成部分。将传统的中医四诊、经络检测、体质辨识等方法与现代仪器检测相结合的中医体检能够对人体健康状态做出综合评价，达到中医治未病的目的。《中华健康管理学》指出，健康管理是以现代健康概念和新的医学模式以及中医治未病思想为指导，通过采用现代医学和现代管理学的理论、技术、方法和手段，对个体或群体健康状况及影响个体或群体健康的危险因素进行全面检测、评估、有效干预和连续跟踪服务的医学行为及过程。将中医药的预防保健优势与健康管理相结合，将中医治未病思想融入健康管理，利用中医药知识尤其是中医养生学的思想与方法进行健康管理，有利于发挥中医药的预防保健价值，提高健康管理的质量。

开发中医药健康旅游有利于满足人民群众多层次多样化的中医药健康服务需求，发挥我国的中医药健康旅游资源优势。为深入贯彻落实《关于促进旅游业改革发展的若干意见》和《中医药发展战略规划纲要（2016～2030年）》，根据国家旅游局和国家中医药管理局《关于促进中医药健康旅游发展的指导意见》和《关于开展国家中医药健康旅游示范区（基地、项目）创建工作的通知》，15家单位被确定为国家中医药健康旅游示范区，73家单位被确定为第一批国家中医药健康旅游示范基地。

基于此，本报告在中医治未病服务方面选取4个指标，分别为中医治未病人次数、中医健康体检人次数、0～3岁儿童中医药健康管理人数、65岁以上老人中医药健康管理人数，原始数据来源于国家中医药管理局发布的《2018年全国中医药统计摘编》。在中医药健康旅游方面选取首批国家中医药健康旅游示范区数量、第一批国家中医药健康旅游示范基地数量两个指标，数据从国家中医药管理局公告中整理得到。

结合各地的人口分布及发展状况，本报告将部分绝对指标进一步处理成相对指标，最终使用的6个指标名称及解释如下。

（1）每万人中医治未病人次数。它是某省份医疗卫生机构治未病科（中心）的门诊服务人次数占该省份总人口数的比值，乘以10000。

（2）每万人中医健康体检人数。它是某省份中医类医院中医健康体检人数占该省份总人口数的比值，乘以10000。

（3）0~3岁儿童中医健康管理率。它是某省份0~3岁儿童中医药健康管理人数占该省份总人口数的比值。

（4）65岁以上老人中医健康管理率。它是某省份65岁以上老年人中医药健康管理人数占该省份总人口数的比值。

（5）首批国家中医药健康旅游示范区数量。中医药健康旅游示范区是以中医药健康服务为主题和主要内容，形成一定规模和特色的中医药健康旅游产品及产业集群，在旅游业与中医药健康服务业融合发展方面形成示范和引领效应的县（市）区域。

（6）第一批国家中医药健康旅游示范基地数量。中医药健康旅游示范基地是能稳定持续开展中医药医疗康复、养生保健、疗养、观光服务的中药材种植养殖基地和中医药企事业单位，拥有能够提供中医药健康旅游服务的景区点、度假村、宾馆等，特色鲜明，已形成一定规模，具有良好的服务品质和社会信誉，具有能起到示范作用的园区型旅游产品。

本报告邀请了相关领域的15名专家，采用德尔菲法进行两轮专家咨询，对评价指标进行调整并确定各指标权重，中医药养生保健评价指标体系及各指标权重结果如表1所示。

表1　中医药养生保健评价指标体系

一级指标	二级指标	权重	三级指标	权重
中医药养生保健	中医治未病服务	0.61	每万人中医治未病人次数	0.269
			每万人中医健康体检人数	0.242
			0~3岁儿童中医健康管理率	0.231
			65岁以上老人中医健康管理率	0.258
	中医药健康旅游	0.39	首批国家中医药健康旅游示范区数量	0.494
			第一批国家中医药健康旅游示范基地数量	0.506

三　中国中医药养生保健评价结果

（一）中国中医药养生保健评价得分省际比较

31个省（区、市）各单项指标的发展水平各有不同（见表2）。总得分排名第一的北京市在各单项指标的得分上较不均衡。北京市每万人中医治未病人次数及每万人中医健康体检人数分列第三及第二，中医药健康旅游方面的两个指标也排名靠前，但0~3岁儿童中医健康管理率及65岁以上老人中医健康管理率的得分则分别位于第29、26名。总得分排名第二的重庆市各项指标的得分皆在15名及以内，但指标之间也有一定的差距，0~3岁儿童中医健康管理率及65岁以上老人中医健康管理率的得分排名皆为第2名，每万人中医治未病人次数及每万人中医健康体检人数则分列第14、15名。总得分排名第三的陕西省也存在指标之间得分不均衡的现象，0~3岁儿童中医健康管理率、65岁以上老人中医健康管理率、中医药健康旅游方面的两个指标得分皆在前十，且0~3岁儿童中医健康管理率和65岁以上老人中医健康管理率得分都排名第一，但每万人中医治未病人次数及每万人中医健康体检人数则分列第19、23名。总得分排名第四的江苏省各项指标的得分皆在15名内，但指标之间亦有一定的差距，每万人中医健康体检人数及65岁以上老人中医健康管理率的得分分列第5名及第7名，每万人中医治未病人次数及0~3岁儿童中医健康管理率则分列第13、12名。总得分排名第五的四川省各指标之间得分排名差距也较大，每万人中医治未病人次数及每万人中医健康体检人数排名皆在10名及以内，但0~3岁儿童中医健康管理率和65岁以上老人中医健康管理率得分却皆为第30名。排名前五的省（区、市）中医药健康旅游方面两个指标的得分均在80分及以上。即使是总得分排名靠后的省（区、市）也有个别指标的得分排名靠前。

由于统计数据的缺失，上海市及四川省0~3岁儿童中医健康管理率及65岁以上老人中医健康管理率的得分皆为60分。

表2　中国31个省（区、市）中医药养生保健评价得分及排名

单位：分

省(区、市)	每万人中医治未病人次数		每万人中医健康体检人数		0~3岁儿童中医健康管理率		65岁以上老人中医健康管理率		首批国家中医药健康旅游示范区数量		第一批国家中医药健康旅游示范基地数量		总分	排名
	得分	排名	得分	排名	得分	排名	得分	排名	得分	排名	得分	排名		
北京市	85.86	3	95.64	2	60.29	29	61.21	26	100	1	90	4	83.31	1
天津市	84.46	4	48.59	16	61.38	26	65.03	17	60	16	80	9	67.25	18
河北省	37.08	27	43.51	22	66.61	14	66.14	14	100	1	90	4	69.21	15
山西省	34.04	29	36.50	25	66.01	15	64.84	18	100	1	80	9	65.42	22
内蒙古自治区	61.27	8	54.02	9	60.78	28	61.12	27	60	16	90	4	65.49	20
辽宁省	37.25	26	20.11	31	65.36	18	70.52	9	60	16	80	9	56.67	31
吉林省	38.14	25	47.29	18	65.92	17	65.62	15	100	1	80	9	67.80	17
黑龙江省	33.92	30	31.18	27	65.92	16	66.80	13	60	16	80	9	57.26	30
上海市	63.67	7	54.71	8	60.00	30	60.00	30	100	1	80	9	71.39	9
江苏省	47.52	13	72.07	5	66.78	12	73.41	7	100	1	80	9	74.37	4
浙江省	58.78	9	100.00	1	64.65	21	62.64	23	60	16	80	9	70.72	11
安徽省	34.71	28	25.52	29	79.17	6	75.06	4	100	1	100	1	71.30	10
福建省	41.21	21	53.65	10	60.84	27	60.59	29	60	16	80	9	60.09	29
江西省	46.30	15	35.26	26	62.11	25	63.00	22	100	1	100	1	70.33	12
山东省	48.23	12	46.18	19	64.24	22	63.86	20	100	1	100	1	72.70	6

续表

省(区、市)	每万人中医治未病人次数		每万人中医健康体检人数		0～3岁儿童中医健康管理率		65岁以上老人中医健康管理率		首批国家中医药健康旅游示范区数量		第一批国家中医药健康旅游示范基地数量		总分	排名
	得分	排名	得分	排名	得分	排名	得分	排名	得分	排名	得分	排名		
河南省	40.69	22	53.35	11	66.67	13	64.61	19	60	16	80	9	61.42	28
湖北省	38.79	24	52.57	12	69.67	10	68.88	11	100	1	80	9	69.74	14
湖南省	45.92	17	38.71	24	74.03	8	71.38	8	60	16	90	4	64.18	26
广东省	46.14	16	78.23	3	65.26	20	62.17	24	60	16	80	9	65.42	21
广西壮族自治区	39.95	23	56.32	7	63.70	23	61.53	25	100	1	80	9	68.48	16
海南省	32.56	31	51.73	14	87.74	4	74.29	6	60	16	80	9	64.35	25
重庆市	46.68	14	49.73	15	90.93	2	95.44	2	100	1	80	9	77.83	2
四川省	57.47	10	59.84	6	60.00	30	60.00	30	100	1	90	4	73.08	5
贵州省	41.75	20	46.04	20	85.58	5	74.38	5	100	1	80	9	72.38	7
云南省	52.42	11	28.41	28	89.98	3	89.16	3	60	16	80	9	66.84	19
西藏自治区	99.84	2	21.46	30	62.31	24	60.73	28	60	16	80	9	65.22	24
陕西省	42.71	19	38.99	23	100.00	1	100.00	1	100	1	80	9	77.59	3
甘肃省	65.06	6	45.38	21	71.10	9	66.87	12	60	16	80	9	65.24	23
青海省	100.00	1	48.01	17	66.81	11	63.76	21	60	16	80	9	70.30	13
宁夏回族自治区	65.40	5	77.93	4	77.50	7	69.43	10	60	16	80	9	71.44	8
新疆维吾尔自治区	43.65	18	52.45	13	65.29	19	65.14	16	60	16	80	9	61.66	27

注：由于篇幅限制，表中相关数据仅保留两位小数，实际计算时仍采用原始数据。余表同。

为更直观地展现各省（区、市）中医药养生保健得分情况，绘制条形图如图2所示。仅排名第1的北京市得分超过80分，且与第2名拉开了较大的分差，优势明显，分差超5分。第2名与第3名之间的差距不明显，但是第4名与第3名的得分有一定的差距，分差超3分。从第5名开始得分分布虽有波动，但除个别情况外，得分差距基本在0~2分，呈缓慢下降趋势。得分极差为26.64分，说明各省（区、市）中医药养生保健得分的离散程度较大，发展水平差距较大。

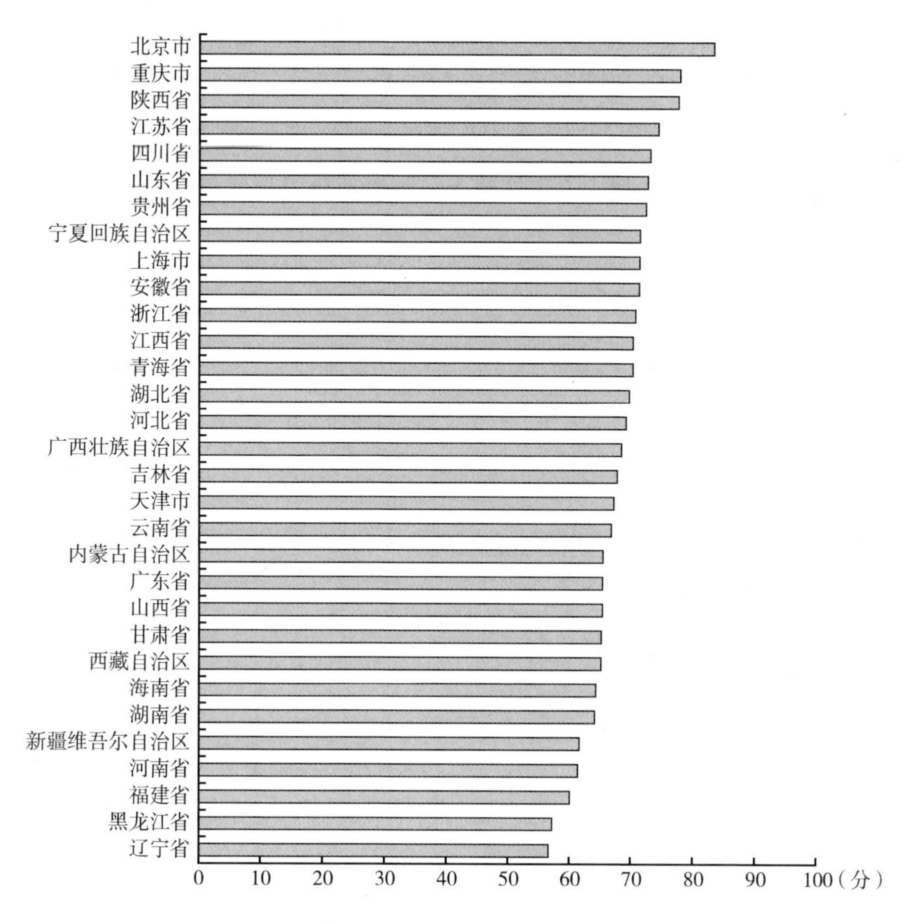

图2　中国31个省（区、市）中医药养生保健得分情况

（二）中国中医药养生保健评价指标深度分析

1. 各指标深度分析

（1）每万人中医治未病人次数

全国 31 个省（区、市）在每万人中医治未病人次数得分方面，得分超过 70 分的仅有 4 个，其中排名前两位的青海省与西藏自治区得分超过 90 分，且二者的得分差距较小，仅相差 0.16 分；北京市及天津市的得分在 85 分左右，第 3、第 4 名之间得分差距较小，但第 2 名与第 3 名的得分差距较大；没有省（区、市）的得分处于 70～80 分，有 4 个省（区、市）的得分处于 60～70 分，排名第 5 的宁夏回族自治区的得分骤降至 65.40 分，第 5 名与第 4 名的得分差距较大，但从第 5 名开始得分差距变小。为更直观地展示每万人中医治未病人次数的得分差异情况，绘制条形图如图 3 所示。

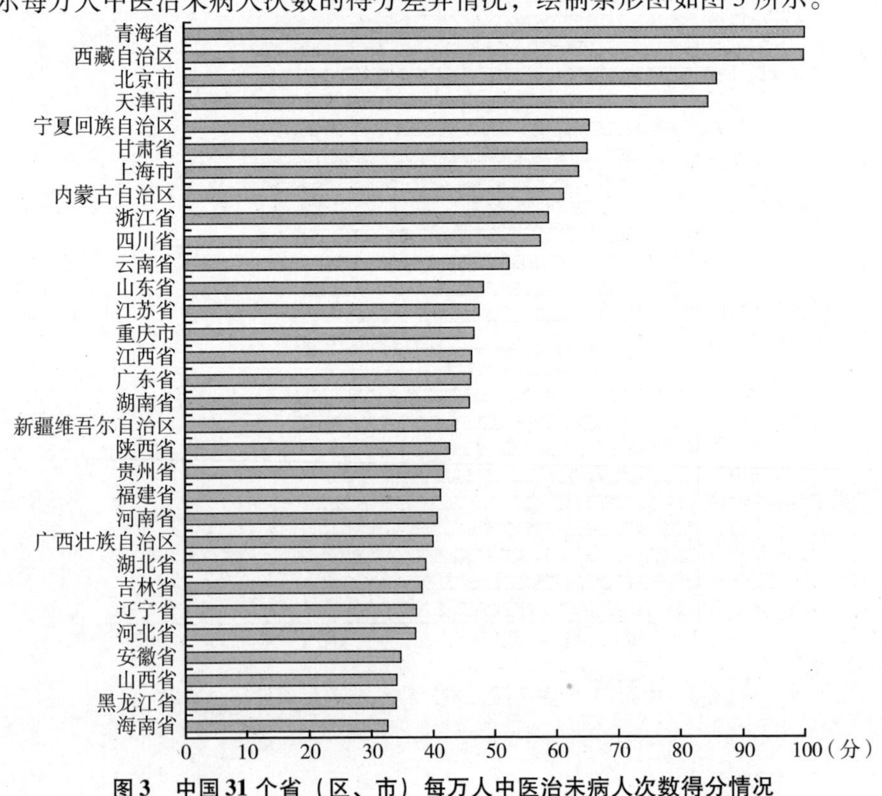

图 3　中国 31 个省（区、市）每万人中医治未病人次数得分情况

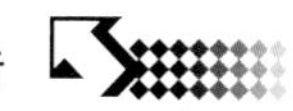

每万人中医治未病人次数是某省份医疗卫生机构治未病科（中心）的门诊服务人次数与该省份年末常住人口数的比值。本报告将各省份的每万人中医治未病人次数得分排名情况与中医治未病人次数排名情况做一对比，见表3。

通过对比发现，每万人中医治未病人次数排名最为靠前的青海省与西藏自治区，在中医治未病人次数得分方面排名较为靠后，分别为第24、29名。而四川省、广东省、山东省、浙江省、江苏省则分别由每万人中医治未病人次数的第10名、第16名、第12名、第9名、第13名上升到中医治未病人次数前五名。可以看出，每万人中医治未病人次数这一指标与地区年末常住人口数量息息相关。青海省、西藏自治区地广人稀，年末常住人口数仅分别为603万人及344万人，而四川省年末常住人口数为8341万人、广东省年末常住人口数为11346万人、山东省年末常住人口数为10047万人、浙江省年末常住人口数为5737万人、江苏省年末常住人口数为8051万人，因此这些省份虽然中医治未病人次数排名靠前，但是它们的每万人中医治未病人次数排名仅处于中游水平。

表3　中国31个省（区、市）中医治未病人次数绝对指标与相对指标的得分情况

省(区、市)	年末常住人口（万人）	每万人中医治未病人次数		中医治未病人次数	
		得分(分)	排名	得分(分)	排名
北京市	2154.00	85.86	3	75.92	7
天津市	1560.00	84.46	4	63.56	11
河北省	7556.00	37.08	27	61.41	12
山西省	3718.00	34.04	29	39.55	27
内蒙古自治区	2534.00	61.27	8	58.76	15
辽宁省	4359.00	37.25	26	46.86	23
吉林省	2704.00	38.14	25	37.79	28
黑龙江省	3773.00	33.92	30	39.69	26
上海市	2424.00	63.67	7	59.73	14
江苏省	8051.00	47.52	13	81.23	5
浙江省	5737.00	58.78	9	84.83	4
安徽省	6324.00	34.71	28	52.59	18

续表

省(区、市)	年末常住人口(万人)	每万人中医治未病人次数		中医治未病人次数	
		得分(分)	排名	得分(分)	排名
福建省	3941.00	41.21	21	49.29	21
江西省	4648.00	46.30	15	60.14	13
山东省	10047.00	48.23	12	92.11	3
河南省	9605.00	40.69	22	75.98	6
湖北省	5917.00	38.79	24	56.85	16
湖南省	6899.00	45.92	17	72.66	8
广东省	11346.00	46.14	16	93.64	2
广西壮族自治区	4926.00	39.95	23	53.43	17
海南省	934.00	32.56	31	18.96	31
重庆市	3102.00	46.68	14	49.53	20
四川省	8341.00	57.47	10	100.00	1
贵州省	3600.00	41.75	20	47.72	22
云南省	4830.00	52.42	11	69.41	9
西藏自治区	344.00	99.84	2	35.28	29
陕西省	3864.00	42.71	19	50.59	19
甘肃省	2637.00	65.06	6	63.65	10
青海省	603.00	100.00	1	46.78	24
宁夏回族自治区	688.00	65.40	5	32.68	30
新疆维吾尔自治区	2487.00	43.65	18	41.48	25

为更直观地展示各省（区、市）中医治未病人次数的得分差异情况，绘制条形图如图 4 所示。可以看到，共有 13 个省（区、市）中医治未病人次数得分超过 60 分，其中 5 个省（区、市）的得分位于 60 ~ 70 分，3 个省（区、市）的得分位于 70 ~ 80 分，2 个省（区、市）的得分位于 80 ~ 90 分，3 个省（区、市）的得分位于 90 ~ 100 分。中医治未病人次数得分较高的省（区、市）相对来说经济发展水平较高，人口流入数量大。

（2）每万人中医健康体检人数

在每万人中医健康体检人数得分方面，仅 2 个省（区、市）的得分超过 90 分，得分排名前两位的为浙江省、北京市，前两名的得分差距较小，仅相差 4.36 分；没有省（区、市）的得分在 80 ~ 90 分，有三个省（区、

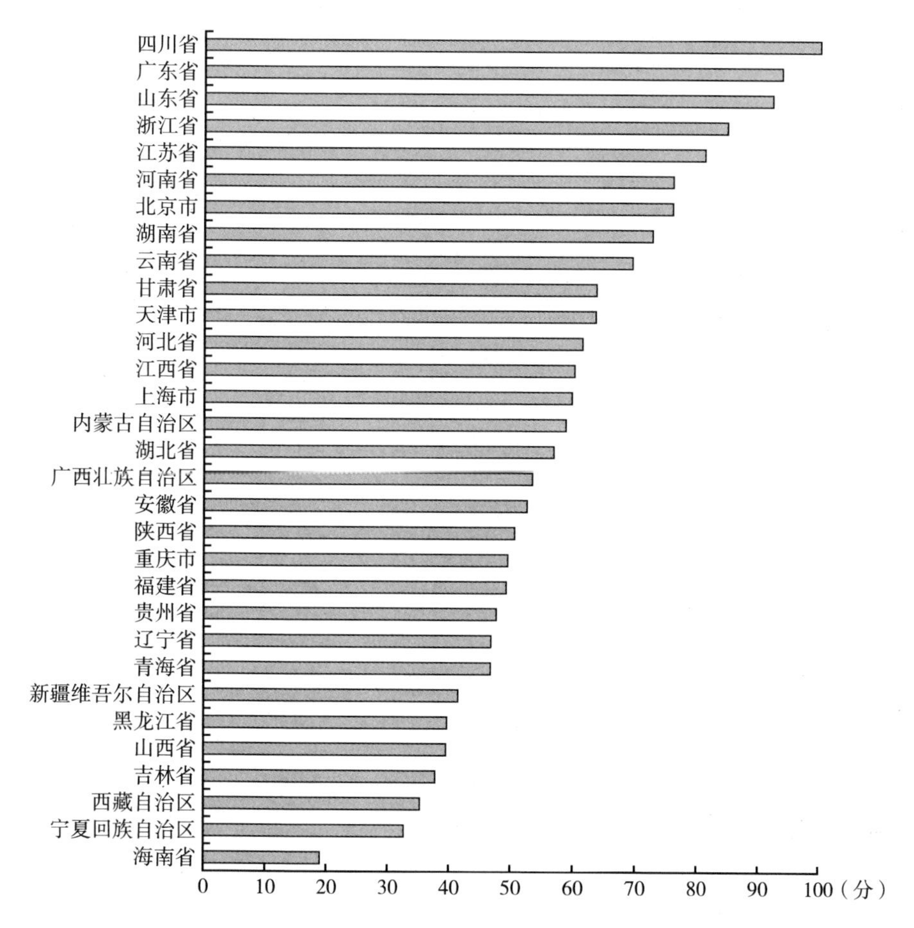

图4　中国31个省（区、市）中医治未病人次数得分情况

市）的得分处于70～80分，即得分排名第3至第5的广东省、宁夏回族自治区及江苏省，得分分别为78.23分、77.93分、72.07分，其中第3、第4名之间得分差距较小，但第2与第3名的得分差距较大，第5名与第4名的得分也有一定的差距；没有省（区、市）的得分位于60～70分，即仅有5个省（区、市）每万人中医健康体检人数的得分超过60分。得分排名第6的四川省得分为59.84分，第6名与第5名得分也有不小的差距，但从第6名开始得分差距变小（见图5）。

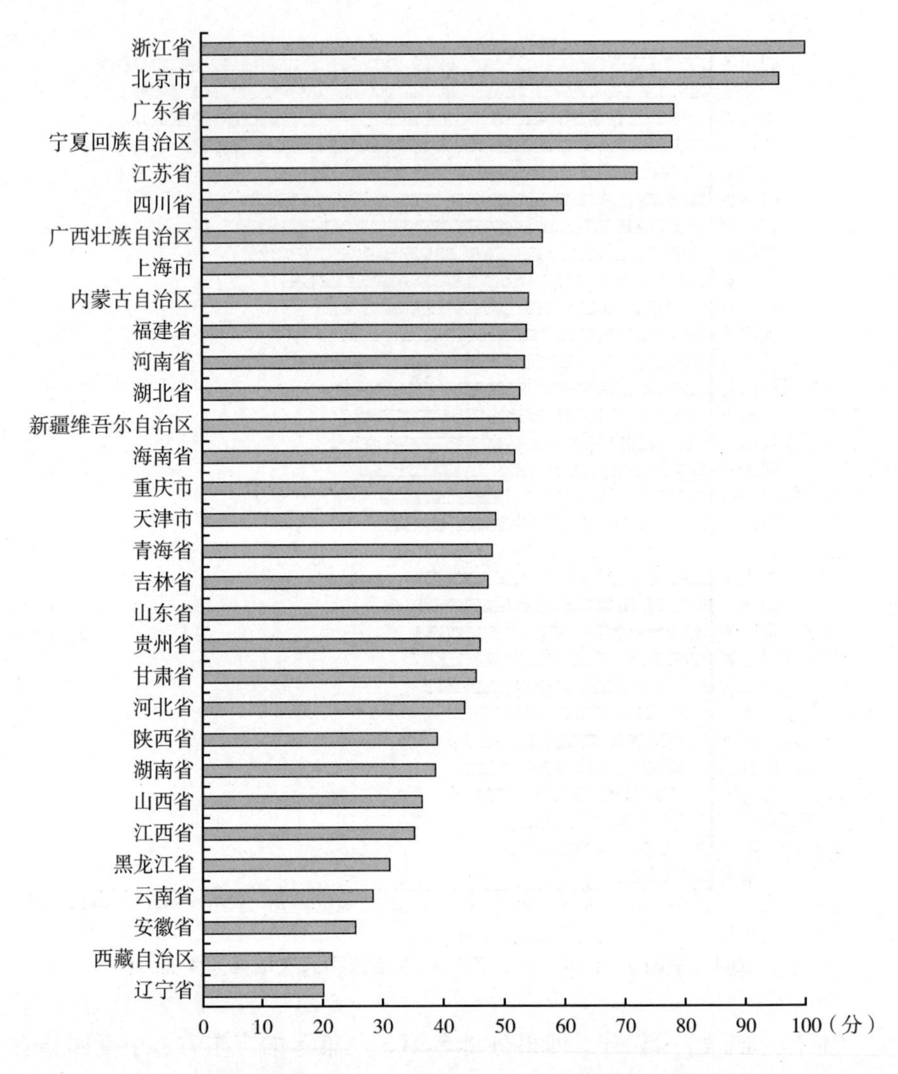

图5　中国31个省（区、市）每万人中医健康体检人数得分情况

每万人中医健康体检人数是某省份中医健康体检人数占该省份年末常住人口数的比值。本报告将各省（区、市）每万人中医健康体检人数得分排名情况与中医健康体检人数排名情况做一对比，见表4。与每万人中医治未病人次数指标情况不同的是，每万人中医健康体检人数得分排名前五的省（区、市）中，广东省、浙江省、江苏省在中医健康体检人数得分上也

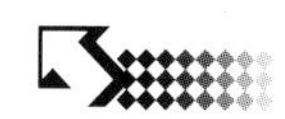

排名前五。仅有北京市、宁夏回族自治区的排名差异较大，分别从第 2 名、第 4 名下降到第 12 名及第 28 名。也有一些省份虽然每万人中医健康体检人数得分排名靠后，但中医健康体检人数得分排名较为靠前，如山东省从第 19 名变为第 6 名、河北省从第 22 名变为第 7 名、湖南省从第 24 名上升到第 10 名。

表 4　中国 31 个省（区、市）中医健康体检人数绝对指标与相对指标的得分情况

省(区、市)	年末常住人口（万人）	每万人中医健康体检人数		中医健康体检人数	
		得分(分)	排名	得分(分)	排名
北京市	2154.00	95.64	2	23.21	12
天津市	1560.00	48.59	16	8.54	27
河北省	7556.00	43.51	22	37.04	7
山西省	3718.00	36.50	25	15.29	20
内蒙古自治区	2534.00	54.02	9	15.42	19
辽宁省	4359.00	20.11	31	9.88	26
吉林省	2704.00	47.29	18	14.41	23
黑龙江省	3773.00	31.18	27	13.25	25
上海市	2424.00	54.71	8	14.94	21
江苏省	8051.00	72.07	5	65.37	2
浙江省	5737.00	100.00	1	64.64	3
安徽省	6324.00	25.52	29	18.18	15
福建省	3941.00	53.65	10	23.82	11
江西省	4648.00	35.26	26	18.47	14
山东省	10047.00	46.18	19	52.27	6
河南省	9605.00	53.35	11	57.74	4
湖北省	5917.00	52.57	12	35.05	8
湖南省	6899.00	38.71	24	30.09	10
广东省	11346.00	78.23	3	100.00	1
广西壮族自治区	4926.00	56.32	7	31.26	9

续表

省(区、市)	年末常住人口(万人)	每万人中医健康体检人数		中医健康体检人数	
		得分(分)	排名	得分(分)	排名
海南省	934.00	51.73	14	5.44	29
重庆市	3102.00	49.73	15	17.38	16
四川省	8341.00	59.84	6	56.24	5
贵州省	3600.00	46.04	20	18.67	13
云南省	4830.00	28.41	28	15.46	18
西藏自治区	344.00	21.46	30	0.83	31
陕西省	3864.00	38.99	23	16.97	17
甘肃省	2637.00	45.38	21	13.48	24
青海省	603.00	48.01	17	3.26	30
宁夏回族自治区	688.00	77.93	4	6.04	28
新疆维吾尔自治区	2487.00	52.45	13	14.70	22

为更直观地展示各省（区、市）中医健康体检人数的得分差异情况，绘制条形图如图6所示。与中医治未病人次数的得分情况不同，中医健康体检人数仅有3个省（区、市）的得分超过60分，分别为广东省、江苏省、浙江省。广东省中医健康体检人数的得分遥遥领先于其他省（区、市），第1名与第2名的得分相差近35分。广东省不仅中医健康体检人数指标的得分排名靠前，每万人中医健康体检人数指标的得分也排名第3，说明广东省无论是常住人口还是流动人口在健康体检特别是中医类医院中医健康体检方面都有更强的意识，中医药养生保健的文化氛围也比较好。

（3）中医健康管理率

中医健康管理方面主要有0~3岁儿童中医健康管理率及65岁以上老人中医健康管理率两个指标。为更直观地展示各省（区、市）中医健康管理方面指标的得分差异情况，绘制条形图如图7所示。总体来看，我国大部分省（区、市）的得分不高，在60~70分，仅陕西省、重庆市、云南省、贵州省、海南省、安徽省、宁夏回族自治区得分较为突出。多数省（区、市）

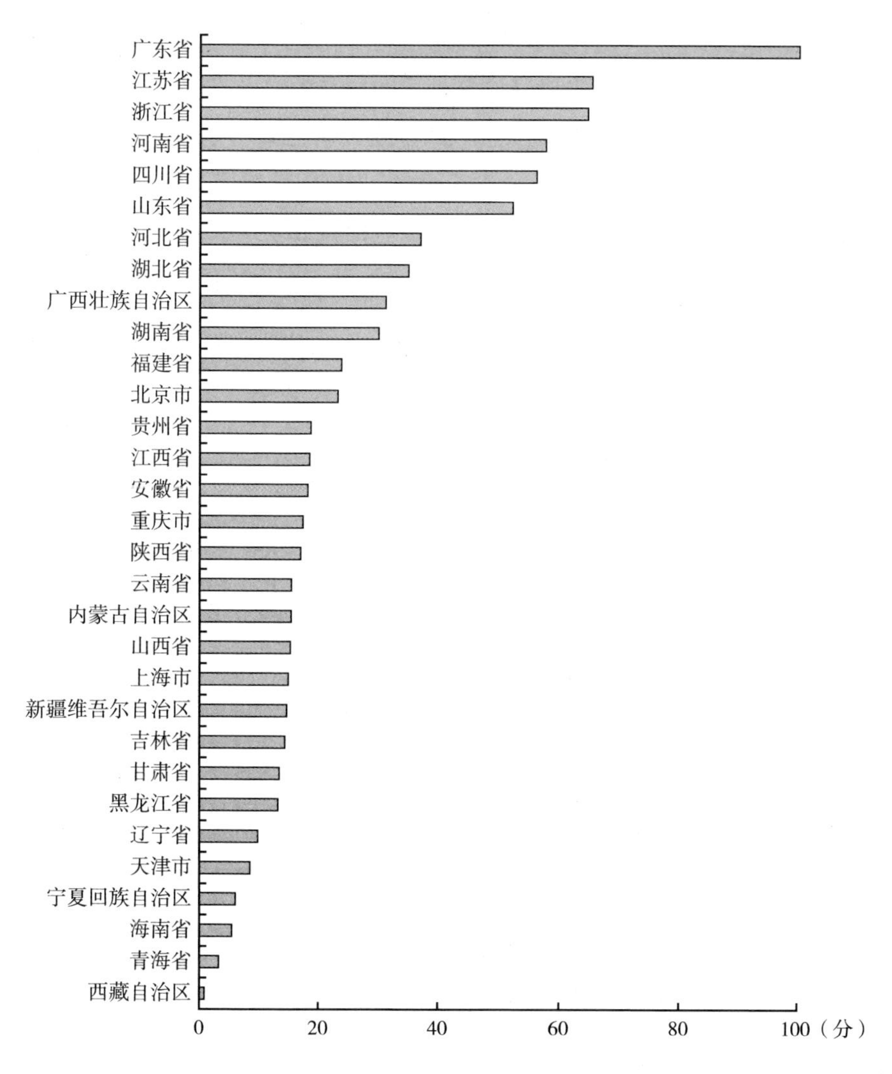

图6　中国31个省（区、市）中医健康体检人数得分情况

0~3岁儿童中医健康管理率及65岁以上老人中医健康管理率两个指标的得分情况较为协调，但也有一些省（区、市）两个指标的得分情况差异较大，如海南省、贵州省、宁夏回族自治区等，0~3岁儿童中医健康管理率得分较65岁以上老人中医健康管理率得分有显著的优势。陕西省中医健康管理方面的得分情况最好，无论是0~3岁儿童中医健康管理率还是65岁以上老人中医健康管理率的得分都排名第一，其次是重庆市，0～3 岁儿童中医健康管理率及 65 岁以上老人中医健康管理率的得分都超过 90 分；云南省得分情况也不错，0～3 岁儿童中医健康管理率以及 65 岁以上老人中医健康管理率的得分都接近 90 分；贵州省虽然 0～3 岁儿童中医健康管理率和 65 岁以上老人中医健康管理率的得分均超过 70 分，但得分差别较大，其 0～3 岁儿童中医健康管理率得分超过 85 分，但是 65 岁以上老人中医健康管理率的得分则为 74. 38 分，分差超过 10 分；海南省也与贵州省类似，0～3 岁儿童中医健康管理率得分为 87. 74 分，但是 65 岁以上老人中医健康管理率的得分仅为 74. 29 分。

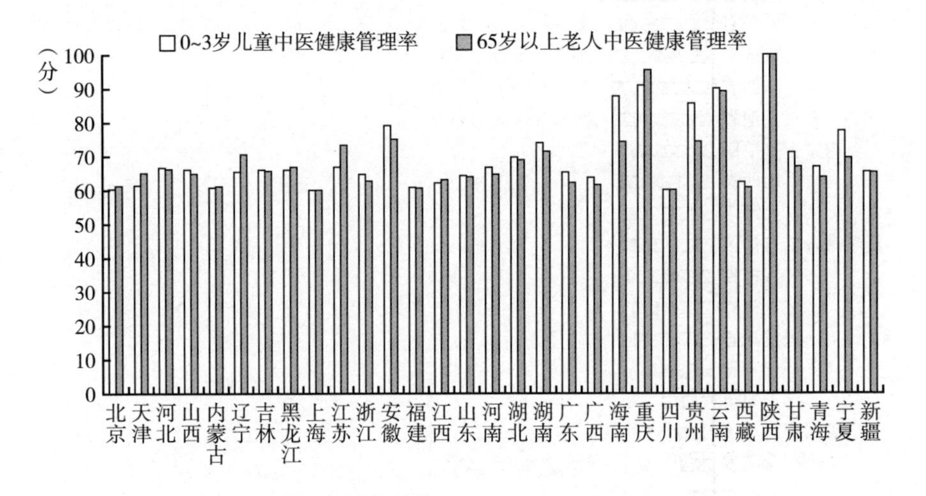

图 7　中国 31 个省（区、市）中医健康管理得分情况

（4）中医药健康旅游

中医药健康旅游板块选取的指标为首批国家中医药健康旅游示范区数量及第一批国家中医药健康旅游示范基地数量两个指标。从这两个指标来看，安徽省、江西省、山东省三个省在我国 31 个省（区、市）中得分情况最好，两项得分皆为满分。四川省、河北省、北京市等地的总体得分情况也较好，北京市中医药健康旅游总得分为 94. 94 分。但还有大部分省（区、市）在中医药健康旅游方面有待进一步的发展（见表 5）。

表5　中国31个省（区、市）中医药健康旅游得分

单位：分

省(区、市)	首批国家中医药健康旅游示范区数量		第一批国家中医药健康旅游示范基地数量		中医药健康旅游总得分
	得分	排名	得分	排名	
北京市	100	—	90	4	94.94
天津市	60	—	80	9	70.12
河北省	100	—	90	4	94.94
山西省	100	—	80	9	89.88
内蒙古自治区	60	—	90	4	75.18
辽宁省	60	—	80	9	70.12
吉林省	100	—	80	9	89.88
黑龙江省	60		80	9	70.12
上海市	100	—	80	9	89.88
江苏省	100	—	80	9	89.88
浙江省	60	—	80	9	70.12
安徽省	100	—	100	1	100.00
福建省	60	—	80	9	70.12
江西省	100	—	100	1	100.00
山东省	100	—	100	1	100.00
河南省	60	—	80	9	70.12
湖北省	100	—	80	9	89.88
湖南省	60	—	90	4	75.18
广东省	60	—	80	9	70.12
广西壮族自治区	100	—	80	9	89.88
海南省	60	—	80	9	70.12
重庆市	100	—	80	9	89.88
四川省	100	—	90	4	94.94
贵州省	100	—	80	9	89.88
云南省	60	—	80	9	70.12
西藏自治区	60	—	80	9	70.12
陕西省	100	—	80	9	89.88
甘肃省	60	—	80	9	70.12
青海省	60	—	80	9	70.12
宁夏回族自治区	60	—	80	9	70.12
新疆维吾尔自治区	60	—	80	9	70.12

旅游产业具有柔性的产业边界，与其他产业的融合趋势近年来日益增强，且从产业的角度看，旅游业具有综合性特征，边界可以无限延伸。中医药健康旅游是中医药产业与旅游产业的融合，中医药健康旅游的发展与当地中医药发展及当地旅游业发展情况密不可分。为简单衡量我国31个省（区、市）旅游业发展情况，本报告选取国际旅游收入、接待入境过夜游客数两个指标来评估2018年我国31个省（区、市）的旅游业发展水平。交通、住宿及餐饮是旅游业发展的重要支持性产业。本报告选取各地区2018年旅客周转量、限额以上住宿业企业年末从业人数、限额以上餐饮业企业年末从业人数三个指标来评估我国31个省（区、市）的交通、住宿、餐饮业发展情况。数据来自国家统计局公布的《中国统计年鉴》。中医药产业发展情况本书其他报告已做具体分析，此处不再赘述。

表6表明了2018年我国31个省（区、市）住宿、餐饮、交通、旅游业的发展情况。广东省无论是旅游支持性产业的发展情况，还是当地旅游业发展水平均排第一，但是在中医药健康旅游方面却得分较低，说明广东省有巨大的中医药健康旅游发展潜力和空间，需要进一步制定规划，支撑其中医药健康旅游的发展。浙江省情况也类似，旅游业及旅游支持性产业发展情况都较好，但中医药健康旅游方面还有发展空间。而中医药健康旅游评分最好的三个省在旅游业及旅游支持性产业的发展情况方面则不尽相同。山东省的旅游业及旅游支持性产业发展情况良好，五项指标的排名都在前十名。安徽省国际旅游收入、旅客周转量及限额以上餐饮业企业年末从业人数排名较为靠前，但在住宿方面还有一定的发展空间，其限额以上住宿业企业年末从业人数及接待入境过夜游客数排名相对较为靠后。江西省除旅客周转量较大、交通承载力较好外，其余各项指标排名都较靠后，江西省在发展中医药健康旅游的同时，还需要进一步完善当地的旅游支持，促进旅游业的可持续发展。

表6　2018年中国31个省（区、市）住宿、餐饮、交通、旅游业发展情况

省(区、市)	国际旅游收入（百万美元）		接待入境过夜游客数（万人次）		旅客周转量（亿人公里）		限额以上住宿业企业年末从业人数(人)		限额以上餐饮业企业年末从业人数(人)	
	收入	排名	人次	排名	周转量	排名	人数	排名	人数	排名
北京市	5516.39	3	400.41	11	254.43	26	114261	3	261022	3
天津市	1109.85	18	58.96	26	276.51	25	17218	27	49368	15
河北省	646.67	24	98.86	24	1289.20	6	46907	16	29781	19
山西省	377.98	26	71.35	25	393.95	23	31382	22	38834	16
内蒙古自治区	1272.10	17	188.08	18	337.14	24	21251	25	25772	22
辽宁省	1739.58	14	287.70	15	938.79	11	37078	20	28156	20
吉林省	685.85	23	143.75	20	427.28	21	17996	26	8377	26
黑龙江省	537.06	25	109.16	22	433.75	19	16145	28	4720	29
上海市	7261.39	2	742.04	2	218.70	27	72581	10	270869	2
江苏省	4648.36	4	400.85	10	1539.34	3	101285	4	199339	4
浙江省	2595.79	11	456.76	6	1103.66	9	133318	2	143461	5
安徽省	3187.57	7	370.75	12	1163.66	8	41534	17	86510	9
福建省	2828.21	9	513.55	5	599.99	17	87983	6	80039	11
江西省	745.38	21	191.78	17	993.73	10	41024	18	26949	21
山东省	3292.82	6	422.00	8	1289.61	5	91517	5	108680	6
河南省	723.23	22	167.25	19	1775.09	2	86347	7	50692	14
湖北省	2379.69	12	405.11	9	1258.91	7	56547	12	101693	8
湖南省	1520.41	15	365.08	14	1463.10	4	75915	9	69152	12
广东省	20511.74	1	3748.06	1	2085.59	1	238480	1	376859	1
广西壮族自治区	2777.73	10	562.33	4	816.65	13	49421	15	30429	18
海南省	770.52	20	126.36	21	130.54	29	52166	14	5908	27
重庆市	2189.89	13	279.98	16	493.10	18	36863	21	63581	13
四川省	1511.65	16	369.82	13	878.30	12	80112	8	106641	7
贵州省	317.63	27	39.69	28	798.67	14	39965	19	21651	23
云南省	4418.00	5	706.08	3	431.57	20	55320	13	31102	17
西藏自治区	247.09	28	47.62	27	46.83	31	5158	31	520	31
陕西省	3126.66	8	437.14	7	797.97	15	71573	11	83630	10
甘肃省	28.30	31	10.01	29	634.71	16	25334	23	21204	24
青海省	36.13	30	6.92	31	141.01	28	7395	29	2977	30
宁夏回族自治区	55.87	29	8.82	30	88.31	30	5973	30	4952	28
新疆维吾尔自治区	946.37	19	99.30	23	405.76	22	22314	24	9350	25

2. 中医药养生保健评价得分排名前五位与后五位的省（区、市）指标得分对比

美国管理学家彼得曾提出“短板理论”，即盛水的木桶是由许多块木板箍成的，盛水量也是由这些木板共同决定的。若其中一块木板很短，则盛水量就会被短板所限制。这块短板就成了木桶盛水量的“限制因素”。中医药养生保健评价指标体系共有6个三级指标，分别为每万人中医治未病人次数、每万人中医健康体检人数、0~3岁儿童中医健康管理率、65岁以上老人中医健康管理率、首批国家中医药健康旅游示范区数量、第一批国家中医药健康旅游示范基地数量，利用总得分排名前五位及末五位的省（区、市）的各个三级指标的得分，绘制雷达图如图8、图9所示。

从图8可以看出，中医药养生保健总得分排名前五位的省（区、市）在各三级指标的得分上各有所长。中医治未病服务方面，五强省（区、市）每万人中医治未病人次数及每万人中医健康体检人数两项的得分多数仍在40~80分，仅北京市两项得分皆超过85分。

0~3岁儿童中医健康管理率及65岁以上老人中医健康管理率的得分均在60~100分，但分布较为分散，且各省（区、市）0~3岁儿童中医健康管理率及65岁以上老人中医健康管理率的得分具有一定的一致性。0~3岁儿童中医健康管理率及65岁以上老人中医健康管理率的得分最高的是陕西省及重庆市，二者两项得分均高于90分。在中医药健康旅游方面，五强省（区、市）首批国家中医药健康旅游示范区数量得分均为满分，第一批国家中医药健康旅游示范基地数量得分均达到80分及以上。

与中医药养生保健总得分排名前五位的省（区、市）不同，排名在末五位的省（区、市）各三级指标得分分布较为一致，除第一批国家中医药健康旅游示范基地数量的得分情况较好外，其余指标的得分情况都较一般。中医治未病服务方面，5个省（区、市）每万人中医治未病人次数及每万人中医健康体检人数指标的得分均低于60分，0~3岁儿童中医健康管理率及65岁以上老人中医健康管理率的得分均在60~70分。中医药健康旅游方面，5个省（区、市）首批国家中医药健康旅游示范区数量得分均为60分，第一批国家中医药健康旅游示范基地数量得分均

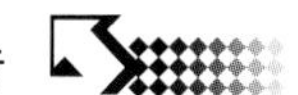

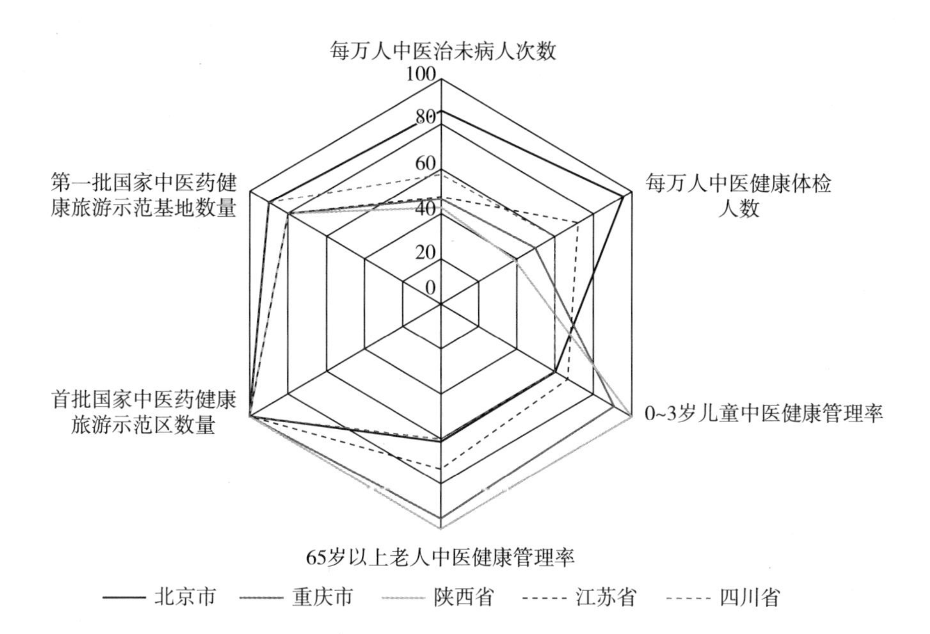

图8　中医药养生保健排名前五位的省（区、市）指标得分情况

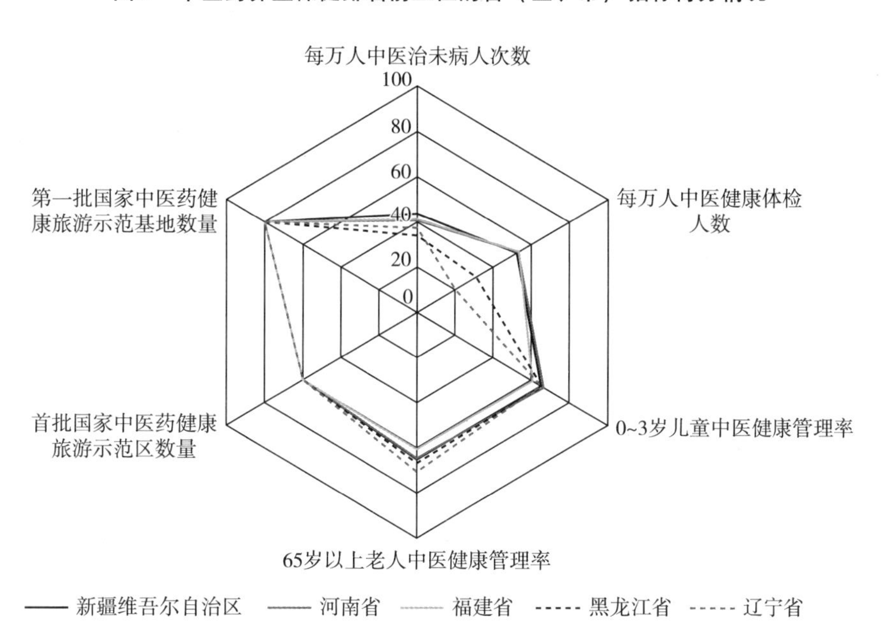

图9　中医药养生保健排名后五位的省（区、市）指标得分情况

为 80 分。可以看出，总得分排名后五位的省（区、市）在中医药养生保健方面还有很大的发展空间。

3. 提出建设“中医药强省”目标省份中医药养生保健评价结果分析

我国现有 17 个省份提出建设“中医药强省”目标，分别是河北省、山西省、吉林省、黑龙江省、江苏省、浙江省、安徽省、江西省、山东省、河南省、湖北省、湖南省、广东省、四川省、云南省、陕西省、青海省，其中最早提出建设“中医药强省”目标的是广东省。提出建设“中医药强省”目标的 17 个省份中医药养生保健平均排名为 15.06 名，未提出建设“中医药强省”目标的 14 个省份中医药养生保健平均排名为 17.14 名。总体来看，提出建设“中医药强省”目标的 17 个省份与未提出建设“中医药强省”目标的 14 个省份相比虽有一定的领先优势，但是差距不大。

提出建设“中医药强省”目标的 17 个省份的中医药养生保健发展水平并不平均。提出建设“中医药强省”目标的 17 个省份中，总排名居前十的有 5 个，分别为总排名第 3 的陕西省、总排名第 10 的安徽省、总排名第 6 的山东省、总排名第 4 的江苏省、总排名第 5 的四川省。提出建设“中医药强省”目标的 17 个省份中，中医药养生保健总体得分最高的是陕西省，为 77.59 分，在 31 个省（区、市）中排名第 3；得分最低的是河南省，为 61.42 分，在 31 个省（区、市）中排名第 28。

已提出建设“中医药强省”目标的 17 个省份与未提出建设“中医药强省”目标的 14 个省份的各指标得分均值对比如图 10 所示。已提出建设“中医药强省”目标的 17 个省份在中医药健康旅游两项指标的得分上优势较为明显，但在中医治未病服务四项指标的得分上并无明显优势，在个别指标的得分上甚至低于未提出建设“中医药强省”目标的 14 个省份。其原因可能是中医药健康旅游选择的评价指标与当地政府重视程度及财政投入情况有关，提出建设“中医药强省”目标后对中医药的支持能够较快反馈在中医药健康旅游指标上。但是中医治未病服务指标更多地与当地居民对中医药的认知及态度以及治未病的意识有关，要提高中医治未病服务指标水平不仅要提高当地中医药治未病的医疗水平，还要进行科普宣传，使治未病理念深入人心。

表 7　提出建设“中医药强省”目标省份中医药养生保健评价得分及排名

单位：分

省份	每万人中医治未病人次数		每万人中医健康体检人数		0~3 岁儿童中医健康管理率		65 岁以上老人中医健康管理率		首批国家中医药健康旅游示范区数量		第一批国家中医药健康旅游示范基地数量		得分	排名
	得分	排名	得分	排名	得分	排名	得分	排名	得分	排名	得分	排名		
河北	37.08	27	43.51	22	66.61	14	66.14	14	100	1	90	4	69.21	15
山西	34.04	29	36.50	25	66.01	15	64.84	18	100	16	80	9	65.42	22
吉林	38.14	25	47.29	18	65.92	17	65.62	15	100	1	80	9	67.80	17
黑龙江	33.92	30	31.18	27	65.92	16	66.80	13	60	1	80	9	57.26	30
江苏	47.52	13	72.07	5	66.78	12	73.41	7	100	16	80	9	74.37	4
浙江	58.78	9	100.00	1	64.65	21	62.64	23	60	16	80	9	70.72	11
安徽	34.71	28	25.52	29	79.17	6	75.06	4	100	1	100	1	71.30	10
江西	46.30	15	35.26	26	62.11	25	63.00	22	100	16	100	1	70.33	12
山东	48.23	12	46.18	19	64.24	22	63.86	20	100	1	100	1	72.70	6
河南	40.69	22	53.35	11	66.67	13	64.61	19	60	1	80	9	61.42	28
湖北	38.79	24	52.57	12	69.67	10	68.88	11	100	16	80	9	69.74	14
湖南	45.92	17	38.71	24	74.03	8	71.38	8	60	1	90	4	64.18	26
广东	46.14	16	78.23	3	65.26	20	62.17	24	60	16	80	9	65.42	21
四川	57.47	10	59.84	6	60.00	30	60.00	30	100	1	90	4	73.08	5
云南	52.42	11	28.41	28	89.98	3	89.16	3	60	1	80	9	66.84	19
陕西	42.71	19	38.99	23	100.00	1	100.00	1	100	16	80	9	77.59	3
青海	100.00	1	48.01	17	66.81	11	63.76	21	60	1	80	9	70.30	13

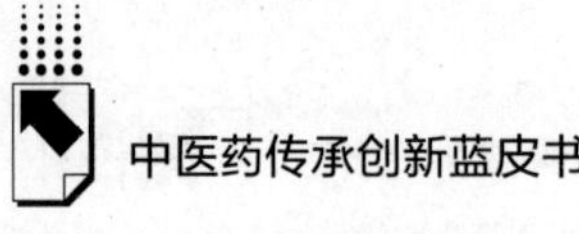

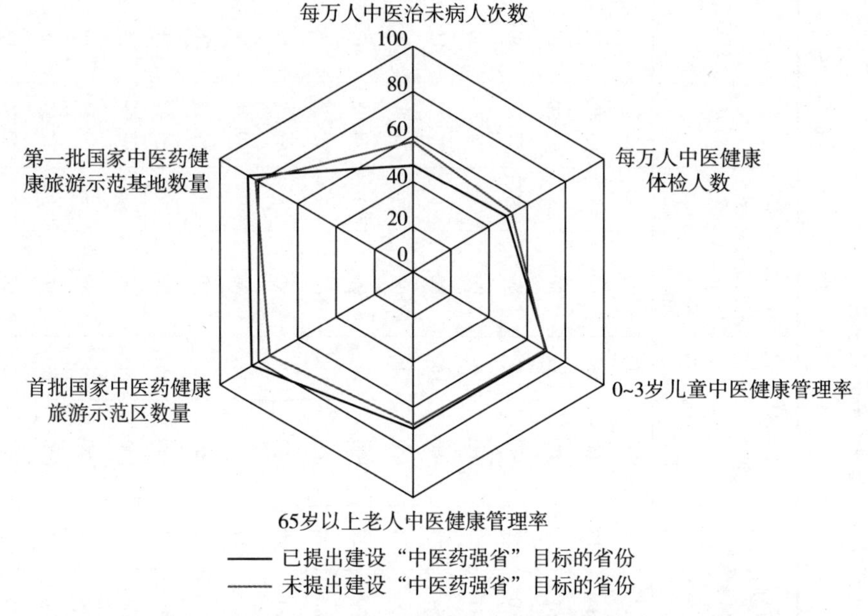

图 10　提出与未提出建设“中医药强省”目标的省份各指标均值对比

（三）中医药养生保健指标得分区域差异分析

将我国分为东、中、西部三个区域，中医药养生保健三级指标得分均值及排名情况如表 8 所示。我国东部地区主要包括北京市、天津市、河北省、辽宁省、上海市、江苏省、浙江省、福建省、山东省、广东省、海南省 11 个省（区、市）。我国中部地区主要包括山西省、吉林省、黑龙江省、安徽省、江西省、河南省、湖北省、湖南省 8 个省（区、市）。我国西部地区主要包括内蒙古自治区、广西壮族自治区、重庆市、四川省、贵州省、云南省、西藏自治区、陕西省、甘肃省、青海省、宁夏回族自治区、新疆维吾尔自治区 12 个省（区、市）。总体来看，我国中医药养生保健综合评价得分呈现东中部强、西部弱的特点。

在二级指标得分方面，中医治未病综合评价得分与中医药健康旅游综合评价得分的区域分布差别较大。中医治未病综合评价得分上，西部地区表现较好，东部地区的得分竞争力不强，这可能与西部地区地广人稀，而东部地区由于经济发达、接收流动人口较多有关；而中医药健康旅游资源则呈现中

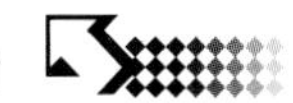

部及东部密集、西部稀疏的特点，这可能与中部及东部地区经济发展水平较高、中医药养生保健文化氛围浓厚、旅游基础设施建设完善有关。

在中医治未病人次数方面，每万人中医治未病人次数东部地区平均排名为15.36名、中部地区平均排名为23.75名、西部地区平均排名为11.42名，其中平均排名最靠前的是西部地区。每万人中医健康体检人数东部地区平均排名为11.91名、中部地区平均排名为21.50名、西部地区平均排名为16.08名，其中平均排名最靠前的是东部地区。0~3岁儿童中医健康管理率东部地区平均排名为20.27名、中部地区平均排名为13.75名、西部地区平均排名为13.50名，其中平均排名最靠前的是西部地区。65岁以上老人中医健康管理率东部地区平均排名为18.64名、中部地区平均排名为13.75名、西部地区平均排名为15.00名，其中平均排名最靠前的是中部地区。

在中医药健康旅游方面，首批国家中医药健康旅游示范区数量东部地区平均排名为9.18名、中部地区平均排名为6.63名、西部地区平均排名为9.75名，其中平均排名最靠前的是中部地区。第一批国家中医药健康旅游示范基地东部地区平均排名为7.36名、中部地区平均排名6.38名、西部地区平均排名为8.17名，其中平均排名最靠前的是中部地区。

表8　中医药养生保健三级指标区域平均排名及排名情况

<table>
<tr><th>区域</th><th>省(区、市)</th><th>指标</th><th>平均排名</th></tr>
<tr><td rowspan="6">东部</td><td rowspan="6">北京市、天津市、河北省、辽宁省、上海市、江苏省、浙江省、福建省、山东省、广东省、海南省</td><td>每万人中医治未病人次数</td><td>15.36</td></tr>
<tr><td>每万人中医健康体检人数</td><td>11.91</td></tr>
<tr><td>0~3岁儿童中医健康管理率</td><td>20.27</td></tr>
<tr><td>65岁以上老人中医健康管理率</td><td>18.64</td></tr>
<tr><td>首批国家中医药健康旅游示范区数量</td><td>9.18</td></tr>
<tr><td>第一批国家中医药健康旅游示范基地数量</td><td>7.36</td></tr>
<tr><td rowspan="6">中部</td><td rowspan="6">山西省、吉林省、黑龙江省、安徽省、江西省、河南省、湖北省、湖南省</td><td>每万人中医治未病人次数</td><td>23.75</td></tr>
<tr><td>每万人中医健康体检人数</td><td>21.50</td></tr>
<tr><td>0~3岁儿童中医健康管理率</td><td>13.75</td></tr>
<tr><td>65岁以上老人中医健康管理率</td><td>13.75</td></tr>
<tr><td>首批国家中医药健康旅游示范区数量</td><td>6.63</td></tr>
<tr><td>第一批国家中医药健康旅游示范基地数量</td><td>6.38</td></tr>
</table>

续表

区域	省(区、市)	指标	平均排名
西部	内蒙古自治区、广西壮族自治区、重庆市、四川省、贵州省、云南省、西藏自治区、陕西省、甘肃省、青海省、宁夏回族自治区、新疆维吾尔自治区	每万人中医治未病人次数	11.42
		每万人中医健康体检人数	16.08
		0~3岁儿童中医健康管理率	13.50
		65岁以上老人中医健康管理率	15.00
		首批国家中医药健康旅游示范区数量	9.75
		第一批国家中医药健康旅游示范基地数量	8.17

中医药养生保健各三级指标得分平均排名对比如图11所示。不同区域在不同三级指标得分上各有所长。东部地区经济发展水平较高，人们健康体检意识不断增强，故每万人中医健康体检人数指标的得分领先。中部地区在中医药健康旅游的两项指标上得分领先，在一定程度上反映了中部地区良好的中医药健康旅游资源禀赋及较高的政策重视程度。西部地区每万人中医治未病人次数、0~3岁儿童健康管理率排名相对靠前，一定程度上体现了中医药“简、验、廉、效”的优势。

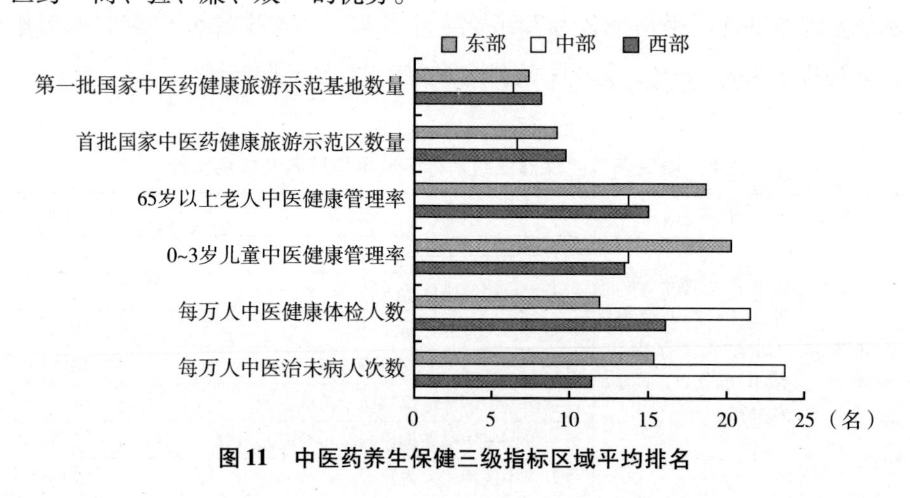

图11　中医药养生保健三级指标区域平均排名

四　讨论和政策建议

养生保健是中医药的特色和核心。自古以来，中医药就在预防疾病、减

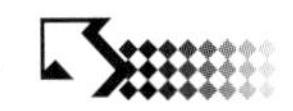

少患病、增进人群健康等方面发挥着积极的作用。随着治未病理念的深入人心，人们的健康意识不断提高，人口老龄化加剧以及全民健康战略的大力实施，特别是大健康观在注重临床治疗效果的同时，更加强调第一级预防和第三级预防的作用，因此中医药以其特有的优势，在预防保健和术后养生康复领域愈发不可或缺。本报告从中医治未病服务及中医药健康旅游两个方面选取6个指标对我国31个省（区、市）中医药养生保健发展情况进行评价及排序。

在我国，中医药养生保健存在地域发展、指标发展不均衡的情况，有较大的发展空间。总体来看，西部地区中医药养生保健平均排名最为靠前，这可能与中医药“简、验、廉、效”的优势能够在经济较不发达的西部地区发挥较大的作用有关。在指标得分方面，各省份0~3岁儿童中医健康管理率与65岁以上老人中医健康管理率的得分排名趋同程度较高，且许多省份0~3岁儿童中医健康管理率和65岁以上老人中医健康管理率的得分排名与每万人中医治未病人次数和每万人中医健康体检人数的得分排名有较大的差距，这可能与指标的选取以及当地中医药养生保健氛围有关。在中医药健康旅游方面，许多地区的旅游资源禀赋良好，但是中医药健康旅游评分较低，资源亟待进一步挖掘。

人们对中医药养生保健日渐增高的要求，推动着我国中医药养生保健事业的不断发展和中医药养生保健体系的不断完善，但目前我国中医药养生保健的发展还存在一系列问题，如中医药养生保健服务需求旺盛，但产品单一、定位模糊、发展方向不明确等。在产品开发方面，中医药悠久的历史、独特的理论体系、丰富的药材资源，为我国中医药养生保健发展提供了重要理论基础和有效的物质来源。以中医药养生保健理念为指导的保健品产业将成为我国大健康产业、健康中国战略的重要组成部分，但目前市场上的中医药养生保健产品大多为泡脚包、养生保健茶包、艾灸产品、膏方等，存在产品开发单一、市场同质化程度高的问题。在服务提供方面，中医药养生保健行业目前尚缺乏通过提供“整体健康解决方案”来满足消费者健康需求的机构，养生保健机构中提供的独立中医养生服务较少，产业链较短，服务面窄，中医药特色养生服务发展不深入，并未形成一套完整的中医治未病思想和项目。以单一中医技术为主打技术的中医按摩、足疗、药浴等服务机构并不能系统地满足民众对于健康的要求，也不能满足民众对中医药养生保健的期待。由于仍处于发展的初级阶段，中医药养生保健服务市场还存在着规范与制度不完善，缺少相关法律法规、行业内部标准，机构与人员的准入管理仍未完善，市场准入门槛低、从业人员水平高低不一、中医保健业务和中医治疗行为存在交叉、中医保健服务缺少统一的行业标准和规范等一系列问题。

中医药养生保健知识的科普不仅事关中医药优秀传统文化的传承和发展，还影响民众对中医药养生保健服务的认知及使用。目前我国存在中医药文化传播不到位、民众中医药知识匮乏、中医药文化发展不全面的问题。艾青青等发现中医药科普存在科普不全面不规范、用语不通俗、缺乏实用性和指导性等问题。由于知识水平、居住城市的发展水平和年龄段不同，民众对中医药养生保健的认知度不同。许多人对中医药养生保健知其然不知其所以然。谭巍等发现年轻人的中医药养生保健素养高于老年人，主要体现为年轻人的中医药养生保健方式较多，而老年人对中医药养生保健方式的了解渠道少且了解程度较低，接受知识较慢。一些人利用中医药开展虚假宣传，导致许多人特别是老年人上当受骗。这些不良事件的发生不但影响了中医药的社会信誉度，扰乱了中医药服务市场，更给中医药文化的传播和发展带来了消极影响。科学、权威、接地气的中医药养生保健科普不仅能提高民众的中医药养生保健素养，还能让打着中医药旗号变相进行产品推销的不良商家无处藏身，从而维护中医药养生保健及中医药在公众心中的良好形象和声誉。

在中医药健康旅游方面，存在发展不均衡、中医药与旅游结合不够紧密的问题，同时还面临着国外养生旅游的冲击。我国 31 个省（区、市）的旅游资源禀赋及发展程度不同，受旅游业开发历史及经济水平的影响，东部和中部地区的旅游景区数量和品质较西部地区好，且我国东部和中部比西部地区交通可达性强，旅客周转量较大。不少地方发展中医药健康旅游的文化基础薄弱，已有的中医药养生旅游资源挖掘、整合不到位，旅游活动还未能充分运用中医药养生方法、手段服务游客。中医药养生旅游服务人才严重缺

乏，少数景区（点）中医药养生旅游形同虚设。近年来，养生旅游在世界范围内蓬勃开展。泰国、新加坡、马来西亚等国家已形成具有自身特色的养生旅游业，这将对中国的中医药养生旅游市场造成一定的冲击。

综上，本报告提出建议如下：完善市场准入及监管制度，优化中医药养生保健的发展环境；完善中医药养生保健服务人才培养培训体系，建设人才评价激励机制；大力推进产学研结合，对中医药养生保健进行深度开发，完善产业链；大力开展中医中药中国行活动，传播中医药知识和易于掌握的养生保健技术方法，加强中医药非物质文化遗产保护和传承运用，实现中医药健康养生文化的创造性转化、创新性发展。在中医药健康旅游方面，一方面要健全中医药健康旅游的服务质量标准，大力挖掘开发当地的特色中医药健康旅游产品，促进中医药与旅游的深度融合，借助“一带一路”建设的东风推动中医药健康旅游国际化；另一方面要完善当地的旅游环境，如加强旅游基础设施建设、完善景区道路与停车场、改善旅游厕所设施等。

参考文献

[1] 张玲：《中医药养生旅游市场开发研究》，合肥工业大学硕士学位论文，2016。

[2] 陈克强：《广西中医药养生旅游的发展策略研究》，广西大学硕士学位论文，2016。

[3] 陈力：《中医药养生旅游发展战略研究》，《洛阳师范学院学报》2017 年第 9 期。

[4] 魏敏、乔婷婷、范艳存：《基于政策工具的我国中医药养生保健服务政策内容分析》，《中国农村卫生事业管理》2019 年第 10 期。

[5] 胡广芹、庞国明、佘延芬等：《中医药健康旅游等级划分与评定标准研究思路》，《世界中医药》2017 年第 5 期。

[6] 徐喆、黄雪华、秦天一等：《中医养生保健服务体系发展的现状探讨》，《中国中医药现代远程教育》2019 年第 9 期。

[7] 喻静娴：《基层医疗机构开展中医治未病健康服务的障碍因素与发展对策研究》，杭州师范大学硕士学位论文，2019。

[8] 何黎、曹悦、胡远樟等：《基于中医“治未病”理论的中医四诊在中医体检中

的应用及意义》，《科学技术创新》2020 年第 3 期。
[9] 于秋阳：《中国旅游产业潜力研究》，华东师范大学博士学位论文，2010。
[10] 周志伟、贾杨、郑晓虹等：《大健康产业背景下养生膏方产品开发策略研究》，《中医药管理杂志》2020 年第 14 期。
[11] 艾青青、兰志琼、李倩等：《我国中医药科普的发展现状研究》，《亚太传统医药》2017 年第 23 期。
[12] 谭巍、靳琦、高莉敏等：《2014 年中国公民中医养生保健素养调查方案简介》，《中国健康教育》2018 年第 1 期。
[13] 谭巍、靳琦、赵玉洋等：《2017 年中国公民中医药健康文化素养水平及影响因素分析》，《中国中药杂志》2019 年第 13 期。
[14] 陈安琪、张洪雷、徐爱军：《健康中国战略视域下中医药服务现状及对策研究》，《中医药导报》2019 年第 19 期。

B.5
2020年中国中医药教育评价报告

潘华峰　张　聿*

摘　要： 本报告通过选取6个指标，并采用德尔菲法通过专家咨询为各指标赋予权重，构建了中国中医药教育评价指标体系，以31个省（区、市）中医药教育为研究对象，对中医药教育发展情况进行了综合评价。结果显示，综合评价排名前三位的为北京市、天津市、上海市，东部地区综合评价排名优于中部和西部地区，已提出建设“中医药强省”目标的17个省份中医药教育明显优于未提出建设“中医药强省”目标的省份，且好于全国平均水平。本报告认为，中医药教育综合评价排名相对落后的省份应加大教育投入，扩大中医本科生和研究生的招生规模，为中医药事业的发展提供稳定、优质的人力资源。

关键词： 中医药　教育　省际比较

我国中医药教育有广义和狭义之分。狭义的中医药教育指中医药高等教育，广义的中医药教育包括为满足中医药事业发展所作的所有教育工作，包括高等教育、师承教育、继续教育等。为拓宽中医药教育的内涵，进一步明确中医药教育的概念，响应国家主动服务调结构、传承创新育新才、医教协同提质量三个方面的号召，本报告将中医药教育定义为培养能够传承好中医

---

* 潘华峰，广州中医药大学副校长，中医内科学博士，教授，博士生导师，主要研究方向为中医药文化传播、卫生事业管理；张聿，广州中医药大学公共卫生与管理学院在读硕士研究生，主要研究方向为卫生政策、疾病负担。

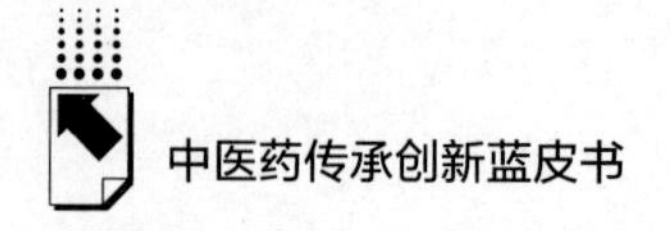

药文化与技术、服务好中医药事业的人才的教育活动。

本报告采用多种评价方法，全面分析全国、各省份及地区间的中医药教育水平，旨在为缩小省际和地区间的中医药教育水平差异提供依据，全面提升中医药教育水平，提高中医药人才培养质量，适应当今“大健康时代”对中医药发展的需求。

一 中医药教育发展现状

新中国成立后，党和国家高度重视中医药事业的发展和中医药人才的培养，为构建我国独具特色的卫生与健康服务体系提供了强有力的人才保障。随着我国经济社会的发展，健康成为人民群众最核心的基本需求，中医药高等教育改革紧密围绕人民群众对健康的需求，为广大人民群众谋健康福祉，以中医药事业传承发展为根本目标。2019 年 10 月 25 日，全国中医药大会召开，《关于促进中医药传承创新发展的意见》发布，将中医药的地位提升至前所未有的新高度，开启了新时代中医药振兴发展的新篇章，在中医药发展史上具有里程碑意义。一系列政策的颁布与实施，将中医药发展上升为国家战略，为中医药发展提供了源源不断的动力，加快了中医药的发展进程。随着人们养生保健意识的增强，中医药在治未病中的主导作用、在重大疾病治疗中的协同作用、在疾病康复中的核心作用明显，并以其低费用、副作用小等突出特点，越来越受老百姓的推崇。

中医药高等教育规模不断扩大，形成了以中医药为主体、相关学科协调发展的办学格局，实现了从高职本科到硕士、博士的多层次、多学科、多元化体系全覆盖。60 余年来，我国中医药高等教育从无到有、从弱到强，已经实现了跨越式发展，形成了具有特色的现代中医药高等教育体系，并成为我国高等教育的重要组成部分。目前全国有高等中医药院校 40 余所，其中独立设置本科的中医药高等院校 25 所，培养了近 200 万名中医药专业人才，这些人才在中医医疗、保健、科研、教育、产业、文化、对外交流与合作等多个领域助推中医药事业发展，并在积极服务“走出去”和“一带一路”

建设中，成为传播中医药文化和中华文化的重要使者。

2014 年起，国家中医药管理局深入贯彻《中共中央国务院关于深化医药卫生体制改革的意见》，启动实施中医住院医师规范化培训工作，深化医教协同，着重培养中医临床思维，加快培养中医临床专业人才。2018 年，国家中医药管理局印发《关于深化中医药师承教育的指导意见》，明确提出构建师承教育与院校教育、毕业后教育和继续教育有机结合，贯穿中医药人才发展全过程的中医药师承教育体系，建立内涵清晰、模式丰富、机制健全的中医药师承教育制度，逐步形成发展中医药师承教育的良好氛围。

中医药继续教育是医学教育体系的重要组成部分。党的十八大以来，中医药主管部门、中医药机构、社会团体及广大中医药相关人员以突出中医药特色为核心，不断推进中医药继续教育的发展。2008～2019 年，国家共组织实施 12113 项国家级中医药继续教育项目，年均培训中医药专业技术人员近 19 万次，大部分省份也开展了省级中医药继续教育项目。教育部高等教育司副司长王启明提出中医药高等教育机构要深入贯彻落实《关于促进中医药传承创新发展的意见》和全国中医药大会精神，从主动服务调结构、传承创新育新才、医教协同提质量三个方面开展好工作。全国中医药教育发展中心总顾问王国强提出，希望中心能够把握新机遇，勇担新使命，努力建设具有中国特色、中医药特色、中医药风格、中医药气派、中医药模式的中医药高等教育体系。

2020 年 9 月，国务院办公厅印发《关于加快医学教育创新发展的指导意见》，从全面优化医学人才培养结构、全力提升院校医学人才培养质量、深化住院医师培训和继续医学教育改革及完善保障措施等四个方面提出 17 条改革举措，指出要传承创新发展中医药教育，将中医药课程列入临床医学类专业必修课程，稳步发展中医学类专业教育，到 2025 年，医学教育学科专业结构更加优化，管理体制机制更加科学高效；医科与多学科深度交叉融合、高水平的医学人才培养体系基本建立，培养质量进一步提升；医学人才使用激励机制更加健全。到 2030 年，建成具有中国特色、更高水平的医学人才培养体系，医学科研创新能力显著提高，服务卫生健康事业的能力显著增强。

中医药教育体系改革也吸引了国内许多专家、学者或中医药事业从业人员进行了探索。倪昊翔等人提出，现有高等中医药教育体系培养出的专业人才存在着传统文化底蕴不深、中医经典学习不足、现代科技手段及研究方法掌握不够、临床实践能力薄弱等诸多问题。结合当前时代背景以及人才培养新要求，倪昊翔等人对如何深度构建中医药人才培养新体系进行了思考和探索，并提出了“传统文化＋中医思维＋现代科技与人文知识＋临床能力＋N”五位一体的中医药人才培养新思路。近年来，我国对医药类研究生教育进行了重大改革，但医学专业学位研究生人才培养仍存在供不应求现象。2015 年以来，国家对研究生招生计划的增量均集中在专业学位上，使专业学位一志愿上线生源数持续增加。以广州中医药大学为例，因前几年八年制学生的成倍扩招，规培基地容量趋于“饱和”，而新增规培基地需要经历较长的考察周期和繁杂的申报程序，且短期内也较难培养出优质的导师带教队伍，广州中医药大学专业学位研究生招生规模与基地培养质量把控之间出现了矛盾。林连美等人提出，如何在医学高等院校做到真正意义上的“师带徒”是中医药教育工作中亟待解决的问题。李振吉等人提出中医药教育发展战略必须把人才质量放在首位，而当前最需要做的工作就是建立衡量人才质量的标准体系。李宝赫等人认为，当今中医药院校药学专业本科人才培养注重学生理论学习和知识掌握，实验临床等多为教学辅助，学生无法将课堂所学理论知识真正应用于临床实践，导致人才入职时社会适应性不强，实际动手能力较弱，对于专业技术性岗位无法适应，人才的合理应用受到较大制约。马天梅等人认为当前全国中医住院医师规范化培训工作的总体发展态势良好，但各培训基地之间发展不平衡，同质化程度较高。可见，国内学者对中医药教育体系以及中医药教育体系改革的路径已经做了深刻的剖析，并进行了诸多尝试。

二　中国中医药教育评价指标体系

（一）中国中医药教育评价指标体系构建

采用德尔菲法经两轮专家咨询后，筛选出了中国中医药教育的主要评价

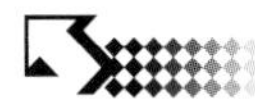

指标，主要涵盖各省份中医研究生人数及本科生人数，国家中医药管理局中医药重点学科建设情况、被授予国家名中医称号情况、中医药优势特色教育培训基地数、中医住院医师规范化培训基地数年增长率6个指标。结合全国各省份人口分布及发展现状，将部分绝对数指标相对化后，得到中国中医药教育评价指标体系，如表1所示。

表1　中国中医药教育评价指标体系

一级指标	二级指标	二级指标	权重
中医药教育	中医教育与培养	每万人口中医研究生数	0.179
		每万人口中医本科生数	0.186
		国家中医药管理局中医药重点学科数	0.168
		被授予国家名中医称号的人数	0.149
		中医药优势特色教育培训基地数	0.156
		中医住院医师规范化培训基地数年增长率	0.161

各项指标解释如下。

每万人口中医研究生数。我国中医药领域正处于高速发展时期，需要大量高素质的创新人才，研究生规模决定未来中医药“守正创新”发展的速度。该指标反映当地中医研究生培养规模大小，以当地中医专业研究生数除以当地常住人口数量，再乘以10000。

每万人口中医本科生数。60余年来，我国中医药高等教育从无到有、从弱到强，已经实现了跨越式发展。具有特色的现代中医药高等教育体系在我国已基本形成，并成为我国高等教育的重要组成部分。目前全国有高等中医药院校40余所，其中独立设置本科的中医药高等院校25所。中医本科教育依然是当今中医人才培养的主渠道，对于稳定中医队伍、持续开展中医理论研究和临床实践起着重要作用。该指标反映当地中医本科生培养规模大小，以当地中医专业本科生数除以当地常住人口数量，再乘以10000。

国家中医药管理局中医药重点学科数。国家中医药管理局中医药重点学科建设是为推动中医药学术进步和知识创新、促进中医药事业可持续发展、保持和发挥中医药特色优势、提高中医药疗效和服务能力与水平的一项重要工作。该指标反映某省份或地区中医药重点学科建设的能力。

被授予国家名中医称号的人数。国家名中医为省级名中医、省级以上老中医药专家学术经验继承工作指导老师或全国优秀中医临床人才，对传承好大师、名中医的学术思想与实践经验，激励广大中医药人投身振兴发展中医药事业能产生积极推动作用。该指标反映高层次中医药人才分布情况及其带动当地中医药传承、创新的能力。

中医药优势特色教育培训基地数。中医学以经验学著称，学员虽然可通过学校集中接受理论教育，但仍然需要广泛的临床实践和名师的指点才能体会中医理论的精髓。要“早临床、多临床、反复临床”，通过实践激发学员的潜能。中医药优势特色教育培训基地在弘扬特色、重在实效的基础上，将理论传授与实际操作相结合，有利于加强中医药人才队伍建设，推进中医药人才培养工作。该指标反映某省份或地区中医药教育发展水平和建设能力。

中医住院医师规范化培训基地数年增长率。住院医师规范化培训是医学生在完成本科医学教育后，在认定的培训基地以住院医师身份接受系统化、规范化培训，着重提高临床诊疗能力。医教协同，深化临床医学人才培养改革政策的推进使中医住院医师规范化培训工作取得了重大突破。该指标反映中医住院医师规范化培训基地数量的增长速度，以新一批中医住院医师规范化培训基地数除以上一批中医住院医师规范化培训基地数后再减 1。

（二）评价指标数据来源

本报告以 31 个省（区、市）为研究对象，所使用的数据均为网上公开发布的数据，数据来源主要为国家中医药管理局发布的《2018 年全国中医药统计摘编》及国家中医药管理局官网发布的其他数据。

三　中国中医药教育评价结果

（一）中国中医药教育评价得分总体情况

中国中医药教育评价得分排名前五位的省（区、市）为北京市、天津市、上海市、湖南省以及新疆维吾尔自治区，得分分别为96.24分、77.97分、74.99分、74.87分、74.44分，第一名和第二名之间相差18.27分；排名后五位的省（区、市）为青海省、宁夏回族自治区、内蒙古自治区、重庆市、海南省，得分分别为67.54分、66.70分、66.15分、65.53分、64.64分；得分处于中位数水平的省份为江西省，得分为72.13分，共有18个省（区、市）得分低于总体平均分72.17分，占所有省（区、市）个数的58.06%。

（二）中国中医药教育评价指标得分深度分析

1. 单个指标分析

各省（区、市）中医药教育评价指标得分及排名如表2所示。

表2　中国31个省（区、市）中医药教育各评价指标排名

单位：分

省(区、市)	每万人口中医研究生数		每万人口中医本科生数		国家中医药管理局中医药重点学科数		被授予国家名中医称号的人数		中医药优势特色教育培训基地数		中医住院医师规范化培训基地数年增长率	
	排名	得分	排名	得分	排名	得分	排名	得分	排名	得分	排名	得分
北京市	1	100.00	1	100.00	1	100.00	1	100.00	1	100.00	3	76.67
天津市	2	96.26	4	86.55	4	74.86	27	65.71	8	70.00	13	70.00
河北省	29	62.09	6	83.05	19	66.86	3	77.14	28	60.00	2	85.00
山西省	23	64.14	23	73.78	19	66.86	3	77.14	15	65.00	13	70.00
内蒙古自治区	24	64.05	27	68.62	26	63.43	27	65.71	15	65.00	13	70.00

续表

省(区、市)	每万人口中医研究生数		每万人口中医本科生数		国家中医药管理局中医药重点学科数		被授予国家名中医称号的人数		中医药优势特色教育培训基地数		中医住院医师规范化培训基地数年增长率	
	排名	得分	排名	得分	排名	得分	排名	得分	排名	得分	排名	得分
辽宁省	6	69.79	3	88.08	4	74.86	27	65.71	15	65.00	7	75.00
吉林省	5	72.01	5	84.93	4	74.86	20	71.43	15	65.00	13	70.00
黑龙江省	4	73.39	17	76.53	4	74.86	27	65.71	15	65.00	11	73.33
上海市	3	82.54	24	73.29	4	74.86	3	77.14	3	75.00	29	66.67
江苏省	7	69.50	20	74.68	2	76.00	27	65.71	2	80.00	27	68.33
浙江省	12	66.94	18	75.55	12	72.57	3	77.14	15	65.00	13	70.00
安徽省	26	63.87	15	78.03	17	69.14	3	77.14	8	70.00	7	75.00
福建省	8	68.22	21	74.30	10	73.71	3	77.14	3	75.00	11	73.33
江西省	15	66.13	8	81.07	18	68.00	3	77.14	15	65.00	7	75.00
山东省	16	65.98	19	75.02	2	76.00	3	77.14	3	75.00	13	70.00
河南省	28	63.38	13	79.33	14	71.43	3	77.14	15	65.00	3	76.67
湖北省	20	64.59	16	77.00	14	71.43	20	71.43	3	75.00	28	68.00
湖南省	14	66.25	2	89.47	10	73.71	20	71.43	8	70.00	3	76.67
广东省	9	68.16	25	71.97	4	74.86	3	77.14	3	75.00	13	70.00
广西壮族自治区	17	65.68	11	79.66	19	66.86	20	71.43	8	70.00	3	76.67
海南省	31	60.00	28	66.06	31	61.14	20	71.43	28	60.00	13	70.00
重庆市	30	60.94	31	63.42	26	63.43	3	77.14	15	65.00	31	65.00
四川省	13	66.69	10	80.49	12	72.57	3	77.14	8	70.00	13	70.00
贵州省	18	65.29	7	81.62	22	65.71	3	77.14	15	65.00	13	70.00
云南省	21	64.18	22	74.10	22	65.71	20	71.43	15	65.00	7	75.00
西藏自治区	19	65.20	14	79.21	29	62.29	3	77.14	15	65.00	13	70.00
陕西省	11	67.22	9	81.01	14	71.43	20	71.43	8	70.00	29	66.67
甘肃省	10	67.70	12	79.65	22	65.71	3	77.14	15	65.00	13	70.00
青海省	25	64.01	26	71.13	26	63.43	3	77.14	28	60.00	13	70.00
宁夏回族自治区	27	63.59	29	66.01	25	64.57	3	77.14	28	60.00	13	70.00
新疆维吾尔自治区	22	64.16	30	65.61	29	62.29	2	88.57	8	70.00	1	100.00

每万人口中医研究生数排名前三位的分别为北京市、天津市、上海市，排名后三位的省（区、市）分别为河北省、重庆市、海南省，其中河北省、重庆市的得分分别为62.09分、60.94分，海南医学院2018年获批中医学一级

学科硕士学位授权点，2019 年开始启动招生工作，因此最终得分为 60.00 分，共有 24 个省（区、市）低于该指标的平均分 68.45 分，占所有省（区、市）个数的 77.42%。每万人口中医本科生数排名前三位的分别为北京市、湖南省、辽宁省，排名后三位的分别为宁夏回族自治区、新疆维吾尔自治区、重庆市，得分分别为 66.01 分、65.61 分、63.42 分，共有 16 个省（区、市）低于该指标的平均分 77.39 分，占所有省（区、市）个数的 51.61%。

以上两个相对指标中，部分省（区、市）的排名与我们的日常认知不同，我们结合中医研究生人数和中医本科生人数两个绝对指标来进行对比分析，结果如表 3 所示。以每万人口中医研究生数为例，中医研究生人数与每万人口中医研究生数各省（区、市）得分分别如图 1 和图 2 所示。广东省每万人口中医研究生数指标得分为 68.16 分，排名为第 9，若以绝对指标即中医研究生人数为指标排名，广东省得分 100.00 分，排名为第 1 名。这种差异与广东省为常住人口大省有关。随着我国城镇化率进程明显，2018 年末广东省常住人口数量为 11346 万人，位列全国第 1 名，也因此造成了广东省在中医研究生人数方面的优势被削弱，尽管如此，我们仍要承认广东省、北京市、江苏省在中医研究生培养规模上的优势地位。

表 3　中国各省（区、市）中医高等教育得分情况对比

单位：分

省(区、市)	中医研究生人数	排名	中医本科生人数	排名	每万人口中医研究生数	排名	每万人口中医本科生数	排名
北京市	97.24	2	76.95	14	100.00	1	100.00	1
天津市	84.45	5	68.15	23	96.26	2	86.55	4
河北省	66.81	23	94.27	3	62.09	29	83.05	6
山西省	66.65	24	70.08	22	64.14	23	73.78	23
内蒙古自治区	64.43	26	64.30	25	64.05	24	68.62	27
辽宁省	78.45	10	84.09	7	69.79	6	88.08	3
吉林省	74.04	13	73.26	18	72.01	5	84.93	5
黑龙江省	81.83	8	72.27	19	73.39	4	76.53	17
上海市	83.62	7	66.34	24	82.54	3	73.29	24
江苏省	93.05	3	83.26	8	69.50	7	74.68	20

续表

省(区、市)	中医研究生人数	排名	中医本科生人数	排名	每万人口中医研究生数	排名	每万人口中医本科生数	排名
浙江省	77.21	11	77.55	13	66.94	12	75.55	18
安徽省	70.59	19	82.44	9	63.87	26	78.03	15
福建省	74.00	14	71.08	20	68.22	8	74.30	21
江西省	72.31	15	79.27	11	66.13	15	81.07	8
山东省	85.98	4	89.69	5	65.98	16	75.02	19
河南省	74.05	12	96.52	2	63.38	28	79.33	13
湖北省	71.73	18	79.79	10	64.59	20	77.00	16
湖南省	78.63	9	100.00	1	66.25	14	89.47	2
广东省	100.00	1	86.72	6	68.16	9	71.97	25
广西壮族自治区	72.08	16	79.05	12	65.68	17	79.66	11
海南省	60.00	31	61.11	30	60.00	31	66.06	28
重庆市	61.26	27	62.09	27	60.94	30	63.42	31
四川省	84.11	6	93.62	4	66.69	13	80.49	10
贵州省	68.23	22	75.31	16	65.29	18	81.62	7
云南省	68.73	21	73.40	17	64.18	21	74.10	22
西藏自治区	60.77	30	61.30	29	65.20	19	79.21	14
陕西省	72.05	17	75.97	15	67.22	11	81.01	9
甘肃省	68.77	20	70.20	21	67.70	10	79.65	12
青海省	61.04	29	61.32	28	64.01	25	71.13	26
宁夏回族自治区	61.07	28	60.81	31	63.59	27	66.01	29
新疆维吾尔自治区	64.47	25	62.75	26	64.16	22	65.61	30

国家中医药管理局中医药重点学科数排名前三位的分别为北京市、江苏省、山东省，排名后三位的分别为新疆维吾尔自治区、西藏自治区、海南省，得分分别为62.29分、62.29分、61.14分，共有15个省（区、市）得分低于该指标的平均分70.43分，占所有省（区、市）个数的48.39%。

被授予国家名中医称号的人数排名前两位的为北京市和新疆维吾尔自治区，另有多个城市得分、排名相同，可见在申报、评审过程中，申报名额在地区和省份间相对均衡，共有12个省（区、市）得分低于该指标的平均分75.12分，占所有省（区、市）个数的38.71%。

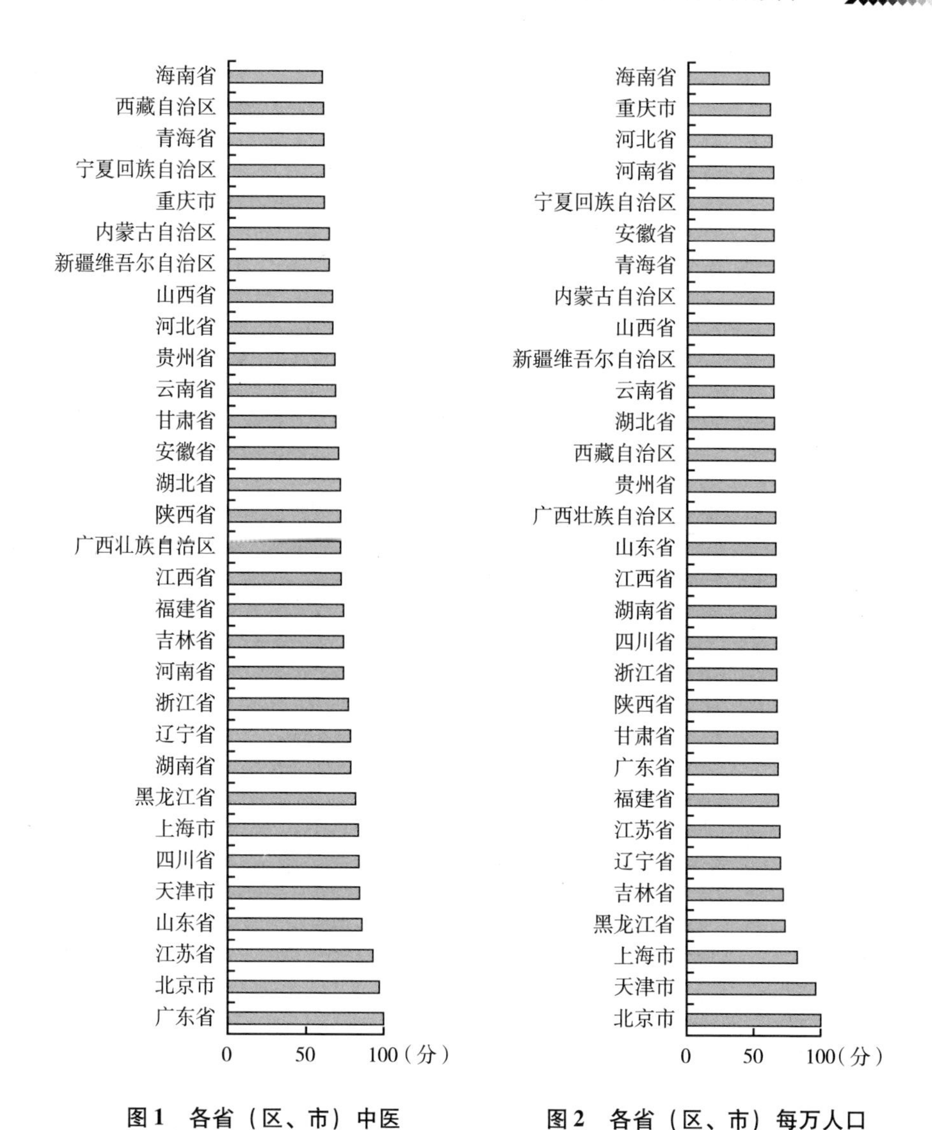

图1　各省（区、市）中医研究生人数得分情况

图2　各省（区、市）每万人口中医研究生数得分情况

中医药优势特色教育培训基地数排名前三位的为北京市、江苏省、上海市，海南省、宁夏回族自治区、海南省、河北省在2018年及以前尚未成立中医药优势特色教育培训基地，因此该指标得分为60.00分。

中医住院医师规范化培训基地数年增长率排名前三位的为新疆维吾尔自治区、河北省、北京市，排名后三位的为上海市、陕西省、重庆市，得分分别为66.67分、66.67分、65.00分，共有19个省（区、市）得分低于该指标的平均分72.68分，占所有省（区、市）个数的61.29%。该指标着重反映某省份或地区中医住院医师规范化培训基地数的增长速率和发展潜力，一定程度上忽视了该省份或地区所实际拥有的培训基地数量。若以2018年31个省（区、市）所拥有的中医住院医师规范化培训基地数为参考指标，进行评分和排名的结果如表4所示。大部分省（区、市）实际拥有的中医住院医师规范化培训基地数与其年增长率指标得分的情况并不一致。

表4 各省（区、市）中医住院医师规范化培训基地数与其年增长率指标得分情况

单位：分

省(区、市)	中医住院医师规范化培训基地数	排名	中医住院医师规范化培训基地数年增长率	排名
北京市	89.09	7	76.67	3
天津市	74.55	22	70.00	13
河北省	85.45	11	85.00	2
山西省	74.55	22	70.00	13
内蒙古自治区	81.82	14	70.00	13
辽宁省	78.18	15	75.00	7
吉林省	74.55	22	70.00	13
黑龙江省	85.45	11	73.33	11
上海市	78.18	15	66.67	29
江苏省	100.00	1	68.33	27
浙江省	96.36	2	70.00	13
安徽省	78.18	15	75.00	7
福建省	85.45	11	73.33	11
江西省	78.18	15	75.00	7
山东省	96.36	2	70.00	13
河南省	89.09	7	76.67	3
湖北省	92.73	6	68.00	28
湖南省	89.09	7	76.67	3
广东省	96.36	2	70.00	13
广西壮族自治区	89.09	7	76.67	3

续表

省(区、市)	中医住院医师规范化培训基地数	排名	中医住院医师规范化培训基地数年增长率	排名
海南省	67.27	28	70.00	13
重庆市	70.91	27	65.00	31
四川省	96.36	2	70.00	13
贵州省	74.55	22	70.00	13
云南省	78.18	15	75.00	7
西藏自治区	67.27	28	70.00	13
陕西省	78.18	15	66.67	29
甘肃省	74.55	22	70.00	13
青海省	67.27	28	70.00	13
宁夏回族自治区	67.27	28	70.00	13
新疆维吾尔自治区	78.18	15	100.00	1

为了更直观地表现两个指标得分之间的差异，本报告将各省（区、市）的得分转化为柱状图如图3所示。差异较大的有江苏省、浙江省、广东省、四川省和新疆维吾尔自治区，其中前四个省份为较早提出建设“中医药强省”目标的省份，是中医药事业发展的先行者，其发展已进入稳定期，因此年增长率较小，新疆维吾尔自治区虽然初始阶段较为落后，但近年受扶持政策的影响，中医住院医师规范化培训基地数呈现迅速增长的趋势。

2. 地区指标得分差异分析

本报告按照我国地理位置与统计习惯将我国31个省（区、市）划分为东部、中部、西部三个地区。各地区中医药教育评价平均排名如图4所示。东部地区平均排名为10.55名，在三个地区中位列第一；西部地区平均排名为21.67名，在三个地区中排名末位；中部地区平均排名为15.00名，处中间水平。

东部地区省（市）各指标得分及排名情况如表5所示。我国东部地区主要包括北京市、天津市、河北省、辽宁省、上海市、江苏省、浙江省、福建省、山东省、广东省、海南省11个省（市）。总得分排名前三位的分别

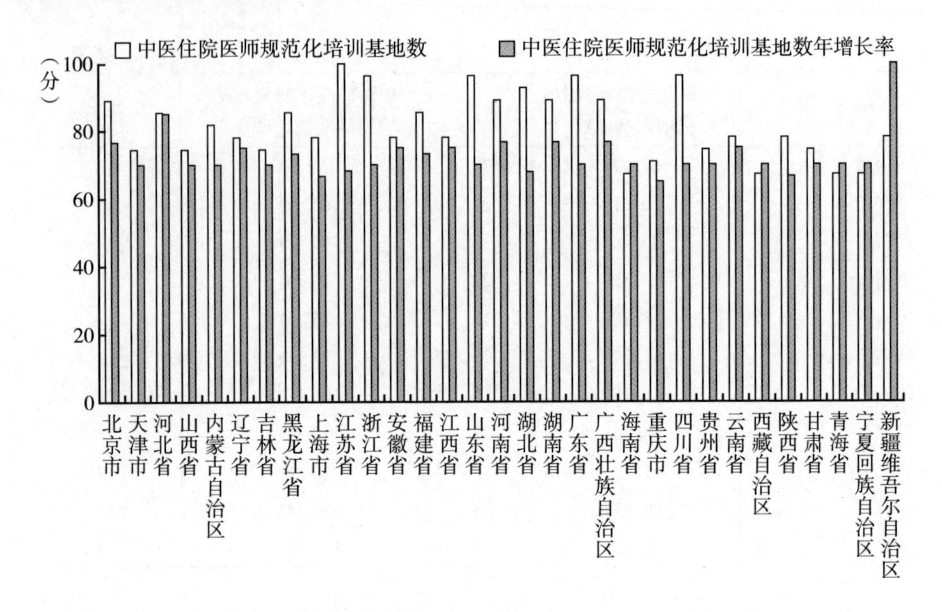

图3　各省（区、市）中医住院医师规范化培训基地数与其年增长率指标得分对比

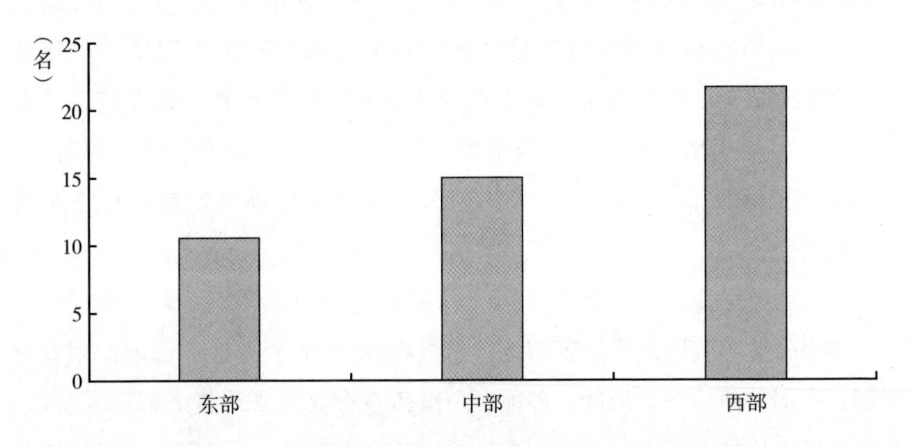

图4　东、中、西部地区中医药教育评价平均排名对比

为北京市、天津市、上海市，排名后三位的分别为河北省、浙江省、海南省。东部地区每万人口中医研究生数的平均得分为73.59分，其中，北京市、天津市和上海市得分高于该地区的平均分。东部地区每万人口中医本科生数平均得分为78.96分，共有4个省（市）得分高于该地区的平均分，它们分别是北京市、天津市、河北省、辽宁省。东部地区国家中医药管理局重点学科数的平均得分为75.06分，共有3个省（市）得分高于该地区的平均分，它们分别是北京市、江苏省、山东省。东部地区被授予国家名中医称号的人数的平均得分为75.58分，共有7个省（市）得分高于该地区的平均分，它们分别是北京市、河北省、上海市、浙江省、福建省、山东省、广东省。东部地区中医药优势特色教育培训基地数的平均得分为72.73分，共有6个省（市）得分高于该地区的平均分，它们分别是北京市、上海市、江苏省、福建省、山东省、广东省。东部地区中医住院医师规范化培训基地数年增长率的平均得分为72.27分，共有4个省（市）得分高于该地区的平均分，它们分别是北京市、河北省、辽宁省、福建省。

表5　东部地区省（市）各指标得分及排名情况

单位：分

省(市)	每万人口中医研究生数	每万人口中医本科生数	国家中医药管理局中医药重点学科数	被授予国家名中医称号的人数	中医药优势特色教育培训基地数	中医住院医师规范化培训基地数年增长率	得分	排名
北京市	100.00	100.00	100.00	100.00	100.00	76.67	96.24	1
天津市	96.26	86.55	74.86	65.71	70.00	70.00	77.97	2
河北省	62.09	83.05	66.86	77.14	60.00	85.00	72.41	9
辽宁省	69.79	88.08	74.86	65.71	65.00	75.00	73.54	4
上海市	82.54	73.29	74.86	77.14	75.00	66.67	74.99	3
江苏省	69.50	74.68	76.00	65.71	80.00	68.33	72.44	8
浙江省	66.94	75.55	72.57	77.14	65.00	70.00	71.21	10
福建省	68.22	74.30	73.71	77.14	75.00	73.33	73.49	5
山东省	65.98	75.02	76.00	77.14	75.00	70.00	73.07	6
广东省	68.16	71.97	74.86	77.14	75.00	70.00	72.70	7
海南省	60.00	66.06	61.14	71.43	60.00	70.00	64.64	11
平均分	73.59	78.96	75.06	75.58	72.73	72.27	74.79	

将东部地区省（市）各指标得分转换为柱状图如图5所示。可见北京市除中医住院医师规范化培训基地数年增长率外，在其他5个指标上的优势

非常明显。而海南省在6个指标上均存在一定弱势，主要是由于海南省仅一所医学类高等院校，即海南医学院。海南医学院中医学院于2008年5月经海南医学院批准，在海南医学院中医学系的基础上成立，内辖中医学、中西医临床、针灸推拿三个本科专业；2018年获批首个中医学一级学科硕士学位授权点，2019年海南医学院硕士研究生招生专业目录显示拟录取6人（推免1人），2020~2021年硕士研究生招生专业目录显示拟录取10人，可见海南省在医学院校的数量和中医研究生、本科生的招生规模以及学科建设上都存在一定劣势。其更深层次的原因可能是经济发展水平制约了教育发展水平。教育发展水平在某种程度上取决于经济发展水平，教育要得到长远的发展，必须要有坚强的经济基础来做保证。经济的发展速度制约着教育的发展速度。经济总量影响着教育投入，经济的发展速度越快，经济总量就越大，教育投入相应地也越大。经济发展对高等教育的制约和影响，不仅表现为高等教育发展水平必须与生产力发展水平相适应，还在相对微观的层面上表现为经济发展过程中的波动变化，也会反映在高等教育发展过程中，对高等教育的各个方面产生影响。因此，中医药教育的整体发展离不开高校的学科建设，更依托于当地的经济发展。

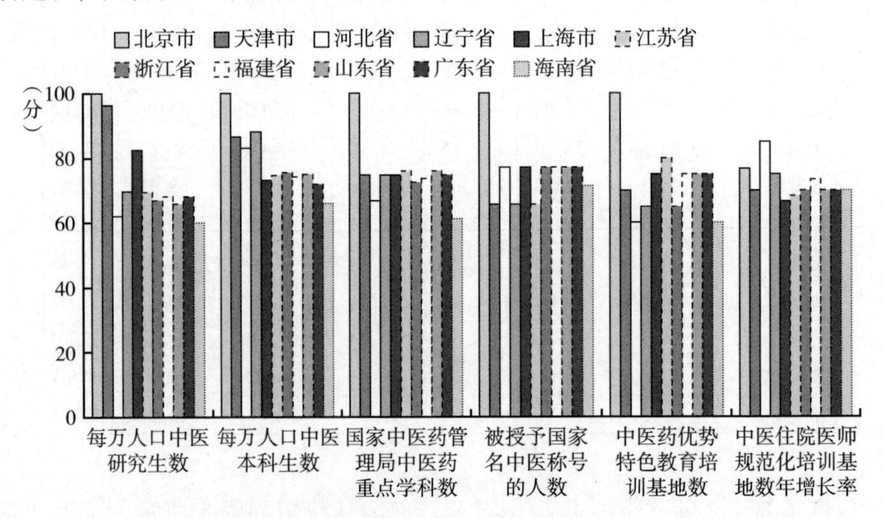

图5　东部地区省（市）各指标得分情况

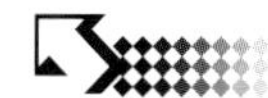

中部地区各省各指标得分及排名情况如表6所示。我国中部地区主要包括山西省、吉林省、黑龙江省、安徽省、江西省、河南省、湖北省、湖南省8个省份，其中总得分排名前三位的分别为湖南省、吉林省和河南省。中部地区每万人口中医研究生数的平均得分为66.72分，共有2个省得分高于该地区的平均得分，它们分别是吉林省和黑龙江省。中部地区每万人口中医本科生数的平均得分为80.02分，共有3个省得分高于该地区的平均得分，它们分别是吉林省、江西省、湖南省。中部地区国家中医药管理局中医药重点学科数的平均得分为71.29分，共有5个省得分高于该地区的平均得分，它们分别是吉林省、黑龙江省、河南省、湖北省、湖南省。中部地区被授予国家名中医称号的人数的平均得分为73.57分，共有4个省得分高于该地区的平均得分，它们分别是山西省、安徽省、江西省、河南省。中部地区中医药优势特色教育培训基地数的平均得分为67.50分，共有3个省得分高于该地区的平均分，它们分别是湖北省、湖南省和安徽省。中部地区中医住院医师规范化培训基地数年增长率的平均得分为73.08分，共有5个省得分高于该地区的平均得分，它们分别是黑龙江省、安徽省、江西省、河南省、湖南省。

表6　中部地区各省各指标得分及排名情况

单位：分

省份	每万人口中医研究生数	每万人口中医本科生数	国家中医药管理局中医药重点学科数	被授予国家名中医称号的人数	中医药优势特色教育培训基地数	中医住院医师规范化培训基地数年增长率	得分	排名
山西省	64.14	73.78	66.86	77.14	65.00	70.00	69.41	8
吉林省	72.01	84.93	74.86	71.43	65.00	70.00	73.40	2
黑龙江省	73.39	76.53	74.86	65.71	65.00	73.33	71.76	6
安徽省	63.87	78.03	69.14	77.14	70.00	75.00	72.13	4
江西省	66.13	81.07	68.00	77.14	65.00	75.00	72.13	5
河南省	63.38	79.33	71.43	77.14	65.00	76.67	72.16	3
湖北省	64.59	77.00	71.43	71.43	75.00	68.00	71.24	7
湖南省	66.25	89.47	73.71	71.43	70.00	76.67	74.87	1
平均分	66.72	80.02	71.29	73.57	67.50	73.08	72.14	

将中部地区各省各指标得分转换为柱状图如图6所示。可见吉林省和黑龙江省在每万人口中医研究生数上优势明显，湖南省在每万人口本科生数上的优势非常明显。以上省份均有多所高校开办中医学专业，具备一定的中医学高等人才培养能力。以吉林省为例，开设中医学专业的高校有延边大学、长春中医药大学、长春科技学院，其中延边大学为“211”重点建设高校。而黑龙江省在被授予国家名中医称号的人数上处于劣势地位，名医传承是推动中医药学术发展的重要举措，黑龙江省应抓紧鼓励省级名中医申报国家名中医。湖北省在中医住院医师规范化培训基地数年增长率指标排名上处于较为明显的劣势地位，而实际上湖北省中医住院医师规范化培训基地数在全国的排名与其年增长率指标在全国的排名相反，在中部地区处于优势地位。

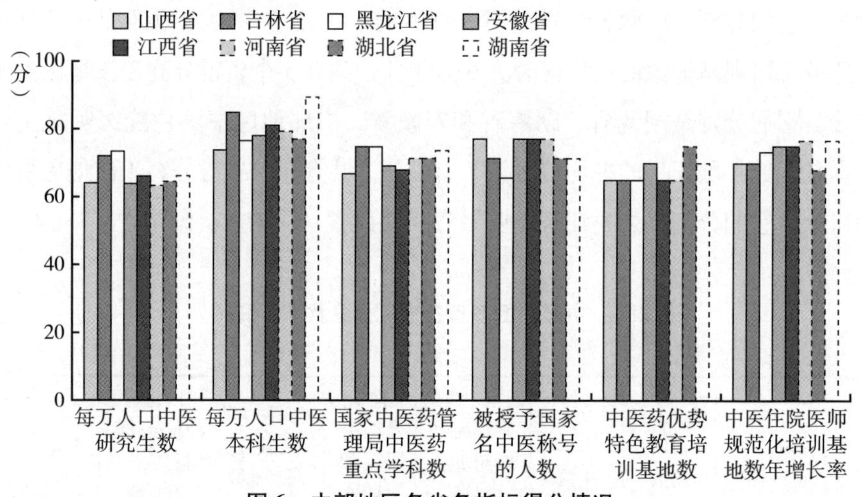

图6　中部地区各省各指标得分情况

西部地区省（区、市）各指标得分及排名情况如表7所示。我国西部地区主要包括内蒙古自治区、广西壮族自治区、重庆市、四川省、贵州省、云南省、西藏自治区、陕西省、甘肃省、青海省、宁夏回族自治区、新疆维吾尔自治区12个省（区、市），其中排名前五位的分别是新疆维吾尔自治区、四川省、广西壮族自治区、陕西省、甘肃省。西部地区每万人口中医研究生数的平均得分为64.89分，共有6个省（区、市）高于该地区的平均得分，它们分别是广西壮族自治区、四川省、贵州省、西藏自治区、陕西省和甘肃

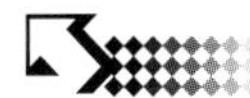

省。西部地区每万人口中医本科生数的平均得分为74.21分，共有6个省（区、市）得分高于该地区的平均得分，它们分别是广西壮族自治区、四川省、贵州省、西藏自治区、陕西省和甘肃省。西部地区国家中医药管理局中医药重点学科数的平均得分为65.62分，共有6个省（区、市）得分高于该地区的平均得分，它们分别是广西壮族自治区、四川省、贵州省、云南省、陕西省和甘肃省。西部地区被授予国家名中医称号的人数的平均得分为75.71分，其中有8个省（区、市）得分高于该地区的平均分，它们分别是重庆市、四川省、贵州省、西藏自治区、甘肃省、青海省、宁夏回族自治区、新疆维吾尔自治区。西部地区中医药优势特色教育培训基地数的平均得分为65.83分，共有4个省（区、市）得分高于该地区的平均得分，它们分别是广西壮族自治区、四川省、陕西省和新疆维吾尔自治区。西部地区中医住院医师规范化培训基地数年增长率的平均得分为72.78分，共有3个省（区、市）得分高于该地区的平均分，它们分别是广西壮族自治区、云南省和新疆维吾尔自治区。

表7 西部地区省（区、市）各指标得分及排名情况

单位：分

省(区、市)	每万人口中医研究生数	每万人口中医本科生数	国家中医药管理局中医药重点学科数	被授予国家名中医称号的人数	中医药优势特色教育培训基地数	中医住院医师规范化培训基地数年增长率	得分	排名
内蒙古自治区	64.05	68.62	63.43	65.71	65.00	70.00	66.15	11
广西壮族自治区	65.68	79.66	66.86	71.43	70.00	76.67	71.78	3
重庆市	60.94	63.42	63.43	77.14	65.00	65.00	65.53	12
四川省	66.69	80.49	72.57	77.14	70.00	70.00	72.86	2
贵州省	65.29	81.62	65.71	77.14	65.00	70.00	70.89	6
云南省	64.18	74.10	65.71	71.43	65.00	75.00	69.24	8
西藏自治区	65.20	79.21	62.29	77.14	65.00	70.00	69.85	7
陕西省	67.22	81.01	71.43	71.43	70.00	66.67	71.47	4
甘肃省	67.70	79.65	65.71	77.14	65.00	70.00	70.95	5
青海省	64.01	71.13	63.43	77.14	60.00	70.00	67.54	9
宁夏回族自治区	63.59	66.01	64.57	77.14	60.00	70.00	66.70	10
新疆维吾尔自治区	64.16	65.61	62.29	88.57	70.00	100.00	74.44	1
平均分	64.89	74.21	65.62	75.71	65.83	72.78	69.78	

将西部地区省（区、市）各指标得分转换为柱状图如图 7 所示。西部地区是民族医学的聚集地，藏医、蒙医、苗医、维医、壮医、瑶医在西部地区的土地上并存。民族医药是我国传统文化的一部分，它和少数民族的思维方式、生活方式等紧密相关，是我们宝贵的遗产，是中国的人文标签，是我们保持文化多样性的重要资源，对此加以研究整理、继承发扬，有利于保障人们的生命健康，促进经济发展。除被授予国家名中医称号的人数外，重庆市在其他指标评价中均处于相对明显的劣势地位，因此整体排名在西部地区非常落后，可能是由于西部地区以发展民族医学居多，国家政策对民族医学的保护力度大，对民族医学人才培养的重视程度更大，重庆市在西部地区享受的国家优惠政策相对较少，中医学教育水平有待进一步提高。内蒙古自治区的排名也相对落后，国家应进一步保护、鼓励蒙医发展，同时促进中医药在内蒙古自治区的普及。每万人口中医研究生数、每万人口中医本科生数、国家中医药管理局中医药重点学科数三个指标存在优势的省（区、市）相似，分别为广西壮族自治区、四川省、贵州省、西藏自治区、陕西省和甘肃省。新疆维吾尔自治区虽然在每万人口中医研究生数、每万人口中医本科生数、国家中医药管理局中医药重点学科数上没有明显优势，但其被授予国家名中医称号的人数、中医药优势特色教育培训基地数、中医住院医师规范化培训基地数年增长率的优势明显，这也提示国家进一步保护民族医学发展的方向应为增加高等教育政策、资金投入。综上，西部地区中医药教育发展较好的有广西壮族自治区、四川省、贵州省、西藏自治区、陕西省、甘肃省和新疆维吾尔自治区。

东、中、西部地区各指标得分均值对比如图 8 所示。总体来看，东部地区中医药教育水平较好，中部地区中医药教育水平中等，西部地区中医药教育水平较差。其中西部地区在每万人口中医研究生数、每万人口中医本科生数、国家中医药管理局中医药重点学科数、中医药优势特色教育培训基地数上落后比较明显，因此国家应提高西部地区中医高等教育水平，加强西部地区中医药、民族医药优势特色教育培训基地的建设，加大政策投入和财政投入力度。中部地区被授予国家名中医称号的人数指标处于劣势地位，应面向

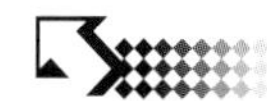

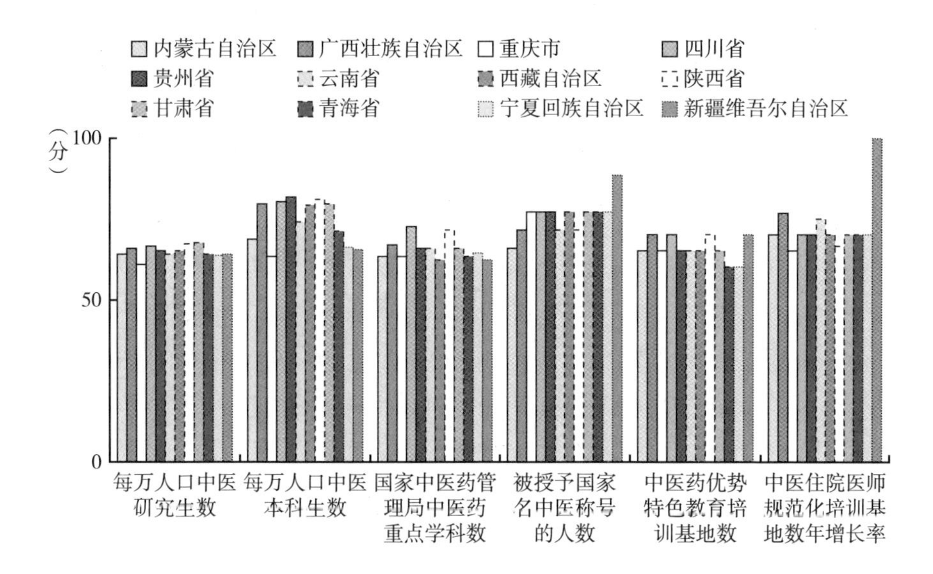

图7　西部地区省（区、市）各指标得分情况

基层和临床一线的省级名中医、省级以上老中医药专家学术经验继承工作指导老师，或全国优秀中医临床人才，积极组织申报国家名中医，严格审核流程，扩大国家名中医队伍。

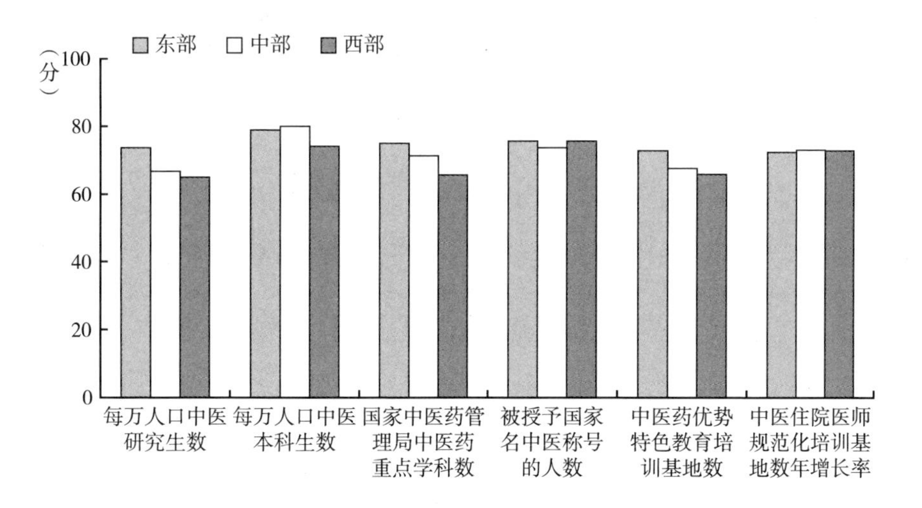

图8　东、中、西部地区各指标得分均值对比

3. 得分排名前五位的省（区、市)指标得分情况

得分排名前五位的省（区、市）如表8所示，分别为北京市、天津市、上海市、湖南省、新疆维吾尔自治区，其中位于东部地区的有3个，分别是北京市、天津市、上海市；湖南省位于中部地区；新疆维吾尔自治区位于西部地区。排名前五位的省（区、市）每万人口中医研究生数的平均得分为81.84分，共有3个省（区、市）高于该平均得分，分别是北京市、天津市和上海市。排名前五位的省（区、市）每万人口中医本科生数的平均得分为82.98分，共有3个省（区、市）得分高于该平均分，它们分别是北京市、天津市和湖南省。排名前五位的省（区、市）国家中医药管理局中医药重点学科数的平均得分为77.14分，只有北京市得分高于该平均分。排名前五位的省（区、市）被授予国家名中医称号的人数的平均得分为80.57分，其中有2个省（区、市）得分高于该平均分，它们分别是北京市和新疆维吾尔自治区。排名前五位的省（区、市）中医药优势特色教育培训基地数的平均得分为77.00分，只有北京市得分高于该平均分。排名前五位的省（区、市）中医住院医师规范化培训基地数年增长率的平均得分为78.00分，仅新疆维吾尔自治区得分高于该平均分。

表8　排名前五位的省（区、市）各指标得分及排名情况

单位：分

省(区、市)	每万人口中医研究生数	每万人口中医本科生数	国家中医药管理局中医药重点学科数	被授予国家名中医称号的人数	中医药优势特色教育培训基地数	中医住院医师规范化培训基地数年增长率	得分	排名
北京市	100.00	100.00	100.00	100.00	100.00	76.67	96.24	1
天津市	96.26	86.55	74.86	65.71	70.00	70.00	77.97	2
上海市	82.54	73.29	74.86	77.14	75.00	66.67	74.99	3
湖南省	66.25	89.47	73.71	71.43	70.00	76.67	74.87	4
新疆维吾尔自治区	64.16	65.61	62.29	88.57	70.00	100.00	74.44	5

排名前五位的省（区、市）各指标得分均值如图9所示。可以直观地看出，排名前五位的省（区、市）每万人口中医研究生数、每万人口中医本科生数和被授予国家名中医称号的人数指标与其他指标相比对总得分的贡献更大，但国家中医药管理局中医药重点学科数、中医药优势特色培训基地数、中医住院医师规范化培训基地数年增长率对总得分的贡献相对较小。中医药教育的各个方面应该均衡发展，因此在以上三个方面应当加大政策和财政投入力度。

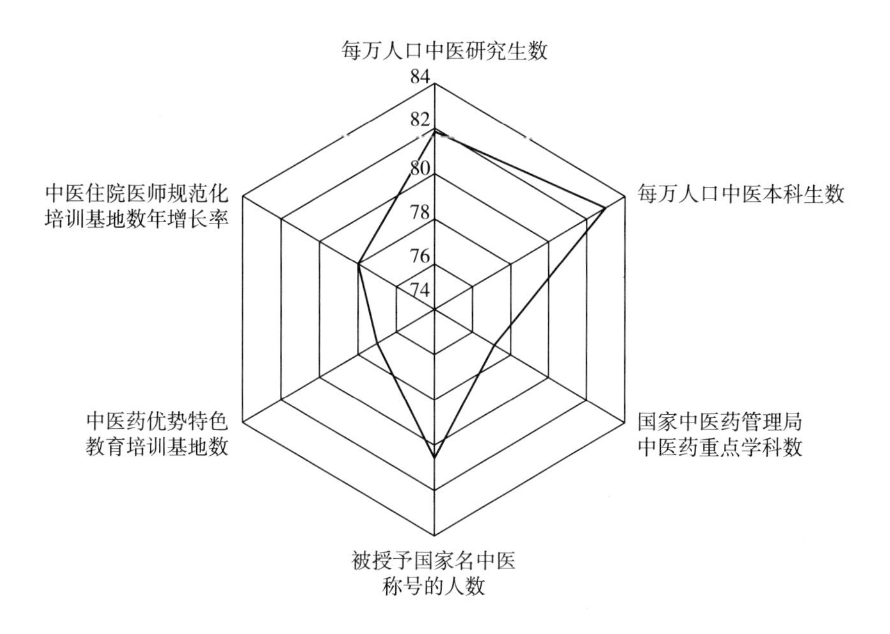

图9　排名前五位的省（区、市）各指标得分均值

中医药高等教育是培养中医药人才最主要的途径，中医药高等教育的规模和质量与多种因素有关。本报告选取每千人口中医执业（助理）医师数、每万人中医类医院出院人次数、教育支出、GDP四个指标进行评价、排序，与排名前五位的省（区、市）每万人口中医研究生数、每万人口中医本科生数进行对比分析，对比结果如表9所示。对比中发现，排名前五位的省（区、市）中多数省（区、市）每万人口中医研究生数、每万人口中医本科生数排名与每千人口中医执业（助理）医师数排名相差不大。有的省（区、

表9　排名前五位的省（区、市）中医药高等教育相关指标与教育支出、GDP得分对比

单位：分

省(区、市)	每万人口中医研究生数		每万人口中医本科生数		每千人口中医执业(助理)医师数		每万人中医类医院出院人次数		教育支出		GDP	
	得分	排名	得分	排名	得分	排名	得分	排名	得分	排名	得分	排名
北京市	100.00	1	100.00	1	100.00	1	86.07	16	74.69	13	72.46	12
天津市	96.26	2	86.55	4	85.49	5	77.36	28	66.42	27	67.77	19
上海市	82.54	3	73.29	24	76.26	20	80.68	22	73.15	17	73.44	11
湖南省	66.25	14	89.47	2	77.58	15	93.24	4	77.00	8	74.96	8
新疆维吾尔自治区	64.16	22	65.61	30	75.82	22	92.24	6	71.64	19	65.02	26

市）每万人口中医研究生数、每万人口中医本科生数排名靠前，每万人中医类医院出院人次数反而排名比较靠后。如天津市，每万人口中医研究生数在31个省（区、市）中排名第2，每万人口中医本科生数在31个省（区、市）中排名第4，但每万人中医类医院出院人次数排名第28，说明当地中医药人才的培养存在过剩，应当鼓励毕业生向中医药服务需求较大的地区，例如湖南省、新疆维吾尔自治区等流动，或调整招生结构和规模。反之有的省（区、市）每万人口中医研究生数、每万人口中医本科生数排名相对落后，每万人中医类医院出院人次数排名却比较靠前。如新疆维吾尔自治区，每万人口中医研究生数排名第22，每万人口中医本科生数排名第30，而每万人中医类医院出院人次数排名第6，说明新疆维吾尔自治区中医药人才的培养供小于求，应扩大招生规模、建立吸引中医药人才的政策。中医药服务需求量大的省（区、市）可以在保证教学质量的前提下扩大中医研究生、本科生的招生数量，反之中医药服务需求量小且教育支出小、经济发展较为落后的地区可以适当压缩中医研究生、本科生的招生数量。

国家中医药管理局中医药重点学科数、被授予国家名中医称号的人数、中医药优势特色教育培训基地数、中医住院医师规范化培训基地数年增长率可统称为中医药传承教育指标。本报告将中医药教育排名前五位的省（区、市）中医药传承教育指标得分及排名与其教育支出、GDP的得分及排名进

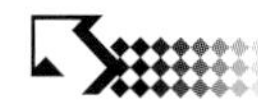

行对比如表10所示。北京市国家中医药管理局中医药重点学科数、被授予国家名中医称号的人数、中医药优势特色教育培训基地数以及中医住院医师规范化培训基地数年增长率在排名前五位的省（区、市）中占有明显的优势地位，但北京市教育支出与GDP在全国仅处于中上游水平，说明北京市应加大对中医药传承教育的投入，重视中医药文化传承。湖南省、天津市被授予国家名中医称号的人数排名较为落后，分别排第20名及第27名，这可能与其整体教育投入不足有关。新疆维吾尔自治区国家中医药管理局中医药重点学科数排名相对落后，而被授予国家名中医称号的人数、中医药优势特色教育培训基地数、中医住院医师规范化培训基地数年增长率排名相对领先，说明新疆维吾尔自治区应注重发展学科多样性，为中医药人才提供更丰富的发展方向。

表10 排名前五位的省（区、市）中医药传承教育相关指标与教育支出、GDP得分对比

单位：分

省(区、市)	国家中医药管理局中医药重点学科数		被授予国家名中医称号的人数		中医药优势特色教育培训基地数		中医住院医师规范化培训基地数年增长率		教育支出		GDP	
	得分	排名	得分	排名	得分	排名	得分	排名	得分	排名	得分	排名
北京市	100.00	1	100.00	1	100.00	1	76.67	3	74.69	13	72.46	12
天津市	74.86	4	65.71	27	70.00	8	70.00	13	66.42	27	67.77	19
上海市	74.86	4	77.14	3	75.00	3	66.67	29	73.15	17	73.44	11
湖南省	73.71	10	71.43	20	70.00	8	76.67	3	77.00	8	74.96	8
新疆维吾尔自治区	62.29	29	88.57	2	70.00	8	100.00	1	71.64	19	65.02	26

4. 排名后五位的省（区、市）指标得分情况

排名后五位的省（区、市）指标得分及排名如表11所示，分别是青海省、宁夏回族自治区、内蒙古自治区、重庆市、海南省，其中海南省属于东部地区，内蒙古自治区、青海省、宁夏回族自治区、重庆市为西部地区。排名后五位的省（区、市）每万人口中医研究生数的平均得分为62.52分，比

表11　排名后五位省（区、市）各指标得分及排名情况

单位：分

省(区、市)	每万人口中医研究生数	每万人口中医本科生数	国家中医药管理局中医药重点学科数	被授予国家名中医称号的人数	中医药优势特色教育培训基地数	中医住院医师规范化培训基地数年增长率	得分	排名
内蒙古自治区	64.05	68.62	63.43	65.71	65.00	70.00	66.15	29
海南省	60.00	66.06	61.14	71.43	60.00	70.00	64.64	31
重庆市	60.94	63.42	63.43	77.14	65.00	65.00	65.53	30
青海省	64.01	71.13	63.43	77.14	60.00	70.00	67.54	27
宁夏回族自治区	63.59	66.01	64.57	77.14	60.00	70.00	66.70	28

排名前五位省（区、市）每万人口中医研究生数的平均得分低19.32分，共有3个省（区、市）得分高于排名后五位省（区、市）的平均得分，它们分别是内蒙古自治区、青海省、宁夏回族自治区。排名后五位省（区、市）每万人口中医本科生数的平均得分为67.05分，比排名前五位省（区、市）每万人口中医本科生数的平均得分低15.93分，共有2个省（区、市）得分高于排名后五位省（区、市）的平均得分，它们分别是内蒙古自治区和青海省。排名后五位省（区、市）国家中医药管理局中医药重点学科数的平均得分为63.20分，比排名前五位省（区、市）国家中医药管理局中医药重点学科数的平均得分低13.94分，共有4个省（区、市）得分高于排名后五位省（区、市）的平均得分，它们分别是内蒙古自治区、重庆市、青海省、宁夏回族自治区。排名后五位省（区、市）被授予国家名中医称号的人数的平均得分为73.71分，比排名前五位省（区、市）被授予国家名中医称号的人数的平均得分低6.86分，共有3个省（区、市）得分高于排名后五位省（区、市）的平均得分，它们分别是重庆市、青海省、宁夏回族自治区。排名后五位省（区、市）中医药优势特色教育培训基地数的平均得分为62.00分，比排名前五位省（区、市）中医药优势特色教育培训基地数平均得分低15.00分，共有2个省（区、市）得分高于排名后五位省（区、市）的平均得分，它们分别是内蒙古自治区和重庆市。排名后五位省（区、市）中

医住院医师规范化培训基地数年增长率的平均得分为69.00分，比排名前五位省（区、市）中医住院医师规范化培训基地数年增长率的平均得分低9.00分，仅重庆市得分低于排名后五位省（区、市）的平均得分。可见，排名后五位省（区、市）与排名前五位省（区、市）各指标均值相比均较为落后，主要落后的方面为中医研究生和本科生的培养、重点学科以及中医药优势特色教育培训基地建设，这些地区应加大对人才培养和学科建设的财政投入。

排名后五位省（区、市）各指标得分均值如图10所示。可以直观地看出，排名后五位省（区、市）的短板主要是每万人口中医研究生数、国家中医药管理局中医药重点学科数、中医优势特色教育培训基地数。这些省（区、市）应着重扩大中医学专业研究生招生规模，积极将当地具有明显优势和特色的学科申报和建设为中医药重点学科，继承发扬中医药的特色与优势，加快中医药学术发展，整体提高中医药临床疗效和服务能力，形成一批具有较高水平的中医药教育、科研和医疗基地，推动知识创新、技术创新，培养高层次中医药专门人才。

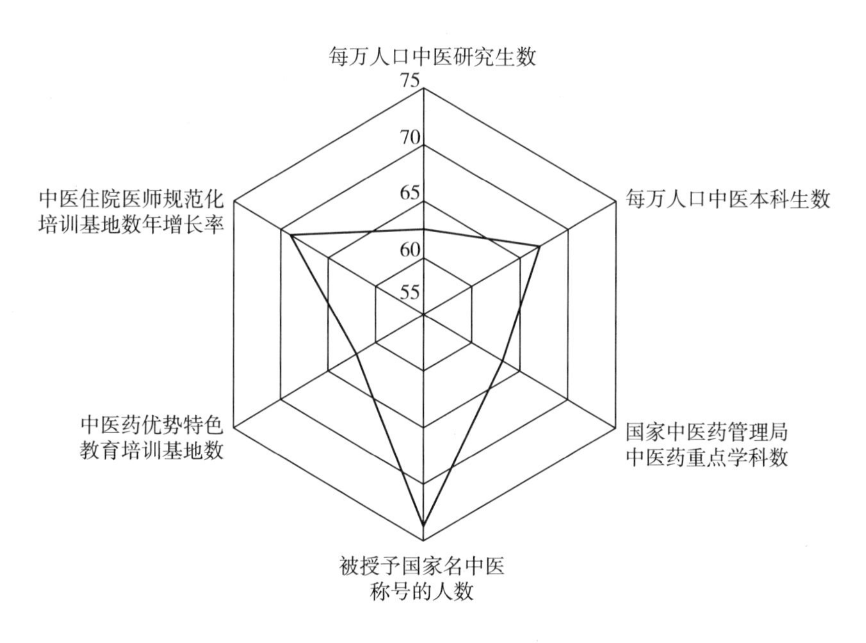

图10　排名后五位省（区、市）各指标得分均值

排名后五位省（区、市）每万人口中医研究生数、每万人口中医本科生数与每千人口中医执业（助理）医师数、每万人中医类医院出院人次数、教育支出、GDP的得分及在31个省（区、市）中的排名情况如表12所示。排名后五位省（区、市）的每万人口中医研究生数、每万人口中医本科生数在全国31个省（区、市）中排名均处于相对落后的地位。内蒙古自治区、重庆市中医药高等教育规模难以满足医疗机构对中医药人才的需求和居民对中医药服务的需求。以内蒙古自治区为例，每万人口中医研究生数在31个省（区、市）中排名第24，每万人口中医本科生数在31个省（区、市）中排名第27，而每千人口中医执业（助理）医师数在31个省（区、市）中排名第4，每万人中医类医院出院人次数在31个省（区、市）中排名第3，这说明当地中医药高等教育无法满足当地对中医药人才的需求，这可能与当地教育投入和经济发展状况有关。内蒙古应适当加大教育投入，提高中医药高等教育的规模和质量，建立中医药人才引进机制，积极吸引中医药人才。整体来看，排名后五位省（区、市）每万人口中医研究生数平均分比排名前五位的省（区、市）低19.32分，每万人口中医本科生数比排名前五位的省（区、市）低15.93分，而排名后五位省（区、市）每万人中医类医院出院人次数平均分比排名前五位的省（区、市）高1.79分，说明排名后五位的省（区、市）普遍存在中医药服务供不应求的情况，应当加

表12　排名后五位省（区、市）中医药高等教育相关指标得分对比

单位：分

省(区、市)	每万人口中医研究生数		每万人口中医本科生数		每千人口中医执业(助理)医师数(人)		每万人中医类医院出院人次数		教育支出		GDP	
	得分	排名	得分	排名	得分	排名	得分	排名	得分	排名	得分	排名
内蒙古自治区	64.05	24	68.62	27	86.81	4	93.33	3	66.82	26	67.11	21
海南省	60.00	31	66.06	28	70.99	30	76.35	29	63.57	28	61.97	28
重庆市	60.94	30	63.42	31	83.30	7	97.06	2	69.75	20	68.39	17
青海省	64.01	25	71.13	26	82.42	8	85.22	18	62.85	30	61.19	30
宁夏回族自治区	63.59	27	66.01	29	77.58	15	86.55	15	62.44	31	61.52	29

大教育投入，向中医药高等教育适当倾斜，培养更多高质量的中医药人才。

排名后五位的省（区、市）国家中医药管理局中医药重点学科数、被授予国家名中医称号的人数、中医药优势特色教育培训基地数、中医住院医师规范化培训基地数年增长率与教育支出、GDP得分及其在31个省（区、市）中的排名情况如表13所示。比较发现，排名后五位的省（区、市）教育支出、GDP排名也相对靠后。以海南省为例，国家中医药管理局中医药重点学科数在31个省（区、市）中排名第31，被授予国家名中医称号的人数在31个省（区、市）中排名第20，中医药优势特色教育培训基地数在31个省（区、市）中排名第28，其教育支出在31个省（区、市）中排名第28，GDP在31个省（区、市）中也排名第28，说明排名靠后的省（区、市）中医药传承教育的发展主要受经济发展水平的影响，应当在中医药重点学科建设上加大教育投入，提高中医药传承教育支出在教育支出中的占比，积极申报国家中医药管理局中医药重点学科，吸引高层次中医药人才。

表13　排名后五位省（区、市）中医药传承教育相关指标与教育支出、GDP得分对比

单位：分

省(区、市)	国家中医药管理局中医药重点学科数		被授予国家名中医称号的人数		中医药优势特色教育培训基地数		中医住院医师规范化培训基地数年增长率		教育支出		GDP	
	得分	排名	得分	排名	得分	排名	得分	排名	得分	排名	得分	排名
内蒙古自治区	63.43	26	65.71	27	65.00	15	70.00	13	66.82	26	67.11	21
海南省	61.14	31	71.43	20	60.00	28	70.00	13	63.57	28	61.97	28
重庆市	63.43	26	77.14	3	65.00	15	65.00	31	69.75	20	68.39	17
青海省	63.43	26	77.14	3	60.00	28	70.00	13	62.85	30	61.19	30
宁夏回族自治区	64.57	25	77.14	3	60.00	28	70.00	13	62.44	31	61.52	29

为了更直观地体现排名前五位、后五位省（区、市）各指标得分均值的差异，本报告将各指标得分均值转换为雷达图如图11所示。可以看出，排名后五位省（区、市）各指标得分均值均低于排名前五位省（区、市），

说明内蒙古自治区、海南省、重庆市、青海省、宁夏回族自治区应当加大政策支持和财政投入力度，尤其应当重视提升每万人口中医研究生数、每万人口中医本科生数、国家中医药管理局中医药重点学科数、中医药优势特色教育培训基地数。

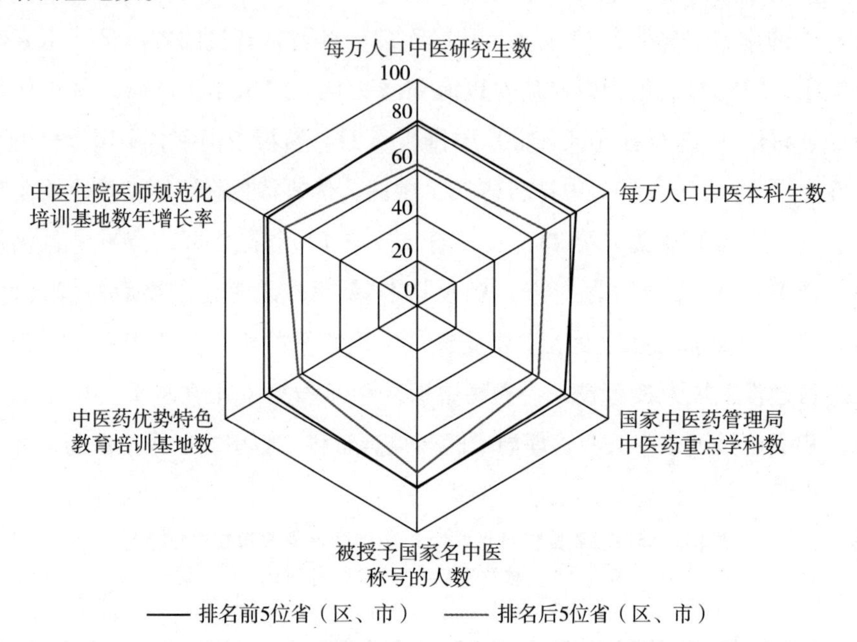

图 11　排名前五位与后五位省（区、市）各指标得分均值对比

5. 提出与未提出建设“中医药强省”目标省份中医药教育评价结果

我国现有 17 个省份提出建设“中医药强省”，分别是河北省、山西省、吉林省、江苏省、安徽省、江西省、山东省、河南省、湖北省、湖南省、广东省、四川省、陕西省、青海省、黑龙江省、浙江省和云南省，其中最早提出建设“中医药强省”目标的省份是广东省，最新提出建设“中医药强省”目标的省份是山西省，已提出建设“中医药强省”目标的省份排名比较靠后的有山西省、湖北省、青海省，已提出建设“中医药强省”目标的省份各指标得分情况如表 14 所示。

为了更直观地体现已提出建设“中医药强省”目标省份与其他省份各指标得分的差异，将已提出建设“中医药强省”目标的 17 个省份、未提出

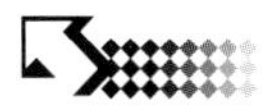

表 14　提出建设“中医药强省”目标的省份各指标得分情况

单位：分

省份	每万人口中医研究生数		每万人口中医本科生数		国家中医药管理局中医药重点学科数		被授予国家名中医称号的人数		中医药优势特色教育培训基地数		中医住院医师规范化培训基地数年增长率	
	得分	排名	得分	排名	得分	排名	得分	排名	得分	排名	得分	排名
河北省	62.09	29	83.05	6	66.86	19	77.14	3	60.00	28	85.00	2
山西省	64.14	23	73.78	23	66.86	19	77.14	3	65.00	15	70.00	13
吉林省	72.01	5	84.93	5	74.86	4	71.43	20	65.00	15	70.00	13
江苏省	69.50	7	74.68	20	76.00	2	65.71	27	80.00	2	68.33	27
安徽省	63.87	26	78.03	15	69.14	17	77.14	3	70.00	8	75.00	7
江西省	66.13	15	81.07	8	68.00	18	77.14	3	65.00	15	75.00	7
山东省	65.98	16	75.02	19	76.00	2	77.14	3	75.00	3	70.00	13
河南省	63.38	28	79.33	13	71.43	14	77.14	3	65.00	15	76.67	3
湖北省	64.59	20	77.00	16	71.43	14	71.43	20	75.00	3	68.00	28
湖南省	66.25	14	89.47	2	73.71	10	71.43	20	70.00	8	76.67	3
广东省	68.16	9	71.97	25	74.86	4	77.14	3	75.00	3	70.00	13
四川省	66.69	13	80.49	10	72.57	12	77.14	3	70.00	8	70.00	13
陕西省	67.22	11	81.01	9	71.43	14	71.43	20	70.00	8	66.67	29
青海省	64.01	25	71.13	26	63.43	26	77.14	3	60.00	28	70.00	13
黑龙江省	73.39	4	76.53	17	74.86	4	65.71	27	65.00	15	73.33	11
浙江省	66.94	12	75.55	18	72.57	12	77.14	3	65.00	15	70.00	13
云南省	64.18	21	74.10	22	65.71	22	71.43	20	65.00	15	75.00	7

建设“中医药强省”目标的 14 个省份各指标得分的均值及全国 31 个省（区、市）的各指标得分均值绘制成图，如图 12 所示。可见已提出建设“中医药强省”目标的 17 个省份的中医住院医师规范化培训基地数年增长率与全国平均水平相当，中医药优势特色教育培训基地数和被授予国家名中医称号的人数稍落后于未提出建设“中医药强省”目标省份和全国平均水平，每万人口中医本科生数、国家中医药管理局中医药重点学科数略优于全国平均水平，但已提出建设“中医药强省”目标省份每万人口中医研究生数与全国平均水平差距明显，说明已提出建设“中医药强省”目标的省份应着重扩大中医研究生规模，为全国输送优质中医药高等人才。

为了更直观地体现已提出建设“中医药强省”目标省份与其他省份中医药教育平均排名差异，将它们的平均排名绘制成图，如图 13 所示。可以看出，

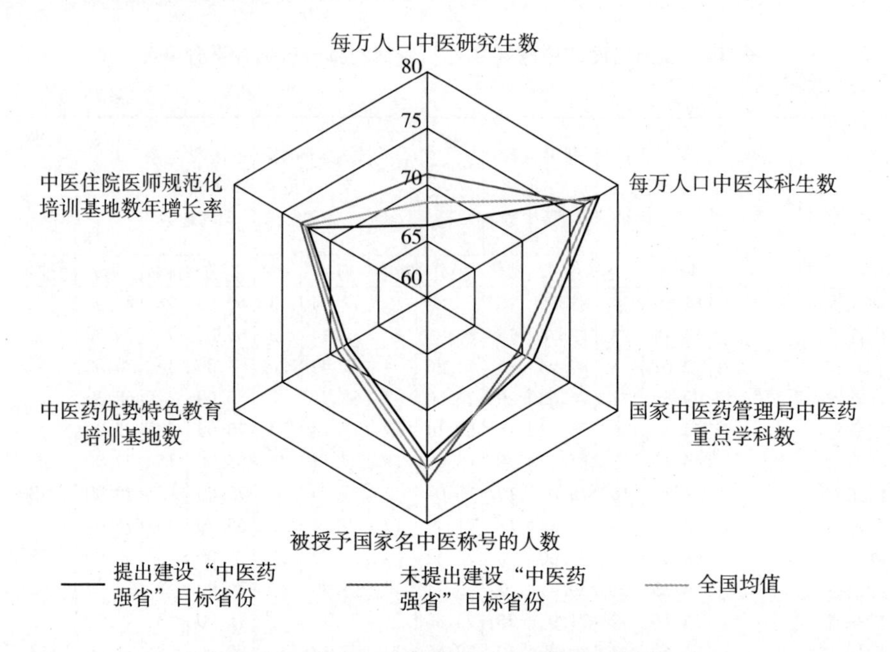

图 12　提出与未提出建设“中医药强省”目标省份及全国中医药教育各指标均值

已提出建设“中医药强省”目标的 17 个省份在中医药教育上成效显著，排名明显优于未提出建设“中医药强省”目标的省份，且好于全国平均水平。

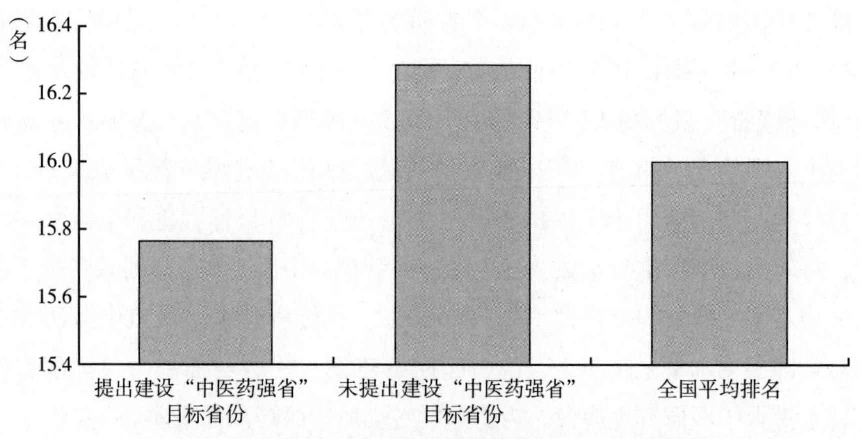

图 13　提出与未提出建设“中医药强省”目标的省份及全国中医药教育评价的平均排名情况

四 讨论和政策建议

（一）中国中医药教育地区发展不均衡

通过中国中医药教育综合评价发现，我国东、中、西部三个地区中医药教育水平发展明显不均衡，东部显著处于全国领先水平，中部地区处于中等水平，西部地区中医药教育水平相对落后。依次分析各个指标的差异可以看出，东部地区主要在中医研究生的培养、中医药重点学科和特色优势教育培训基地的建设上有显著的优势，西部地区除中医住院医师规范化培训基地数年增长率与其他两个地区的水平相近外，在其他中医药教育指标上的劣势都比较明显。

（二）排名相对落后的省份应适当加大中医药教育投入

通过分析综合评价前五位、后五位的省（区、市）中医药教育指标，并结合地区发展的特点可以看出，经济发展和教育投入是影响中医药教育水平提升的重要因素。经济发展和教育投入水平低容易导致中医药人才规模小、人才流失等，同时中医药教育水平落后又会导致医疗机构对中医药人才的需求和当地居民对中医医疗服务的需求无法满足的情况。因此，排名相对落后的省份应适当加大中医药教育投入，或建立激励政策，鼓励中医药高等教育人才在当地择业。

（三）提出建设“中医药强省”目标的省份在中医药教育方面已取得显著成效

通过分析已提出建设“中医药强省”目标的省份与其他省份中医药教育发展水平的差异可以看出，已提出建设“中医药强省”目标的省份中医药教育平均排名显著优于未提出建设“中医药强省”目标的省份。在各个指标的得分上，已提出建设“中医药强省”目标的17个省份的中医住院医师规范化培训基地数年增长率指标水平与全国平均水平相当，中医药优势特色教育培训基地数和被授予国家名中医称号的人数指标水平稍落后于未提出建设“中医药强省”目标的省份和全国平均水平，每万人口中医本科生数、国家中医药管理局中医药重点学科数指标水平略优于全国平均水平，但已提出建设“中医药强省”目标的省份每万人口中医研究生数指标水平与全国平均水平差距明显，说明已提出建设“中医药强省”目标的省份应着重扩大中医研究生规模，为全国输送优质中医药高等人才。

参考文献

［1］余曙光、胡一梅、李勇等：《中医药高等教育守正创新的实践与探索》，《中医教育》2020 年第 5 期。

［2］蒋桃：《高职院校探索中医药文化传承与创新教育的意义和必要性》，《科教导刊（下旬刊）》2020 年第 7 期。

［3］李芮：《国务院办公厅印发〈关于加快医学教育创新发展的指导意见〉》，《中医药管理杂志》2020 年第 19 期。

［4］倪昊翔、孙源源：《“大健康时代”中医药高等教育人才培养新体系的思考与构建》，《亚太传统医药》2019 年第 2 期。

［5］彭清华、喻嵘、胡淑娟等：《湖南中医药大学研究生教育的发展现状及思考》，《湖南中医药大学学报》2020 年第 10 期。

［6］林连美、曹姗、蔡蓉等：《“导学式”教学法在中医药传承教育中的应用研究》，《当代教育实践与教学研究》2020 年第 3 期。

［7］李振吉、杨春涛：《保持特色　开拓创新　推动新时代中医药教育高质量传承发展》，《中医教育》2018 年第 5 期。

［8］李宝赫、刘鸿宇、王贺等：《大健康背景下中医药人才培养路径研究》，《中国医药导报》2020 年第 1 期。

［9］马天梅、舒静、何文忠等：《中医住院医师规范化培训基地培养状况分析和建议》，《中医药管理杂志》2017 年第 9 期。

［10］李仲渶、胡昀、罗强：《甘肃中医学院中医本科学生师承教育状况调查报告》，《甘肃中医学院学报》2013 年第 2 期。

［11］洪净、张欣霞：《浅谈现代教育模式下的中医药师承教育》，《中医杂志》2014 年第 22 期。

[12] 杨自文：《新中国成立以来河南中医师承教育发展状况研究》，河南中医药大学硕士学位论文，2018。
[13] 李朝晖、陈雪斌：《中医药教育与中医药经济的关系探讨》，《中国医药导报》2016 年第 13 期。
[14] 李国强：《经济发展的不确定性对我国高等教育的可能影响》，《高等教育研究》2009 年第 1 期。

B.6
2020年中国中医药科研能力评价报告

邹冠炀 袁晓霞*

摘 要： 本报告选取5个三级指标构建中医药科研能力评价指标体系，根据德尔菲法进行多轮专家咨询确定各级指标的权重，计算各地区中医药科研能力指标得分，并深入分析中医药科研能力的地区差异及其产生原因。本报告从经费、人员、课题、论文、专利几方面详细剖析了各地区中医药科研发展现状。其中，部分地区尤其是经济发达、科研水平高的地区十分重视中医药科研事业，而经济较为落后、科研水平较低的地区，中医药科研能力仍有很大的进步空间。本报告认为，我国的中医药科研领域存在各地发展不平衡不充分的问题，地方相关管理部门应在结合本地优势的基础上借鉴其他地区经验，制定合适的发展规划，进一步推动我国中医药科研领域的良性发展。

关键词： 中医药 科研 省域比较

中医药科研是指结合中医药自身的特点，对中医药进行科学创新和技术创新的全过程。中医药科研活动包括研究开发、研究开发成果的应用和科技服务三大类。本报告从中医药科研体系和科研成果两方面对全国及各省份中医药科研能力进行评价，通过深度分析评价结果，发现中医药科研面临的问

---

* 邹冠炀，副教授，硕士生导师，广州中医药大学公共卫生与管理学院杏林学者，主要研究方向为卫生事业管理和医院管理；袁晓霞，广州中医药大学公共卫生与管理学院在读硕士研究生，主要研究方向为卫生经济、卫生事业管理。

 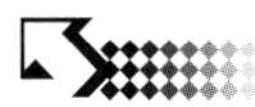

题、地区差异及其产生的原因，以期为各地中医药科研管理相关部门制定发展规划提供坚实的理论支撑，促进中医药科研领域的良性发展，整体提升我国中医药科研水平，有效推进中医药产业创新发展。

一　中国中医药科研发展概况

1978 年，全国科学大会颁布《1978 ~ 1985 年全国科学技术发展规划纲要》，把“中西医结合研究针麻原理”列为医药和环境保护领域的 7 项重点研究之一。1991 年，《中华人民共和国科学技术发展十年规划和“八五”计划纲要（1991 ~ 2000）》颁布，提出“加强中医中药和中医临床，以及新型药物和新型机械的研究”。1995 年后，我国陆续有多个中医药科技项目进入国家级的六大科技计划。中药标准化、现代化产业研究进入国家“九五”科技研究攻关计划。1999 年，国家中医药管理局修订《中医药科学技术研究基金管理办法》，为中医药科技的发展提供了规范的指南和良好的环境。2002 年，我国颁布《国民经济和社会发展第十个五年计划科技教育发展专项规划（科技发展规划）》，明确表示“以中药现代化为突破口，攻克中医药产业化关键技术”。2003 年，我国颁布《中华人民共和国中医药条例》，为中医药科研之路奠定了坚实的基础。2007 年，国家科学技术部发布《中医药创新发展规划纲要（2006 ~ 2020 年）》，继续为中医药科研营造良好的政策环境。2012 年，党的十八大报告将“扶持中医药和民族医药发展”作为医药卫生发展的重要任务之一。同年 12 月，出台了《国家中医药管理局科技项目管理暂行办法》，为中医药的科研项目规范管理提供了操作工具书。为进一步促进我国中医药科研领域的发展，除了政策上的支持，国家还在资金上对中医药科研给予了大量资助。国家卫生健康委、国家中医药管理局和国家自然科学基金及各地区相关机构等均有对中医药的相关科研资助。

在国家政策和经费支持下，中医药科研领域近年来取得了较大的进步，中医药科研投入和产出不断增加。十几年来，从事中医药科研工作的人员数量稳步增长。2017 年，我国中医药科研院所从事中医药科技活动的人员总量达 13640 人，其中学历为研究生的人员达 4963 人，占比为 36.39%。同时，中医药科研院所的在研课题每年也保持着高速增长，2017 年，中医药科研院所在研课题数量达 3343 个，与 2009 年相比，增长率为 73.12%。仅 2017 年一年，全国的中医药科研院所就发表了中医药科技论文 6127 篇，授权专利 229 件，出版科技著作 294 部。国家还在中医药科研硬件设施方面加大投入，中国中医科学院、中国科学院上海药物研究所、沈阳药科大学、中国药科大学及全国各中医药大学、中医药研究院等机构先后搭建了设备先进、功能齐全、开放服务的现代化中医药研究平台，在这些高水平的中医药研究平台支持下，中药研发的许多关键技术得以突破。中医药研究平台标准化建设也在不断推进，许多中医药科研机构通过了 GCP、GLP、ISO、CNAS 等国内外相关资质认证，成为国家重点实验室及培育基地、国际合作实验室及教育部重点实验室等，使得中医药研究平台不断完善。

近年来，我国中医药研究领域最振奋人心的一件事，便是屠呦呦研究员获得了诺贝尔生理学或医学奖，这对今后中医药的发展具有重大的启示作用。屠呦呦团队一直将“运用现代科学研究中医药”作为宗旨，坚持“祖国的中医药学一定有精华，值得继承发扬、发掘提高”的理念，潜心于挖掘和发扬中医药理论的精华。该团队从系统收集整理历代医籍、本草入手，整理了 2000 余种包括植物、动物、矿物在内的方药，在此基础上以鼠疟、猴疟为动物模型，筛选出 200 多种方药、380 多种提取物，将现代科学方法和古代用药经验相结合，探索现代科学和中医药理论的融合之路。他们从公元 340 年间东晋葛洪所著的《肘后备急方》对青蒿“绞汁服用截疟”的描述中受到启发，不断改进提取方法，最终成功研制出可有效治疗疟疾的药方。这启示我们创新是中医药科研的核心，对中医药的发掘利用，必须走创新发展之路。我们要积极建立自主原创型创新机制，挖掘具有中医药原创优势的科技资源，在继承中医药核心理念和思维模式的同时，合理利用现代科技手段，从而实现中医药理论与实践的跨越式发展。

然而，在肯定我国在中医药科研领域取得的成就和进步的同时，也要客观地承认，我国在中医药科研领域还有很大的进步空间，整体科研能力有待提高，部分地区对中医药科研事业不够重视，中医药科研事业发展缓慢。因此，有必要对我国中医药科研能力现状进行具体、量化的分析，找到关键问题并提出有针对性的建议。

二 中国中医药科研能力评价指标体系构建

（一）指标及数据来源

中医药科研能力评价指标选取主要参考了《中医药发展战略规划纲要（2016～2030年）监测指标表》中的中医药创新监测指标，以及国家中医药管理局发布的《2018年全国中医药统计摘编》中的指标。数据均为网上公开发布的数据，主要来源于《2018年全国中医药统计摘编》、海研全球科研项目数据库和吉江数据网。

（二）指标构成

中医药科研能力评价选取了5个三级指标，并采用德尔菲法进行多轮专家咨询，确定各级指标的权重，具体见表1。

各项指标解释如下：

（1）中医药科学研究与技术开发机构R&D经费：当年为进行R&D活动而实际用于本单位内的全部支出，按“全成本核算”的口径进行计量。包括劳务费、其他日常支出、仪器设备购置费、土地使用和建造费等。

（2）中医药科学研究与技术开发机构R&D人员数：本单位人员及外聘研究人员和在读研究生中参加R&D课题的人员、R&D课题管理人员和为R&D活动提供直接服务的人员数量。

（3）中医药学术论文发表数：在全国性学报或学术刊物上、省部属大专院校对外正式发行的学报或学术刊物上发表的中医药学术论文，以及向国外发表的论文数量。

（4）中医药专利授予数：报告期内由我国专利行政部门依法授予中国公民或组织的中国中医药专利权的数量，包括发明、实用新型、外观设计三种专利形式。

（5）中医药课题立项数：列入本单位计划或由本单位管理部门认可，在当年内进行的中医药课题。包括当年新开课题和上年结转课题。包括国家各级政府成立基金支撑的纵向科研项目（课题）、来自企事业单位的横向科研合作开发项目（课题）和学院自筹科研项目（课题）。

其中，部分指标的转换公式如下：

每万人口中医药科学研究与技术开发机构 R&D 经费 = 中医药科学研究与技术开发机构 R&D 经费/总人口数 ×10000

表1　中医药科研能力评价指标构成及权重分配

一级指标	二级指标	三级指标	平均权重	组合权重
E 中医药科研	E1 中医药科研发展	E1－1 每万人口中医药科学研究与技术开发机构 R&D 经费	0.217	0.0308
		E1－2 中医药科学研究与技术开发机构 R&D 人员数	0.206	0.0292
		E1－3 中医药课题立项数	0.192	0.0273
		E1－4 中医药学术论文发表数	0.193	0.0273
		E1－5 中医药专利授予数	0.192	0.0273

三　中国中医药科研能力评价结果

（一）中国中医药科研能力评价省际分析

各省（区、市）中医药科研能力评价得分和排名结果如表2所示。

表2 各省（区、市）中医药科研能力评价得分及排名

单位：分

序号	省(区、市)	E1－1得分	E1－2得分	E1－3得分	E1－4得分	E1－5得分	总得分	排名
1	北京市	100.00	97.35	92.78	100.00	69.97	92.29	1
2	天津市	60.00	60.00	68.56	60.00	63.55	62.33	24
3	河北省	60.00	60.00	62.94	60.00	68.05	62.12	25
4	山西省	60.67	64.37	66.15	63.79	66.36	64.18	16
5	内蒙古自治区	63.79	66.33	60.67	64.03	61.29	63.28	23
6	辽宁省	60.57	64.72	66.02	61.44	65.50	63.59	22
7	吉林省	65.73	68.92	76.05	62.32	65.04	67.59	14
8	黑龙江省	60.67	73.65	65.22	63.50	63.50	65.30	15
9	上海市	61.00	62.65	100.00	61.28	66.19	69.90	10
10	江苏省	64.49	74.44	87.42	66.48	86.28	75.52	3
11	浙江省	61.02	61.82	81.40	66.09	78.97	69.53	11
12	安徽省	60.20	61.15	81.81	60.62	100.00	72.29	5
13	福建省	60.51	61.48	70.17	60.78	67.13	63.89	19
14	江西省	60.02	61.90	73.11	60.73	64.61	63.95	18
15	山东省	60.59	66.06	81.00	64.83	90.03	72.12	6
16	河南省	60.08	61.23	79.67	62.46	88.83	70.07	9
17	湖北省	60.22	60.46	73.24	60.28	67.02	64.09	17
18	湖南省	60.69	69.61	83.81	63.38	67.77	68.86	12
19	广东省	60.00	60.00	87.56	62.45	91.03	71.74	7
20	广西壮族自治区	62.58	69.51	87.02	62.56	77.39	71.55	8
21	海南省	62.19	61.59	61.34	60.55	61.03	61.36	28
22	重庆市	70.83	100.00	62.27	67.30	65.99	73.58	4
23	四川省	61.76	74.42	90.37	62.53	90.77	75.60	2
24	贵州省	60.12	60.46	66.96	60.19	72.32	63.87	20
25	云南省	62.16	64.31	67.09	61.07	63.78	63.65	21
26	西藏自治区	60.00	60.00	60.13	60.00	60.32	60.09	31
27	陕西省	60.78	66.17	81.81	62.82	67.51	67.62	13
28	甘肃省	60.33	61.00	65.22	60.83	63.44	62.10	26
29	青海省	60.00	60.00	60.67	60.00	60.34	60.19	30
30	宁夏回族自治区	60.00	60.00	61.61	60.00	61.00	60.50	29
31	新疆维吾尔自治区	60.86	63.01	61.34	62.25	61.38	61.76	27

注：因篇幅限制，表中相关指标数据仅保留两位小数，实际计算时仍采用原始数据。余表同。

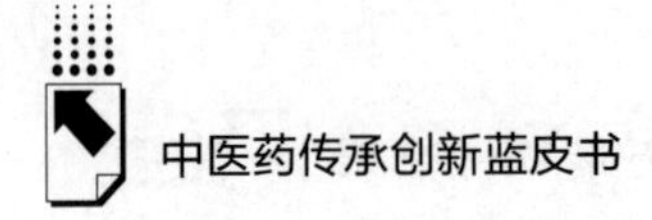

排名前十位的省（区、市）分别是北京市、四川省、江苏省、重庆市、安徽省、山东省、广东省、广西壮族自治区、河南省、上海市。排名前十位的省（区、市）中，有6个提出了建设“中医药强省”的目标，包括四川省、江苏省、安徽省、山东省、广东省、河南省。这几个省份的共同特征是经济较发达、人口众多，在2018年GDP排名中大多排在前十（除安徽省排名第11）。可见良好的经济基础、积极的政策支持对中医药科研的发展有正向的促进作用。以下将一一分析排名前10位省（区、市）中医药科研情况。

总排名第1的北京市，中医药科研机构密集、设备齐全、科研队伍完备、人才济济，各大医学高校尤其是中医药相关高校承担了多项科研任务，形成了多个中医药科研的“国家队”。北京市在政策上为中医药科研领域的发展创造了机会，如2017年北京市发布的《北京市人民政府关于支持中医药振兴发展的意见》，专门提到推进中医药创新驱动发展，建设国家级中医药创新驱动发展示范区，完善中医药研发、转化、推广平台，加大对中医药科技创新项目和创新平台类重点示范项目的支持力度，推进中医药重大科研项目协作合作，切实落实重大科研基础设施和大型科研仪器向社会开放的规定，支持中医药学与现代科学融合，完善中医药科技管理体制机制，改革中医药科技评审评估和成果评价制度，建立健全中医药科技成果转化年度统计报告制度，加强中医药知识产权保护等内容，具有现实意义和可操作性。此外，北京市的中医药科研工作者还善于将中医药临床资源转化为潜在的科研资源。20世纪60~70年代，北京地区中医研究机构明确了中医科研密切结合临床、提高医疗预防工作质量的原则，在慢性肝炎、慢性肾炎、血栓闭塞性脉管炎、破伤风、牛皮癣、腰椎间盘突出症、小儿麻痹后遗症等疾病的研究中取得成绩。改革开放以后，北京地区大力发展中医学科建设与老中医师承传授，同时引导中医药临床单位的特色医疗经验与中医药科研单位的研究力量结合与融合，进一步推动了北京地区临床优势资源向科技资源的转化。

总排名第2的四川省，素有“中医之乡、中药之库”之称，是我国中医药科技、产业重镇。2015 年，四川省推进中医药强省建设工作领导小组成立，明确提出“2020 年，把四川建成西部中医药发展高地和全国重要的中医药区域中心”的战略目标。“十三五”期间，四川省加大了对中医药科研的支持力度，首批启动 650 万元的引导资金，撬动科研机构、中药企业和药农的积极性，形成了产、学、研紧密联系的产业链。2020 年，四川省颁布《四川省关于促进中医药传承创新发展的实施意见》，提出加快推进中医药科技创新，包括建立多学科融合的中医药创新平台，布局一批重点实验室、临床医学研究中心、工程（技术）研究中心和技术创新中心，加强省中医药转化医学中心等中医药研发平台建设，培育一批中医药科技创新团队，推进企业、科研院所、高等学校、医疗机构等产学研用一体化协同创新，设立四川省中医药研发风险分担基金，加大对中医药科技的投入，承接中医药关键技术装备重大专项等，为当地中医药科研工作提供了方向和指引。

总排名第 3 的江苏省，中医药事业源远流长，学术流派纷呈，历代名医辈出。江苏是最早实施中医药强省建设战略的省份之一。早在 2008 年，江苏省人民政府便召开全省中医药工作会议，紧接着便出台了《省政府关于进一步加快中医药事业发展的意见》，对江苏省中医药强省建设做出了全面部署安排。此后，江苏省政府陆续出台了一系列支持中医药事业发展、推进中医药强省建设的政策举措。2009 年，江苏省政府召开国医大师表彰大会，并在大会上强调要加强中医药人才培养，加快中医药的继承、创新。在政策支持下，江苏省的中医药科研创新取得了可喜的进展。2010 年，省政府设立江苏中医药科技奖，至 2018 年已颁布 9 年，获奖项目共 225 项。2014 ~ 2018 年全省中医机构获省部级以上中医药科研立项 572 项，获省部级以上奖项 12 项，获得专利授权 235 项。

总排名第 4 的重庆市，气候温暖潮湿，雨量充足，地理地貌层次结构丰富，非常适宜中药材生长，素有“天然药库”之称，因此其中医药科研发展有着天然的优势。重庆市十分重视推动中医药科研发展，2020 年出台了《关于促进中医药传承创新发展的实施意见》，提到要推进中医药科技创新。

重庆市卫生健康委还组织修订了《重庆市中医药科研项目管理办法》，这将促进当地的中医药创新发展，培育出更具潜在临床研究价值的中医药项目，使中医药科技项目管理更加规范、权责更加清晰、导向更加明确，提高管理效能。同时，将赋予科研人员更大自主权，激发科研人员创新热情；建立健全科研诚信管理机制，加强科研活动全流程诚信管理。通过年度项目实施，遴选具有潜在临床研究价值的项目开展持续研究，鼓励申报国家中医药重大专项等更高级别研究项目，从而产出更多更大的成果。

总排名第 5 的安徽省，具有“南新安、北华佗”的中医药学术优势、丰富的中药材资源优势，中药材资源居华东第一、全国第六。安徽省亳州市是闻名遐迩的“中华药都”，是全国最大的中药材集散地。而如何将这些中药资源优势有效转化为科研、产业优势，是该省一直在探索的方向。2009 年，安徽省出台《关于进一步加快中医药事业发展的意见》，提出要合理配置中医药科研资源，完善全省中医药科研体系；加大投入，创新机制，打造中医药科技创新平台；加强中药制剂的研制开发与利用；加强中医药知识产权保护等。2020 年，安徽省十三届人大常委会第十七次会议审议通过《安徽省中医药条例》，提出中医药传统知识持有人可以将其持有的中医秘方、验方以及中医专门技术、中医药科研成果依法转让或者合作开发，并依法享有利益分享等权利。条例的出台为安徽省的中医药科研创新事业提供了坚实的保障。

总排名第 6 的山东省，在中医药研究领域利用全新的科研方法和理念，致力于让传统中医药得到更好的发展。1973 年，山东省中医药研究所研究员魏振兴带领他的团队开始了青蒿素项目研究，成功提取分离出黄花蒿中青蒿素等单体成分，获得国家发明专利证书。1979 年，山东中医药研究所作为主要协作单位与中国中医科学院一起获得国家科技发明二等奖。九年后，以山东省“青蒿素生产工艺技术”为依托，我国首个吨级青蒿素生产厂在四川建成投产。此后，山东在中医药研究领域不断整合优化资源、提升创新能力，山东省中医药研究院先后建立起中医药基础科研平台、中医临床科研平台和中药开发推广平台，涵盖各专业的科研服务体

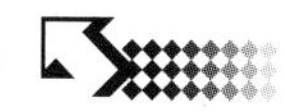

系不断完善，成果转化硕果累累。政策层面上，2020 年山东省出台《关于促进中医药传承创新发展的若干措施》，提出要建立科技与中医药主管部门协同联动的中医药科研规划和管理机制，在省级科技研发、关键技术装备等重大专项中提高中医药项目比例，探索在省自然基金中设立中医药联合专项。建设高层次中医药科研创新平台，用 3 ~5 年建成 1 ~2 家国家临床医学研究中心或分中心、3 ~5 家省临床医学研究中心。依托山东中医药大学附属医院建设好国家中医临床循证医学研究中心山东分中心。积极推动山东省中医药研究院建设中国中医科学院山东分院。改革完善科技奖励制度，将中医药领域单列或明确为单独领域。政策的出台将促进山东省中医药科研事业的长足发展。

总排名第 7 的广东省，“每万人口中医药科学研究与技术开发机构 R&D 经费”“中医药科学研究与技术开发机构 R&D 人员数”指标数据缺失，排名在最后，但总排名仍排在第 7 位，可预估其实际排名应更靠前。广东省是最早提出实施中医药强省战略的省份，且该省“信中医”“学中医”的氛围浓厚，中医药的一些理念已融入当地人民的生活，因此当地中医药的发展有着深厚的文化基础。此外，广东省属于经济发达地区，对科研创新的重视程度高。近年来，广东省全面推进粤港澳大湾区建设，在相关建设规划中明确提出“打造粤港澳大湾区中医药高地”。粤港澳三地政府共同签署了《粤港澳大湾区中医药合作备忘录》，明确支持港澳中医医疗机构加入珠三角医疗体系，建设大湾区医疗联合体，建设粤港澳大湾区中医药创新平台，推动落实涉港澳中医医疗机构和中医师准入政策，推动粤港澳三地中医药重点实验室、科研机构资源共享等。粤港澳大湾区在中医药人才资源方面有着明显的优势，是中医药学科、专业和人才相对集中，人才培养和科学研究水平相对较高的区域，可以为大湾区中医药发展提供高素质的人才支撑。粤港澳大湾区还拥有广州中医药大学、南方医科大学、暨南大学、广东药科大学、广州医科大学、香港大学、香港中文大学、香港浸会大学、澳门大学、澳门科技大学等高校，可建立中医药高水平大学集群。在政策的推进下，广东省中医药科研事业的发展前景将越来越广阔。

排名第8的广西壮族自治区，经济水平和排名前十位的其他省（区、市）相比较不是很突出，也没有明确提出建设“中医药强省”目标，但实际上该地区近年来也制定了系列举措来促进中医药事业发展。如早在2008年就发布《广西壮族自治区发展中医药壮医药条例》，提出“坚持中西医并重的方针，将中医药事业纳入当地国民经济和社会发展总体规划”，并对当地中医药科学研究提出了保护发展办法。2020年发布《关于促进中医药壮瑶医药传承创新发展的实施意见》，明确提出至2022年，基本实现县办中医医疗机构全覆盖，并将中医药壮瑶医药纳入“一带一路”国际合作重要内容，为当地的中医药科研奠定了良好的政策基础。

排名第9的河南省，是一个中医药大省，中医医疗机构数、中医类医疗机构床位数、中医类别医师数均列全国第一位，也是医圣张仲景的故乡，中医药学源远流长，在发展中医药科研方面独具优势。近年来，河南省逐步建立了较为完善的科研体系，中医药科研呈现良好的发展态势。在经费支持方面，2018年河南省中医管理局增加投入200万元，用于河南省中医药科学研究专项课题，当年河南省的中医药课题立项经费总额（含医院配套经费）达1000万元。中医药课题申报主要围绕中医药防治研究常见病、多发病、重大疾病、慢性病，中医优势病种临床研究，中医重点药物和临床中药学研究，名老中医学术经验继承研究等领域展开。河南省中医管理局于2013年起启动中医药科学研究专项课题，至今已累计投入2325万元，确定立项课题948项。

排名第10的上海市，是一座经济实力雄厚、科研人才汇聚的城市，上海市中医药研究院、复旦大学、上海交通大学、同济大学、第二军医大学等在全国中医药科研及中西医结合科研工作中获得了许多成果，科技获奖数量在全国处于领先地位。在中医药科研管理方面，上海市进行了管理体制创新，设立了上海中医药发展办公室，统筹协调上海市中医药事业的发展工作。创建部市共建研究型中医院建设项目，设立浦东中医药综合改革试验区建设项目。2018年，上海市颁布《上海市中医药发展战略规划纲要（2018～2035年）》，对中医药科研创新提出了明确规划，主要包括：推动上

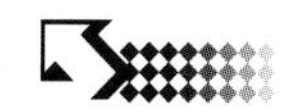

海市中医药研究院转型升级，打造张江综合性国家科学中心中医药科技创新分中心，成为具有国际影响力的多学科创新中医药研究的加速器，助力上海建设具有全球影响力的科技创新中心；聚焦重大疑难疾病、慢性病，融合现代科技成果，加强中医药防治技术和新药研发，推动形成中医药科技的重大突破；实施中医药科技创新专项，充分利用现代科技和互联网技术，为打造智慧中医、促进中医药现代化发展奠定基础等。

排名最后的5个省（区、市）分别是新疆维吾尔自治区、海南省、宁夏回族自治区、青海省、西藏自治区。这些地区的共同特点是经济欠发达。在2018年GDP排名方面，新疆维吾尔自治区排名第25，其他四个地区则包揽最后4名。薄弱的经济基础使得这些地区在中医药科研方面存在不足。排名第1的北京市中医药科研得分为排名最后的西藏自治区得分的1.53倍，可见地区间的科研能力差距较大，各地科研发展情况不均衡。31个省（区、市）的中医药科研平均分为67.24分，得分高于平均分的省（区、市）有14个，占省（区、市）数量的45.16%，表明中医药科研能力较薄弱的地区较多，整体发展不均衡。

为了更清晰地表现各省（区、市）中医药科研能力得分情况，将各地区的得分制作成条形图，如图1所示。从图1可知，北京市的得分远高于其他30个省（区、市），且其他省（区、市）的得分下降平稳。高于全国平均分的14个省（区、市）中，有10个提出了建设“中医药强省”目标，反映了政策支持对科研能力的提升具有一定正向作用。

（二）中国中医药科研能力评价指标深度分析

1. 每万人口中医药科学研究与技术开发机构R&D经费指标得分及排名

每万人口中医药科学研究与技术开发机构R&D经费指标得分及排名如表3所示。排名最靠前的5个省（区、市）分别是北京市、重庆市、吉林省、江苏省、内蒙古自治区。排名第1的北京市作为首都，有着众多科研机构，国家对其科研经费投入较多，处于全国领先地位。排名第2的重庆市虽未提出建设“中医药强省”目标，但其作为直辖市，经济较发达，在2018

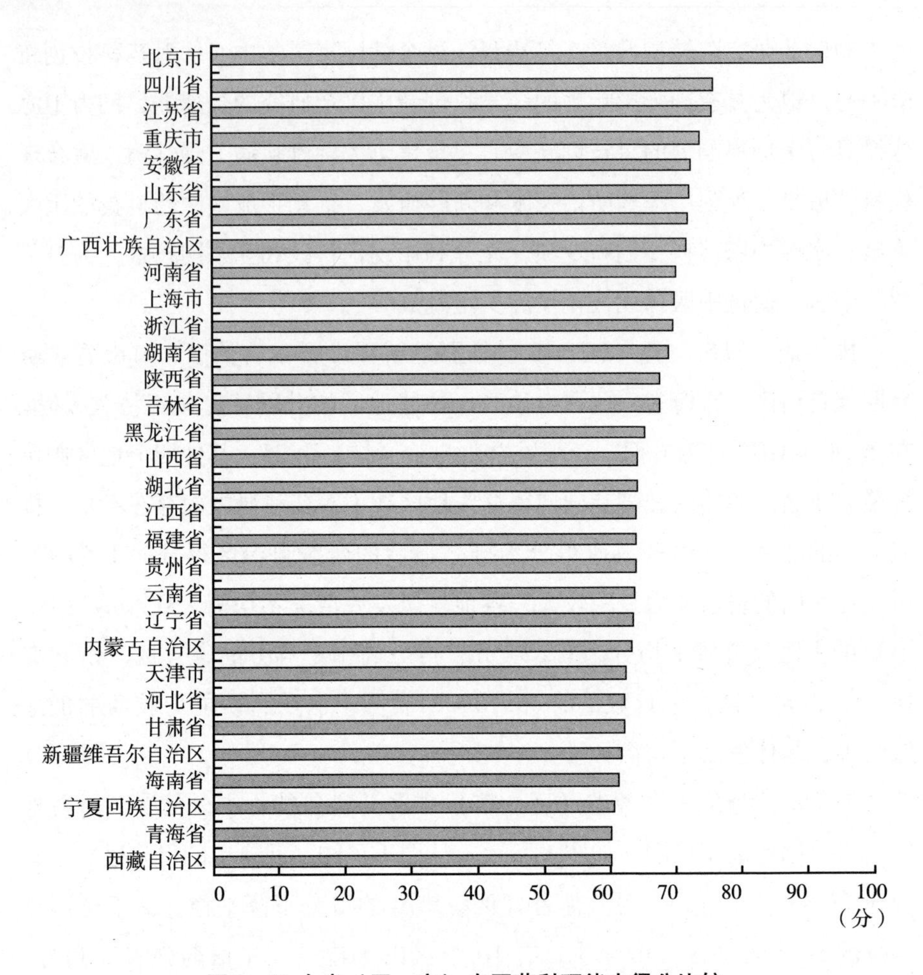

图1　31 个省（区、市）中医药科研能力得分比较

年居民人均可支配收入的排名中，位列第 10，较高的经济水平为重庆市中医药科研投入建立了坚实的基础。排名第 3 的吉林省于 2016 年提出实施中医药强省战略，在政策制定后加大了对中医药科研的经费投入。另外，吉林省的常住人口少，2018 年常住人口数在全国排名第 21 位，常住人口为 2704 万人，因此每万人口的经费投入相对较高。排名第 4 的江苏省是一个经济大省，且提出了建设“中医药强省”目标，良好的经济发展水平和政策支持均其为中医药科研发展提供了良好的基础。排名第 5 的内蒙古自治区，排名较前的原因主要是政策支持和经费投入力度大。

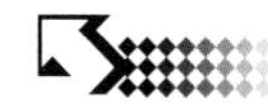

排名最后的省（区、市）分别是天津市、河北省、广东省、西藏自治区、青海省、宁夏回族自治区。天津市、河北省、广东省排名靠后的原因主要是统计数据的缺失，而西藏自治区、青海省、宁夏回族自治区为经济不发达地区，基础建设经费支出在总支出中的占比较高，对科学研究的经费投入占比不及经济发达地区，可预估西南、西北省（区、市）的实际排名和当前的排名相近。

从图 2 中可看出，排名第 1 的北京市得分远高于排名第 2 的重庆市，第 2 名重庆市和第 3 名吉林省的得分也存在一定差距。从第 10 名开始往后的省（区、市）之间得分差异较小，第 10 名得分和最后 1 名的得分仅相差 1.02 分。

表 3　中国 31 个省（区、市）中医药科学研究与技术开发机构 R&D 经费与常住人口情况

序号	省(区、市)	中医药科学研究与技术开发机构 R&D 经费(千元)	2018 年年末常住人口（万人）	每万人口中医药科学研究与技术开发机构 R&D 经费(千元)	排名	得分（分）
1	北京市	753224	2154.00	349.69	1	100.00
2	天津市	—	1560.00	0.00	26	60.00
3	河北省	—	7556.00	0.00	26	60.00
4	山西省	21885	3718.00	5.89	15	60.67
5	内蒙古自治区	84011	2534.00	33.15	5	63.79
6	辽宁省	21881	4359.00	5.02	18	60.57
7	吉林省	135549	2704.00	50.13	3	65.73
8	黑龙江省	22114	3773.00	5.86	16	60.67
9	上海市	21277	2424.00	8.78	11	61.00
10	江苏省	315880	8051.00	39.23	4	64.49
11	浙江省	51138	5737.00	8.91	10	61.02
12	安徽省	10942	6324.00	1.73	22	60.20
13	福建省	17585	3941.00	4.46	19	60.51
14	江西省	928	4648.00	0.20	25	60.02
15	山东省	51521	10047.00	5.13	17	60.59
16	河南省	6654	9605.00	0.69	24	60.08
17	湖北省	11281	5917.00	1.91	21	60.22

续表

序号	省(区、市)	中医药科学研究与技术开发机构R&D经费(千元)	2018年年末常住人口(万人)	每万人口中医药科学研究与技术开发机构R&D经费(千元)	排名	得分(分)
18	湖南省	41860	6899.00	6.07	14	60.69
19	广东省	—	11346.00	0.00	26	60.00
20	广西壮族自治区	111006	4926.00	22.53	6	62.58
21	海南省	17875	934.00	19.14	7	62.19
22	重庆市	293813	3102.00	94.72	2	70.83
23	四川省	128032	8341.00	15.35	9	61.76
24	贵州省	3672	3600.00	1.02	23	60.12
25	云南省	91276	4830.00	18.90	8	62.16
26	西藏自治区	—	344.00	0.00	26	60.00
27	陕西省	26356	3864.00	6.82	13	60.78
28	甘肃省	7691	2637.00	2.92	20	60.33
29	青海省	—	603.00	0.00	26	60.00
30	宁夏回族自治区	—	688.00	0.00	26	60.00
31	新疆维吾尔自治区	18639	2487.00	7.49	12	60.86

2. 中医药科学研究与技术开发机构 R&D 人员数指标得分及排名

中医药科学研究与技术开发机构 R&D 人员数指标得分及排名如表 4 所示。排名靠前的 5 个省（区、市）分别是重庆市、北京市、江苏省、四川省、黑龙江省。重庆市排名第 1，超过科研机构众多的北京市，中医药科学研究与技术开发机构 R&D 人员数达 1914 人，体现了重庆市对中医药科研创新发展的重视。北京市排名第 2，这是由于北京市拥有众多的高校和科研机构，是人才聚集地。排名第 3 的江苏省是我国东部发达地区，2018 年 GDP 全国排名第 2，居民人均可支配收入排名第 5，常住人口数量也排在第 5，达到了 8051 万人。此外，江苏省早在 2008 年便提出了建设“中医药强省”的目标，在提高中医药科研能力上投入较大。排名第 4 的四川省，人口众多，且为西部地区经济强省，对中医药科研人员的投入较大。排名第 5 的黑龙江省提出了建设“中医药强省”目标，加大了对中医药科研人才的支持力度。

排名靠后的省（区、市）分别是天津市、河北省、广东省、西藏自治

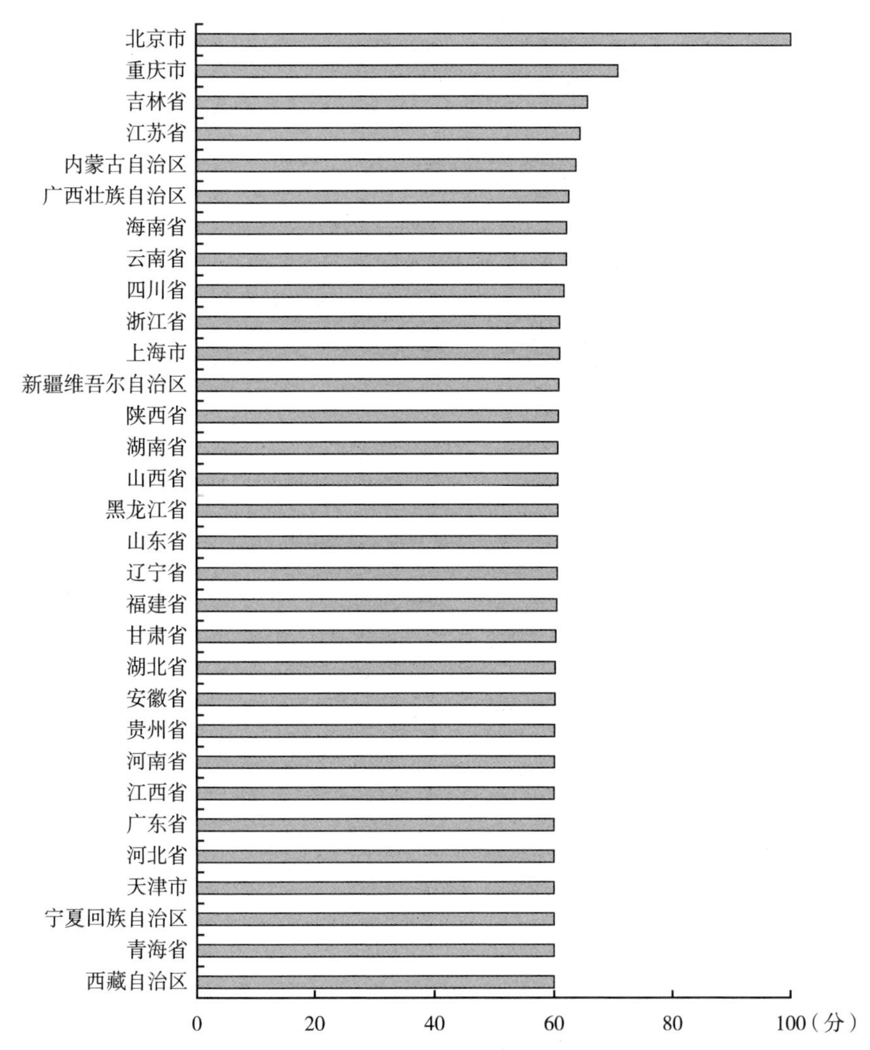

图 2　31 个省（区、市）每万人口中医药科学研究与技术开发机构 R&D 经费指标得分情况

区、青海省、宁夏回族自治区，和每万人口中医药科学研究与技术开发机构 R&D 经费指标排名情况相同，其中，天津市、河北省、广东省的排名与统计数据的缺失有关，西藏自治区、青海省、宁夏回族自治区的排名则和它们的经济基础及经费规划有关。

从图 3 可看出，分别排名第 1、第 2 的重庆市和北京市的得分远高于其他地区，排名第3、4、5的江苏省、四川省、黑龙江省得分相近，和后面的省（区、市）得分存在一定差距，后面的地区之间得分差距不大，下降趋势平缓。

表4　31个省（区、市）中医药科学研究与技术开发机构R&D人员数指标得分及排名

序号	省(区、市)	中医药科学研究与技术开发机构R&D人员数(人)	排名	得分(分)
1	北京市	1787	2	97.35
2	天津市	0	26	60.00
3	河北省	0	26	60.00
4	山西省	209	13	64.37
5	内蒙古自治区	303	9	66.33
6	辽宁省	226	12	64.72
7	吉林省	427	8	68.92
8	黑龙江省	653	5	73.65
9	上海市	127	16	62.65
10	江苏省	691	3	74.44
11	浙江省	87	18	61.82
12	安徽省	55	22	61.15
13	福建省	71	20	61.48
14	江西省	91	17	61.90
15	山东省	290	11	66.06
16	河南省	59	21	61.23
17	湖北省	22	24	60.46
18	湖南省	460	6	69.61
19	广东省	0	26	60.00
20	广西壮族自治区	455	7	69.51
21	海南省	76	19	61.59
22	重庆市	1914	1	100.00
23	四川省	690	4	74.42
24	贵州省	22	24	60.46
25	云南省	206	14	64.31
26	西藏自治区	0	26	60.00
27	陕西省	295	10	66.17
28	甘肃省	48	23	61.00
29	青海省	0	26	60.00
30	宁夏回族自治区	0	26	60.00
31	新疆维吾尔自治区	144	15	63.01

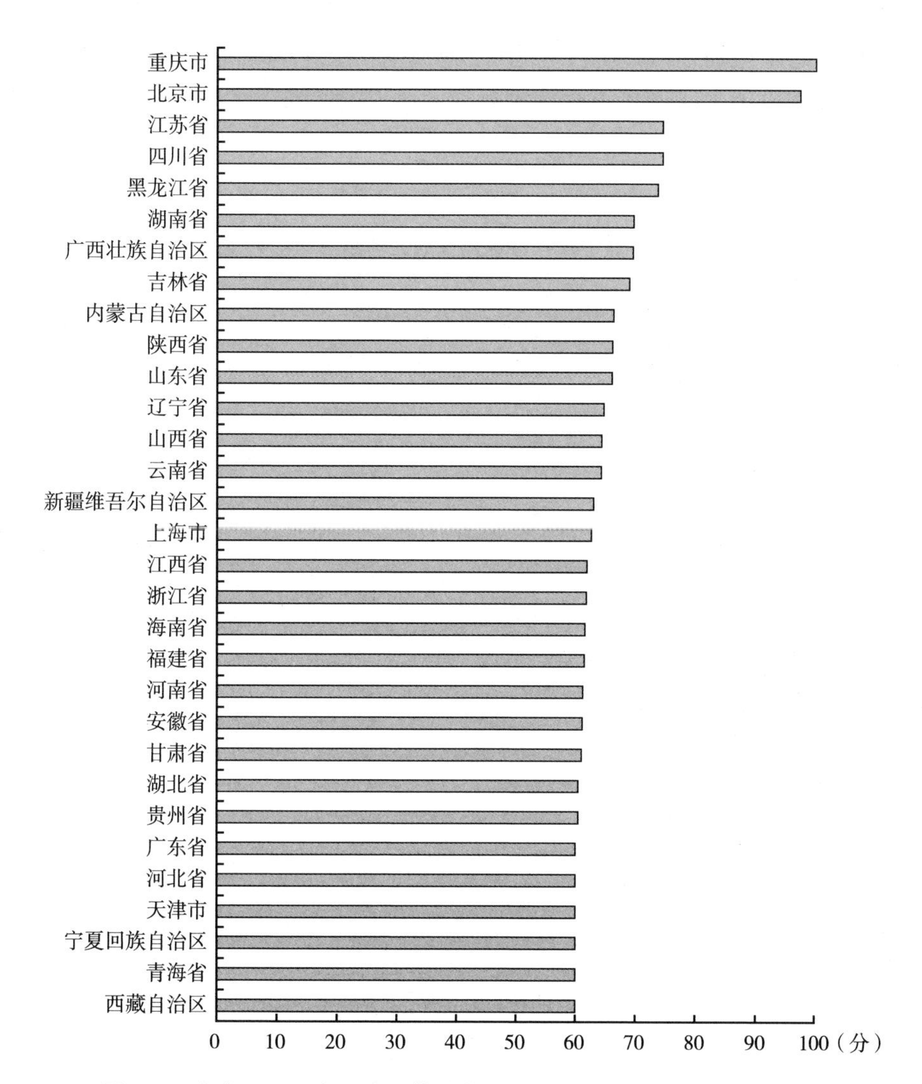

图3　31个省（区、市）中医药科学研究与技术开发机构R&D人员数指标得分情况

3. 中医药课题立项数指标得分及排名

中医药课题立项数指标得分及排名如表5所示。排名前五位的分别是上海市、北京市、四川省、广东省、江苏省。排名第1、第2的上海市和北京市是科研水平较高的地区，对科研的重视程度高，均设立了中医药专项科研课题来促进中医药科研发展。排名第3、4、5的四川省、广东省、江苏省均属于经济较发达的地区，2019 年 GDP 分别排在全国第 6、1、2 位，且 3 个省份均先后提出了建设“中医药强省”目标，政策支持和较高的经济水平推动了这些省份的中医药科研能力稳步发展。

表 5　各省（区、市）中医药课题立项数指标得分及排名

序号	省(区、市)	中医药课题立项数(个)	排名	得分(分)
1	北京市	245	2	92.78
2	天津市	64	17	68.56
3	河北省	22	24	62.94
4	山西省	46	20	66.15
5	内蒙古自治区	5	29	60.67
6	辽宁省	45	21	66.02
7	吉林省	120	13	76.05
8	黑龙江省	39	22	65.22
9	上海市	299	1	100.00
10	江苏省	205	5	87.42
11	浙江省	160	10	81.40
12	安徽省	163	8	81.81
13	福建省	76	16	70.17
14	江西省	98	15	73.11
15	山东省	157	11	81.00
16	河南省	147	12	79.67
17	湖北省	99	14	73.24
18	湖南省	178	7	83.81
19	广东省	206	4	87.56
20	广西壮族自治区	202	6	87.02
21	海南省	10	27	61.34
22	重庆市	17	25	62.27
23	四川省	227	3	90.37
24	贵州省	52	19	66.96
25	云南省	53	18	67.09
26	西藏自治区	1	31	60.13
27	陕西省	163	8	81.81
28	甘肃省	39	22	65.22
29	青海省	5	29	60.67
30	宁夏回族自治区	12	26	61.61
31	新疆维吾尔自治区	10	27	61.34

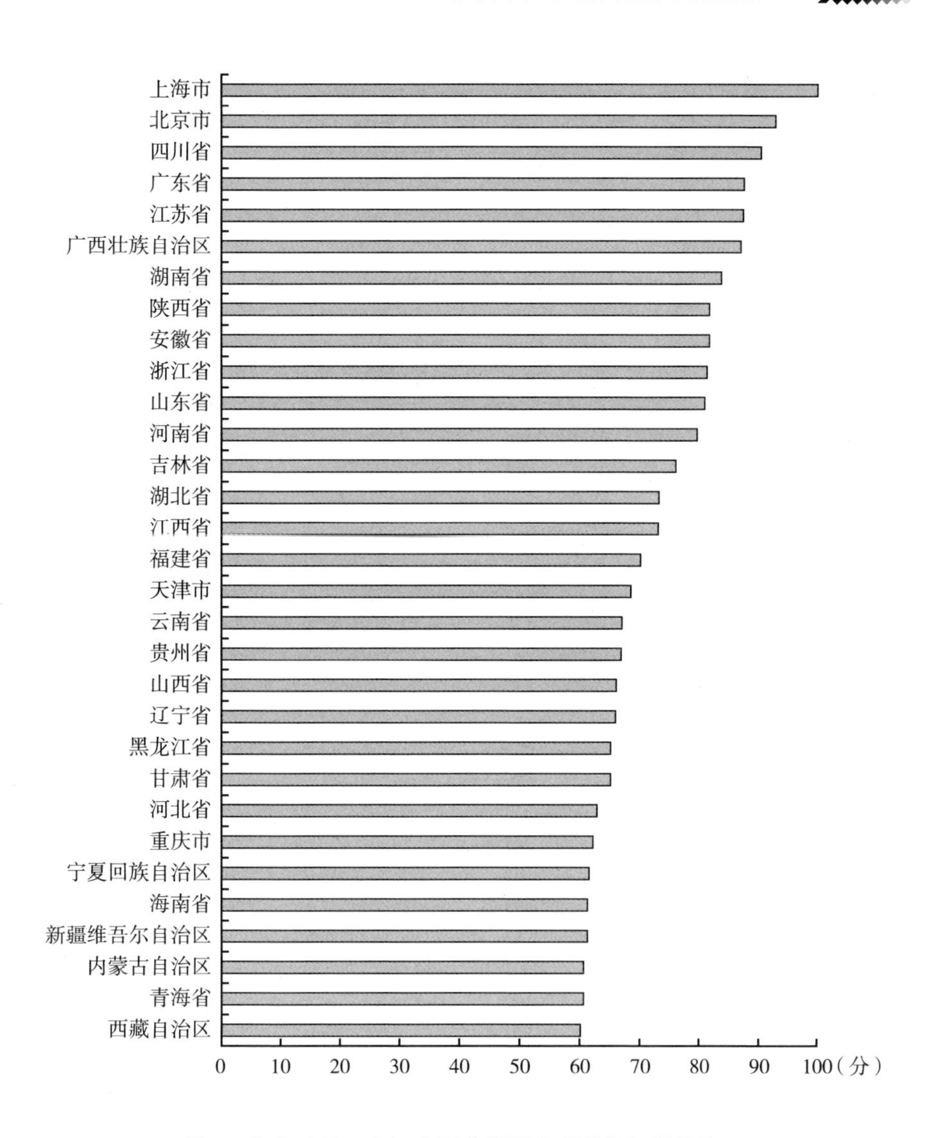

图4 各省（区、市）中医药课题立项数指标得分情况

排名末5位的分别是海南省、新疆维吾尔自治区、内蒙古自治区、青海省、西藏自治区。这些地区大多为西部、南部经济不发达地区，科研水平较低。其中西藏自治区2018年的中医药课题立项数量仅有1项，表明当地对中医药科研课题的重视程度较低，这和经济水平有关，也和当地的政策、人文背景有关。

4. 中医药学术论文发表数指标得分及排名

中医药学术论文发表数指标得分及排名如表6所示。排名前五位的分别是北京市、重庆市、江苏省、浙江省、山东省。北京市的中医药学术论文发表数量排名第1，且论文发表数量是第2名重庆市的5倍多，表明北京市在中医药科研领域取得了显著成果。此外，北京市的中医药科学研究与技术开

表6 各省（区、市）中医药学术论文发表数指标得分及排名

序号	省(区、市)	中医药学术论文发表数(篇)	排名	得分(分)
1	北京市	2470	1	100.00
2	天津市	0	27	60.00
3	河北省	0	27	60.00
4	山西省	234	7	63.79
5	内蒙古自治区	249	6	64.03
6	辽宁省	89	17	61.44
7	吉林省	143	15	62.32
8	黑龙江省	216	8	63.50
9	上海市	79	18	61.28
10	江苏省	400	3	66.48
11	浙江省	376	4	66.09
12	安徽省	38	23	60.62
13	福建省	48	21	60.78
14	江西省	45	22	60.73
15	山东省	298	5	64.83
16	河南省	152	13	62.46
17	湖北省	17	25	60.28
18	湖南省	209	9	63.38
19	广东省	151	14	62.45
20	广西壮族自治区	158	11	62.56
21	海南省	34	24	60.55
22	重庆市	451	2	67.30
23	四川省	156	12	62.53
24	贵州省	12	26	60.19
25	云南省	66	19	61.07
26	西藏自治区	0	27	60.00
27	陕西省	174	10	62.82
28	甘肃省	51	20	60.83
29	青海省	0	27	60.00
30	宁夏回族自治区	0	27	60.00
31	新疆维吾尔自治区	139	16	62.25

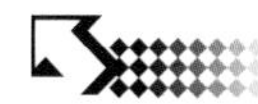

发机构 R&D 经费、人员数也均居前列，表明投入和产出具有一定正向关系。重庆市、江苏省、浙江省的中医药学术论文发表数量分别排第 2、3、4 名，同样反映了投入和产出的正向关系。排名第 5 的山东省是提出建设“中医药强省”的省份之一，且该省人口众多，经济发达，中医药科研产出成果较多。

指标得分排名后五位的是天津市、河北省、西藏自治区、青海省、宁夏回族自治区。天津市、河北省排名靠后的原因是统计数据的缺失，西藏自治区、青海省、宁夏回族自治区排名靠后则更多是由于当地经济欠发达，对中医药科研发展的投入力度低。

从图 5 可看出，排名第 1 的北京市得分遥遥领先于其他地区，排名第 2～5 名的省（区、市）和其他省（区、市）亦存在一定差距，但其他省（区、市）之间的得分差距相对较小。

5. 中医药专利授予数指标得分及排名

中医药专利授予数指标得分及排名如表 7 所示。排名前五位的分别是安徽省、广东省、四川省、山东省、河南省。排名第 1 的安徽省中医药专利授予数为 1396 个，比第 2 名广东省多了 313 个。安徽省于 2016 年提出了建设“中医药强省”目标，从中医药专利授予数可看出提出该目标后安徽省在中医药科研创新领域中取得了一定成果。排名第 2 的广东省，是全国最早提出建设“中医药强省”目标的省份，多年来投入了许多精力来提高中医药科研能力。排名第 3 的四川省在中医药科研投入和产出指标方面均位于前列，体现了当地的中医药科研水平在全国处于领先地位。排名第 4 的山东省为人口众多、经济发达地区，较为重视中医药科研创新能力的发展。排名第 5 的河南省为人口大省，且提出了建设“中医药强省”战略，在该战略的支持下河南省在中医药科研领域取得了一定成果。

排名后五位的分别为内蒙古自治区、海南省、宁夏回族自治区、青海省、西藏自治区，它们多为经济不发达地区。排名最后的西藏自治区仅成功申请了 11 个中医药专利，分析原因，一方面是由于西藏自治区的经济欠发达，对中医药科研投入不多；另一方面可能是由于西藏地区教育资源相对落

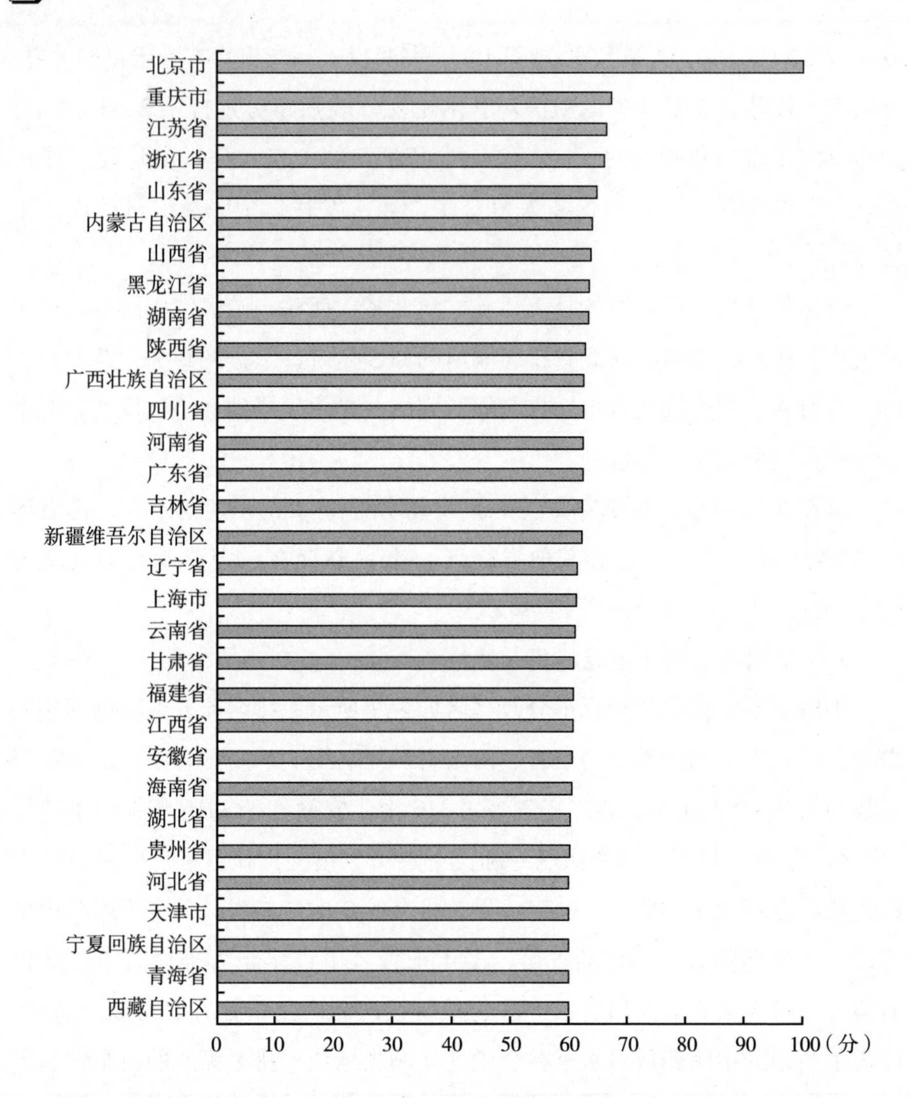

图5　各省（区、市）中医药学术论文发表数指标得分情况

后，科学研究氛围不足。

从图6可看出，排名第1的安徽省和排名第2的广东省在中医药专利授予数指标的得分上存在一定差距，排名前六位的省（区、市）和其他省（区、市）在指标得分上相差较大，说明排名较靠前的省（区、市）在此指标上表现优异。

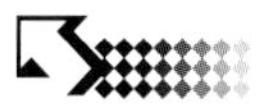

表7　各省（区、市）中医药专利授予数指标得分及排名

序号	省(区、市)	中医药专利授予数(个)	排名	得分(分)
1	北京市	348	10	69. 97
2	天津市	124	23	63. 55
3	河北省	281	11	68. 05
4	山西省	222	16	66. 36
5	内蒙古自治区	45	27	61. 29
6	辽宁省	192	19	65. 50
7	吉林省	176	20	65. 04
8	黑龙江省	122	24	63. 50
9	上海市	216	17	66. 19
10	江苏省	917	6	86. 28
11	浙江省	662	7	78. 97
12	安徽省	1396	1	100. 00
13	福建省	249	14	67. 13
14	江西省	161	21	64. 61
15	山东省	1048	4	90. 03
16	河南省	1006	5	88. 83
17	湖北省	245	15	67. 02
18	湖南省	271	12	67. 77
19	广东省	1083	2	91. 03
20	广西壮族自治区	607	8	77. 39
21	海南省	36	28	61. 03
22	重庆市	209	18	65. 99
23	四川省	1074	3	90. 77
24	贵州省	430	9	72. 32
25	云南省	132	22	63. 78
26	西藏自治区	11	31	60. 32
27	陕西省	262	13	67. 51
28	甘肃省	120	25	63. 44
29	青海省	12	30	60. 34
30	宁夏回族自治区	35	29	61. 00
31	新疆维吾尔自治区	48	26	61. 38

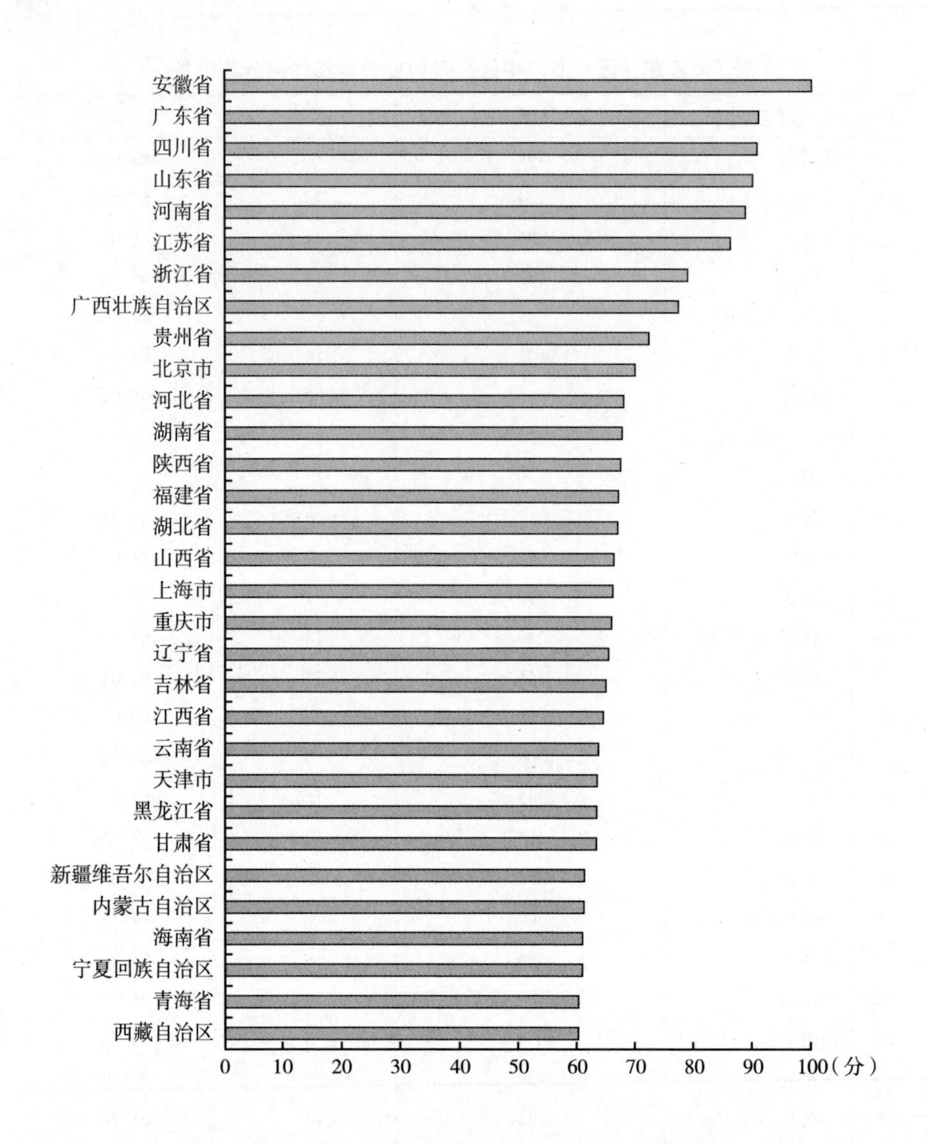

图6　各省（区、市）中医药专利授予数指标得分情况

（三）中国中医药科研能力评价区域分析

按照地理位置将31个省（区、市）划分为三大区域，分别为东部、中部和西部地区。分别计算三大地区的5个三级指标平均得分，结果如表8所示。

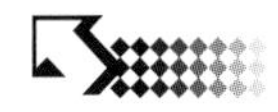

表 8　中医药科研能力区域平均得分及排名情况

单位：分

区域	省(区、市)	指标	得分均值	排名
东部	北京市、天津市、河北省、辽宁省、上海市、江苏省、浙江省、福建省、山东省、广东省、海南省	每万人口中医药科学研究与技术开发机构 R&D 经费	64.58	1
		中医药科学研究与技术开发机构 R&D 人员数	66.37	2
		中医药课题立项数	78.11	1
		中医药学术论文发表数	65.81	1
		中医药专利授予数	73.43	1
中部	山西省、吉林省、黑龙江省、安徽省、江西省、河南省、湖北省、湖南省	每万人口中医药科学研究与技术开发机构 R&D 经费	61.04	3
		中医药科学研究与技术开发机构 R&D 人员数	67.10	1
		中医药课题立项数	74.88	2
		中医药学术论文发表数	62.14	2
		中医药专利授予数	72.89	2
西部	内蒙古自治区、广西壮族自治区、重庆市、四川省、贵州省、云南省、西藏自治区、陕西省、甘肃省、青海省、宁夏回族自治区、新疆维吾尔自治区	每万人口中医药科学研究与技术开发机构 R&D 经费	61.93	2
		中医药科学研究与技术开发机构 R&D 人员数	61.93	3
		中医药课题立项数	68.76	3
		中医药学术论文发表数	61.97	3
		中医药专利授予数	67.13	3

在每万人口中医药科学研究与技术开发机构 R&D 经费指标方面，东部地区平均得分最高，为 64.58 分，其次是西部地区，平均得分为 61.93 分，中部地区平均得分最低，为 61.04 分。东部地区的平均得分高于中部和西部地区，这是由于东部地区的省（区、市）经济较发达，对中医药科研的经费投入高。中部地区和西部地区的平均得分相差不大，得分差距主要是由西部地区中的重庆市得分较高引起的，而西部其他省（区、市）得分和中部省（区、市）的得分则相差较小。

在中医药科学研究与技术开发机构 R&D 人员数指标方面，中部地区的平均得分最高，为67.10分，其次是东部地区，平均得分为66.37分，西部地区平均得分最低，为61.93分。中部地区的平均得分高于东部和西部地区，从数据上分析原因可能是中部地区没有省（区、市）出现数据缺失，东部、西部地区则各有3个省（区、市）出现数据缺失，导致平均得分下降。从实际情况来分析，可以发现中部地区的8个省份均提出了实施“中医药强省”战略，可见这一战略在中医药人才投入中得到了充分体现。

在中医药课题立项数指标方面，东部地区的平均得分最高，为78.11分，其次是中部地区，平均得分为74.88分，西部地区平均得分最低，为68.76分。东部地区的平均得分高于中部和西部地区，这是由于东部地区中医药高校、科研机构较多，学术氛围浓厚，且经济水平高，设立的科研课题也相对比中部和西部地区多。

在中医药学术论文发表数指标方面，东部地区的平均得分最高，为65.81分；其次是中部地区，平均得分为62.14分；西部地区平均得分最低，为61.97分。东部地区的平均得分高于中部和西部地区，这是由于东部地区中医药高校、科研机构较多，学术氛围浓厚，对中医药科研事业的发展比较重视。中部、西部地区很多地方对中医药事业没有足够的重视，因此在学术论文的产出方面没有突出的表现。

在中医药专利授予数指标方面，东部地区的平均得分最高，为73.43分，其次是中部地区，平均得分为72.89分，西部地区平均得分最低，为67.13分。东部、中部地区的平均得分和西部地区平均得分差距较大，是由于西部地区的科研氛围和对中医药的重视程度均不及另两个地区，因此科研成果产出相对较少。

（四）提出与未提出建设“中医药强省”目标省份指标得分对比分析

据统计，目前共有17个省份明确提出建设“中医药强省”目标，包括广东省、湖南省、江苏省、浙江省、云南省、黑龙江省、安徽省、吉林省、四川省、河北省、湖北省、河南省、山东省、青海省、陕西省、江西省和山

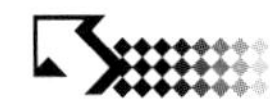

西省。提出与未提出建设“中医药强省”目标省份的中医药科研能力平均得分情况如表9所示。从平均得分上可以看出，提出建设“中医药强省”目标的省份中医药科研能力得分比没有提出建设“中医药强省”目标的省份高。可见，有政策支持的地区对中医药科研经费、人员的投入更高，在论文、专利、课题上的产出也更多。

表9　提出与未提出建设“中医药强省”目标省份中医药科研能力平均得分比较

排名	区域	省(区、市)	得分(分)	平均得分(分)
1	提出建设“中医药强省”目标	河北省	62.12	67.91
		江苏省	75.52	
		浙江省	69.53	
		山东省	72.12	
		广东省	71.74	
		山西省	64.18	
		吉林省	67.59	
		黑龙江省	65.30	
		安徽省	72.29	
		江西省	63.95	
		河南省	70.07	
		湖北省	64.09	
		四川省	75.60	
		云南省	63.65	
		陕西省	67.62	
		湖南省	68.86	
		青海省	60.19	
2	未提现建设“中医药强省”目标	北京市	92.29	66.44
		天津市	62.33	
		辽宁省	63.59	
		上海市	69.90	
		福建省	63.89	
		海南省	61.36	
		内蒙古自治区	63.28	
		广西壮族自治区	71.55	
		重庆市	73.58	
		贵州省	63.87	
		西藏自治区	60.09	
		甘肃省	62.10	
		宁夏回族自治区	60.50	
		新疆维吾尔自治区	61.76	

（五）中医药投入与产出关系分析

将本报告的5项指标分为“中医药科研投入”“中医药科研产出”两部分，应用SPSS统计分析软件探究两个指标之间的相关性。选择的数据是经标准化处理后的数据。指标得分情况如表10所示。经SPSS统计软件处理后发现，在“中医药科研投入”和“中医药科研产出”指标的相关性分析中，皮尔逊相关系数为0.406，$p=0.023$，表明两个指标存在一定相关性，结合常识，可判断一个地区对中医药科研的投入越多，该地区中医药科研的产出也越多。

表10 各省（区、市）中医药科研投入与产业指标得分及排名

单位：分

序号	省(区、市)	中医科研投入指标得分	排名	中医科研产出指标得分	排名
1	北京市	197.35	1	262.75	1
2	天津市	120.00	26	192.11	22
3	河北省	120.00	26	190.99	24
4	山西省	125.04	14	196.30	18
5	内蒙古自治区	130.12	9	185.99	26
6	辽宁省	125.30	13	192.96	20
7	吉林省	134.66	5	203.41	13
8	黑龙江省	134.32	6	192.21	21
9	上海市	123.66	17	227.47	8
10	江苏省	138.93	3	240.18	5
11	浙江省	122.84	18	226.46	10
12	安徽省	121.35	21	242.42	3
13	福建省	121.99	19	198.08	17
14	江西省	121.92	20	198.45	16
15	山东省	126.65	11	235.86	6
16	河南省	121.31	23	230.95	7
17	湖北省	120.68	24	200.54	14
18	湖南省	130.31	8	214.96	11
19	广东省	120.00	26	241.04	4
20	广西壮族自治区	132.09	7	226.97	9
21	海南省	123.78	16	182.92	28
22	重庆市	170.83	2	195.57	19

续表

序号	省(区、市)	中医科研投入指标得分	排名	中医科研产出指标得分	排名
23	四川省	136.18	4	243.67	2
24	贵州省	120.58	25	199.47	15
25	云南省	126.47	12	191.94	23
26	西藏自治区	120.00	26	180.45	31
27	陕西省	126.95	10	212.13	12
28	甘肃省	121.34	22	189.48	25
29	青海省	120.00	26	181.01	30
30	宁夏回族自治区	120.00	26	182.61	29
31	新疆维吾尔自治区	123.87	15	184.96	27

四　讨论和政策建议

本报告分析了我国各省份中医药科研能力评价得分，从经费、人员、课题、论文、专利几方面详细剖析了各地中医药科研发展现状。总体来讲，我国中医药科研事业在稳步前进，部分地区尤其是经济发达、科研水平高的地区十分重视中医药科研事业，在政策层面、经济层面、资源层面均对中医药科研事业给予了良好的支持，其中医药科研事业发展相对稳健。而经济较为落后、科研水平较低的地区，中医药科研能力仍有很大的进步空间。对于中医药科研较落后的地区，可参考借鉴中医药科研事业发展良好地区的经验，结合本地区的中医药科研基础和政治、人文背景，进一步明确及落实适合本地区中医药科研事业发展的措施。根据以上对各省份中医药科研现状的深入剖析，本报告对推动我国中医药科研的发展提出如下建议。

第一，要明确中医药科研的目的和方向。中医药科研的根本目的是更好地发展中医药，实现中医药现代化，树立文化科学多元化的正确观念。此外，还要树立中医药文化自信，充分肯定中医药理论体系的科学性，正确及客观地看待中医药精华理论和现代科学之间的关系，在现代科学的加持下保护和传承好中医药精华理论，这是中医药科研未来发展的关键。

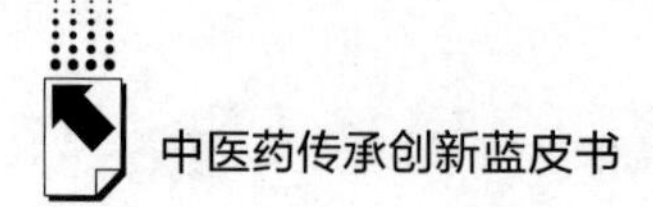

第二，科学地进行中医药科研顶层设计，推动中医药科研产生真正有价值的研究结果。鼓励更多地区建设“中医药强省”“中医药强市”，加强全面谋划、布局，在当地的各项卫生发展规划中融入“提高中医药科研创新能力”任务，多方协调优化政策环境，保障纲领性文件的实施。通过完善中医药科研立法，为中医药科研提供保障。此外，建议各地政府加强和高校科研机构在中医药科研政策研究方面的合作，加大中医药科研政策在高校中的宣传力度，提高政策知晓率，并完善激励政策，提高中医药科研人员的积极性，进一步为中医药临床、科研人员松绑助力，让中医药医疗机构、高校、科研院所在各个方面有更多的自主权。

第三，完善中医药科研资源配置。促进中医药科研和金融等领域相融合，积极引导社会资本参与中医药科研创新创业，鼓励中医药企业与中医药医疗机构、科研院所、高等院校等开展紧密合作。促进中医药科研资源的开放共享和中医药科研成果转化，建设符合中医药发展规律的科研考评和成果转化机制，以及以科技创新质量、绩效、贡献为指标的分类评价体系，客观评价中医药科研成果的科学价值、技术价值、经济价值、社会价值、文化价值，有效推进中医药科研成果助力人才队伍建设、健康服务能力提升、产业创新发展，推动我国中医药走向世界。

第四，建立高校中医药科研团队。当前，国家级的中医药科研团队数量较少，且关于中医药科研团队的报道也比较缺乏，这表明我国中医药科研团队在科研成果的产出率与转化率方面还有待进一步提高。高层次、优结构、跨学科的中医药科研团队的构建、培养与发展将会对更快、更高效地产出与转化原创性中医药科研成果提供保障性的平台，因此应进一步加强中医药科研团队的建设，促进中医药领域取得原始创新的突破，为推进我国中医药科研奠定坚实基础。此外，在创建中医药科研团队的过程中，应着力构建中医药高校多学科交叉融合的知识结构模式，注重吸纳不同专业人才，促进多学科交叉融合，实现多个学科资源合理配置。

第五，搭建中医药科研特色平台。布局建设中医药重点实验室、中医临床研究基地、中药创新研制平台、名老中医传承服务平台、中医药传统知识

保护研究平台等，为中医药整体的科研创新助力。鼓励高校及科研机构加入中医药特色平台建设中，为平台源源不断地输送信息、人才等资源。

第六，加大中医药科研经费投入。明确中医药科研经费管理制度，对科研经费进行规范管理。从崔伟锋等人的调查中可知，目前的中医药经费存在经费预算编制不合理、项目经费落实困难、科研经费使用监管不力等问题，这些影响着项目研究的实施和推动，甚至影响研究结果。因此，应编制更准确的经费预算，多渠道筹集科研经费，完善科研经费管理制度，更新原有经费管理模式，从而更合理正确地运用经费，推动项目顺利发展，降低由经费使用、管理及预算编制不合理导致项目失败的概率。

第七，推动中医药信息化发展，做好实施重点工程、开展数据治理、推进融合发展、加快关键技术研究、加强保障体系建设等工作，打造中医药信息化高水平学术平台。构建国家、省、市多级中医药信息平台，与国家人口健康数据中心、区域人口健康信息平台等建立数据交换、信息共享的网络通道，实现中医药与卫生计生业务协同、信息互联互通。

参考文献

[1] 朱海珊：《广东省中医药科技创新政策执行效果分析与对策研究》，广州中医药大学硕士学位论文，2015。

[2] 张伯礼、张俊华：《中医药现代化研究 20 年回顾与展望》，《中国中药杂志》2015 年第 17 期。

[3] 郭清：《我国近十年来中医药发展状况与趋势分析》，《浙江中医药大学学报》2019 年第 10 期。

[4] 黄亚博：《屠呦呦获诺贝尔奖与青蒿素研发对中医药发展的启示》，《江苏中医药》2016 年第 4 期。

[5] 屠志涛、杨艳琴、朱德馨等：《北京地区中医药科技优势分析》，《中国中医基础医学杂志》2007 年第 8 期。

[6] 江苏中医药强省建设战略研究课题组：《中医药强省建设综合评价指标体系构建研究——关于加快推进江苏中医药强省建设战略的思考与建议》，《江苏中医药》2019 年第 1 期。

[7] 王志勇：《加快科技创新　推动中医药高质量发展》，《学习时报》2019 年 1 月 4 日。
[8] 邹冲、蒋萌、蒋卫民等：《构建基于临床大数据真实世界的中医药临床科研模式》，《中华中医药杂志》2016 年第 10 期。
[9] 梁晓东、王加锋、鲍霞等：《高校中医药科研创新团队发展模式的探索与思考》，《中医教育》2020 年第 2 期。
[10] 崔伟锋、韩静旖、李更生：《河南省中医药科研现状调查及分析》，《现代医药卫生》2019 年第 24 期。

B.7 2020年中国中医药文化与对外交流评价报告

饶远立　赵兰慧*

摘　要：本报告通过建立中医药文化与对外交流指标体系，评价全国各省份在中医药文化与对外交流方面的综合实力。结果显示，一个地区的中医药文化与对外交流发展情况主要与当地经济、政策、历史、对外开放程度、人民群众生活中的中医药接纳程度、交通、中医药高等院校建设有关。此外，中医药文化与对外交流的发展，与其他板块，包括中医医疗费用及中医药教育、产业、科研、政策的发展密不可分。本报告认为，中医药文化与对外交流是中医药事业传承与发展中的重要一环，应努力继承与发展中医药文化，加强对外交流传播。

关键词：中医药　文化　对外交流

一　中医药文化与对外交流发展概况

（一）中医药文化发展概况

2012年党的十八大召开，我国正式迈入全面建成小康社会的关键性时

* 饶远立，广州中医药大学公共卫生与管理学院管理系主任，副教授，硕士生导师，主要研究方向为卫生事业管理和医院管理；赵兰慧，广州中医药大学公共卫生与管理学院在读博士研究生，主要研究方向为中医药管理、临床心理。

期，建设社会主义文化强国的目标得以正式确立。这一时期，人们的生活环境得到有效改善，文化建设也进入了高速发展的时期。党的十九大报告明确指出当下中国的主要矛盾已经发生了变化，人民日益增长的美好生活与不平衡不充分的发展之间的矛盾成为当下的主要矛盾，要求在未来的发展阶段，将中华民族优秀传统文化的创新作为重点工作。就人民群众对美好生活的需要而言，主要包括物质需求与精神需求两个方面；就发展的失衡而言，主要集中在地区发展水平差距扩大以及城乡发展失衡两个方面。由于中医药本身属于特殊卫生资源类型，且具有很好的经济价值与文化价值，因此，2014年，我国正式将其归集到生态资源之列，在国家层面给中医药资源具备的优势予以了明确。在此之后，中医药文化逐渐朝着整体融合的方向发展，具体包括以下两个方面。

就政策方针而言，2015年，我国出台了《中医药健康服务发展规划（2015～2020年）》，该规划明确要求加大中医药文化资源的开发力度，对传统中医药文化产业的结构进行转型与升级，这也是我国第一次对中医药文化与健康产业的发展做出政策性规划。2016年，我国先后出台了《“健康中国2030”规划纲要》《中医药发展战略规划纲要（2016～2030年）》《中医药“一带一路”发展规划（2016～2020年）》，这些文件明确指出要将健康文化、健康管理以及健康保险整合成一个有机的整体，形成具有中国特色的中医健康保障体系，进一步提高中医药科研、教育、文化等方面的发展力度，使中医发展的整体性、系统性水平得到有效提升，让中医文化的内涵更为丰富，并且要将中医药作为扩大中华文化影响力的重要工具，使其对周边国家的影响力能够得到更大幅度的提升。2017年，全国中医药工作会议提出在未来的发展阶段，要从国家战略上对中医药文化发展方向予以明确，而随着《中华人民共和国中医药法》的出台，中医药行业的发展以及中医药文化的传播得到了法律层面的保障。2018年，国务院办公厅正式出台了《关于促进“互联网+医疗健康”发展的意见》，该文件指出，在未来的发展阶段，要采取相应的措施整合当下流行的互联网与医疗健康服务，使互联网能够与中医药健康文化更好地融合在一起，发挥出更大的影响力。

就发展表现而言，2014 年，我国在全国范围内展开了中医药科普普及率、中国公民中医养生保健素养调查，并且中国中医药出版社以及其他社会组织也举办了一系列全国悦读中医活动，取得了不错的社会反响。2015 年，我国著名科学家屠呦呦获得了诺贝尔医学或生理学奖，并且在颁奖礼上表示，青蒿素是中医药的典型代表，也是给全世界人民的献礼。2016 年，我国出现了一大批以中医药元素为主的特色小镇，并且各个地区都开始新建中医药文化产业园。2017 年，我国将每一年的 8 月 19 日定为“中国医师节”；同年，第一届中医药文化大会成功举办，会议以“传承创新、文化引领、科学发展、产业驱动”为讨论议题，并提出建立“中医药文化与产业共同体”的伟大构想。2018 年，我国完成了国内首个中医药健康旅游示范基地建设工作，示范基地集旅游、文化于一身，具有比较强的综合性，并且同年我国还开始逐步推进中医药传承与创新“百千万”人才工程。此外，自 2014 年开始，我国陆续在世界多个国家，如德国、美国等建立了中医孔子学院，提高了中医文化在世界范围内的影响力。

由此可见，在我国现阶段各个行业、领域发展水平不断提升的背景下，中医药也逐渐朝着更高的层次进发，中医药文化正试图与医疗、保健、产业等融合成一个有机的整体，并将资源整合和创新摆到第一位，形成良好的中医药文化生态。在此时期，中医药文化始终秉持着之前既定的方向向前发展，并在此基础之上加大各种新型技术应用力度，以市场需求为导向，推动中医药文化迈入新的发展阶段。

1. 中医药文化的宣扬效应逐渐显现

在中医药文化建设水平越来越高的背景下，中医药文化的宣传效应逐渐显现了出来。例如各个地方政府都加大了中医药文化宣传基地的建设力度，将其与高校科普集体建设整合成一个整体，利用各大专业院校现有的中药馆，让学生们更好地理解中医药的相关理论知识，并且利用各种有关中医药文化的宣传活动，实现宣传效应的最大化，为学生建立更具直观性的平台，让更多的普通民众能够进行实地参观与考察，让中医药文化更好地被人们所接受。

2. 中医药文化建设人才队伍更加充实

当下，人们对中医药文化建设的关注度得到了有效提高，专业性人才的数量也得到了有效增加，许多高校都安排了专门的人员来开展中医药文化建设宣传工作。在此背景下，形式各异的中医药文化宣传活动越来越多，甚至有一些高校建立了专门的工作室；各大中医药高校加强了合作与交流，摒弃了过去各自为战的模式，中医药文化宣传队伍的交流频率不断提升，各宣传队伍不断了解对方的优势，为自身未来工作打开新的视野。

3. 中医药文化建设关乎人民群众的切身利益

在建设中医药文化的过程中，要将人民利益放在首位，使二者有机融合在一起，让中医药文化建设以为民众提供优质服务为重心。当前，我国开展了各式各样的中医药惠民活动，例如中医药讲座、义诊等。通过这些活动，中医药可以深入普通群众，提高自身的影响力，让普通民众更好地了解中医药文化的传承以及中医药文化对当下中国文化发展的意义。

（二）中医药对外交流发展概况

中医药对外交流，指的是中医药对海外的交流、传播与互动。主要的交流手段包括中医药国际旅游、中医药国际贸易、中医药留学等。中医药对外交流是中医药传承与发展的重要内容。要想让中医药传播到更广的范围，扩大国际影响力，进而通过中医药打开国际社会认识中国的一个窗口，就必须重视中医药对外交流。近年来，我国中医药对外交流取得了一系列成就。

1. 成立各种组织提高学术交流的频率

改革开放以来，我国陆续建立了多个专业性较强的中医医疗机构与学术机构。从当下的情况来看，中医药文化的传播范围非常广泛，各个国家对中医的重视度越来越高，尤其是对中医针灸非常青睐。相关数据显示，海外的中医医疗结构总数已经突破了 10 万家，针灸医疗的从业人员达到了 20 余万人，中医师也达到了 2 万余人。尤其是在美国，在 50 个州中，有针灸学会组织的州有 18 个，在全美范围内，针灸学会等中医组织的数量已经达到了 40 余个，这些组织使中医药文化得到了有效推广，为中医药行业的发展提供了助力。此外，欧

 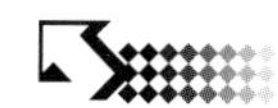

洲联盟中国传统医学协会在比利时正式成立，并通过了《巴德皮尔蒙宪章》，中国传统医学在欧盟国家的地位得到了明确。这类机构组织具有比较强的综合性，将医疗、教学与研究整合成了一个整体，通过各种杂志、座谈会、培训课程来进行中医学的交流，使得中医药文化的传播范围进一步扩大。

2. 中医人才输出力度加大，中医药出口规模扩大

目前，在诸多国家的医疗保健体系中，中医药的影响力愈发突出，并且中医药的应用度逐渐提升，特别是针灸疗法得到了诸多国家的认可，美国、德国等传统发达国家对于针灸的重视程度越来越高。改革开放以来，越来越多的中医药人才选择出国从事中医医疗工作，不仅扩大了中医的影响力，同时还为国家带来大量的外汇。与西医不同，中医技术更具便捷性、经济性以及高效性，越来越多的国家开始应用针灸治疗技术，对我国中医药人才的需求也逐渐提高。基于这种情况，2007 年，我国相关部门制定和实施了《中国中医药类专业技术人员资格认定管理办法（试行）》，要求所有在国外从事中医药类相关工作人员都需要经过多项考核，只有通过考核的人员才能取得相关的资质证书并从事相关工作，这对中医药人才提出了更高的要求，使其能够更好地完成自身的工作，规范自身的行为。此外，中药出口贸易的规模也呈现出扩大的趋势。相关数据显示，2013 年，我国中药类产品的对外贸易额为 31.38 亿美元，出口产品的类型也比较丰富，涉及中药材、中成药以及植物提取物等多个领域。

3. 完善中医教育机制，提升中医人才专业能力

在东西方医疗交流过程中，人才扮演着纽带的角色，而要想培养出更多的专业性人才，教育机制的作用不容忽视。改革开放以来，中西医的交流合作日渐频繁，中医教育也逐渐拓展到了国外，哈佛大学、耶鲁大学等多个世界名校都开设了专门的中医课程。从当下的情况来看，美国中医、针灸学校的数量已经超过了 30 余所，绝大多数位于加州，每年的招生人数也突破了 1000 人。面对日益扩大的中医人才需求，我国相关高校不断加大对外国留学生的招生力度。此外，我国还根据当下形势的发展，开始选择以中外联合办学的方式来培养外国留学生。联合办学主要包括三种类型：第一种类型是

学历教育，以南京中医药大学与米兰大学共同推进的中西医结合硕士研究生培养项目最为典型；第二种类型是学校与学校之间的合作，例如上海中医药大学与新加坡中西学院之间的合作就属于这种类型；第三种类型则是借助孔子学院来进行中医药文化的推广，例如同仁堂安排专业的中医药专家到新加坡孔子学院举办座谈会，让国外学生对中医药文化有更好的理解，扩大中医药文化的影响力。

4. 合作研发的力度持续提高

在改革开放不断深化的背景下，中医药合作研发已经不再仅仅局限于某一个领域。通过对我国卫生部门签订的双边合作协议进行分析，可以发现，有超过50个双边合作协议对中医药合作有所提及，有来自世界各个地区的17个国家与我国中医药主管部门签订了独立的合作协议，合作力度空前。为了进一步提高中医药国际合作力度，我国有关部门正式颁布了《中医药国际科技合作计划纲要》，以文件的形式为中医药国际合作提供强有力的支持，力争借助西方发达国家在技术上的领先优势，将中医药与先进的生物技术、生命科学整合成一个有机的整体，使得中医药的内容得到进一步丰富。在这些政策的作用之下，中医药被逐渐推广到了全世界，越来越多的国家在治疗疾病过程中开始应用中医药，尤其是美国等发达国家逐渐放宽了对中医药的限制。

中医药文化的传承，就是记录和传承我们自己的健康思维方式和健康行为方式。中医药对外交流，就是传播中医药自己的语言、思维方式和行为方式，就是让世界更好地看到我们。

二　中国中医药文化与对外交流评价指标体系构建

（一）指标选取

中医药文化与对外交流板块选取了中医药博物馆数量、中医药百度搜索指数、中医药来华留学生数三个指标。

 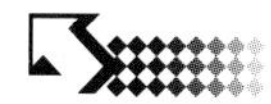

1. 中医药博物馆数量

博物馆承担了对自然以及人类长期发展过程中积累的各种遗产进行收藏与展示的工作，并且基于物品的个性特征将其划分到不同的类别，以供社会公众欣赏，社会公众也能够丰富自身的知识体系，对历史文化传承形成更好的认识。就中医药博物馆而言，指的是主要从事中医药文物的收藏与展示，对中医药文化进行研究和宣传的组织，其主要具备以下几个功能。

（1）对中医药文物进行收藏、保存、展示以及研究

在博物馆长期的发展过程中，藏品一直都扮演着物质基础的角色，这也是其个性特征所决定的。在评估博物馆水平以及综合实力的过程中，藏品的数量及质量是最重要的评估依据。就中医药博物馆而言，收藏的中医药工具、古代名著、中药材标本等决定了其水平的高低。此外，研究也是博物馆最重要的工作内容，博物馆具备一定数量的拥有一定水平的研究人员；这些人员通过对藏品的深入研究与分析，利用文字与图片相结合的方式对藏品进行详细描述，能够使得社会公众更好地认识中医文化的历史价值。

（2）宣传中医药文化

在我国传统文化构成中，中医药文化具有典型的价值，拥有悠久的发展历史。博物馆利用收藏的各种有关中医药的藏品将中国古代先民的智慧充分地展示出来。从某种角度来看，中医药博物馆是中医药文化的宣传工具，可以利用对藏品的全方位展示与研究，结合专业人员的讲述，让社会公众深入了解中医药文化完整的发展过程，使他们产生情感上的共鸣，形成民族自豪感，并且让他们对传统的中医养生树立正确的认识，为中医药的发展铺平道路。

（3）中医药文化教育基地

在中医药世界发展水平不断提升的背景下，人们对于中医药文化的认识愈发全面，而通过中医药博物馆，人们能够获得一个身临其境的机会，加深对中医药文化的认识。从国内的情况来看，绝大部分中医药博物馆是高校建立的，高校在学科以及人才方面具有的优势通过中医药博物馆得到了进一步

放大，学生通过中医药博物馆能对自身所学的知识有更好的了解，教学质量也能由此得到大幅提高。同时，博物馆将古代中医名家的事迹展示出来，为学生树立了标杆，有助于学生严谨认真、端正态度的养成，确保其能够更好地投身于中医药事业当中。此外，中医药课程教学比较枯燥，教学方式也比较单一，而通过博物馆，学生能够身临其境地学习中医药知识，学习的积极性得到大幅提高，这也是“寓教于乐”教学方式的体现。

中医药博物馆的数量，从一个侧面反映了地区对中医药文化产物的搜集和保存力度，地区中医药文化遗产历史积淀的深厚程度，向社会公众展示和传播中医药文化的能力，以及地区对中医药文化传播基础设施建设的投入强度。因此我们将中医药博物馆数量作为衡量各省份中医药文化与对外传播竞争力的第一个指标。

2. 中医药百度搜索指数

百度指数（Baidu Index）是一个通过对网民行为信息进行分析了解网民关注热点的工具，一经发布，就得到了众多企业的追捧，经过长期的发展，现已成为企业制定各种决策的重要参考。百度搜索指数通过对网民搜索关键词的分析，获取网民当下的兴趣所在。通过对百度搜索指数算法的分析，可以发现，该指数以网民的搜索量作为依据，通过统计各种关键词出现的数量来分析出每一个关键词的权重水平。在这里，我们以“中医药”为关键词，关注各省份一年内平均的百度搜索指数，便可以得知中医药在各个省份的百度搜索规模有多大，这个规模可以反映当地网民对中医药的关注程度，体现中医药文化在当地网民群众中的影响力度。

截至 2018 年 12 月，中国网民规模达 8.29 亿人，普及率达 59.6%，较 2017 年底提升 3.8 个百分点，全年新增网民 5653 万人。中国手机网民规模达 8.17 亿人，网民通过手机接入互联网的比例高达 98.6%。2019 年 8 月 30 日，中国互联网络信息中心对外正式发布了《中国互联网发展状况统计报告》，报告显示，截止到 2019 年第二季度末，我国网民数量达到了 8.53 亿人，与上一年度的数据相比，增长幅度约为 3.2%；互联网普及率为 61.2%，与上一年度的数据相比，增长幅度约为 1.6 个百分点。截至

 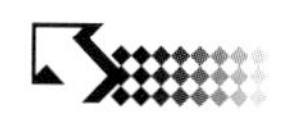

2020 年 6 月，中国网民规模达 9.4 亿人，相当于全球网民的 1/5；互联网普及率达 67%，高于全球平均水平约 5 个百分点；网民中使用手机上网的比例为 99.2%。可见，我国网民占比 2018 年末已经超过半数，且此后逐年增长。同时，网民中手机用户的比例逐年增加，使得网民上网的行为变得更加便捷、随时随地。互联网在文化传播中的影响力越来越大。

将中医药百度搜索指数这一指标纳入评价体系，可以从文化的接受方和互联网线上的角度反映各省份中医药文化传播实力。

3. 中医药来华留学生数

随着我国经济的持续高速发展和整体实力的大幅提升，中医药标准化、国际化进程的加快，对国外留学生的中医药教育也进入了新的发展阶段。在我国教育国际合作与交流中，来华留学生教育一直都是其中的重中之重，它既能够进一步提高我国高等教育的国际竞争力，也能够让中华文化传播至更大的范围。并且随着时代的进步，在国家获取更大教育市场以及提高国际影响力的过程中，留学生教育扮演的角色越来越重要。因此，中医药来华留学生数是考察一个地区中医药国际文化影响和海外传播竞争力的重要指标之一。

中医药文化与对外交流评价指标体系，综合考虑了线上与线下两个角度、文化的传播与接受两个人群、海内与海外两个方面。

（二）数据来源

本报告使用的数据主要为网上公开发布的数据。中医药博物馆数量统计自百度地图（2020 年 8 月）。中医药百度搜索指数数据源自 2018 年以“中医药”为关键词的百度搜索指数平均值。中医药来华留学生数源自国家中医药管理局发布的《2018 年全国中医药统计摘编》和国家统计局。

（三）指标权重

采用德尔菲法进行两轮专家咨询，对指标进行筛选，并确定各级指标的权重，具体见表 1。

表1　中医药文化与对外交流评价指标及权重

一级指标	二级指标	三级指标	权重
中医药文化与对外交流	中医药文化与对外交流	中医药博物馆数量	0.327
		中医药百度搜索指数	0.361
		中医药来华留学生数	0.312

三　中国中医药文化与对外交流评价结果

（一）中国中医药文化与对外交流各省（区、市）得分及排名

我们将各指标得分加权后，算出各省（区、市）中医药文化与对外交流得分及排名（见表2）。

表2　31个省（区、市）中医药文化与对外交流得分及排名

单位：分

省(区、市)	总得分	排名
浙江省	95.18	1
江苏省	92.15	2
上海市	91.26	3
北京市	89.43	4
广东省	89.23	5
山东省	86.23	6
天津市	82.77	7
四川省	81.79	8
江西省	81.50	9
辽宁省	80.80	10
湖北省	79.61	11
河南省	79.04	12
福建省	78.76	13
河北省	77.38	14

续表

省(区、市)	总得分	排名
云南省	77.13	15
黑龙江省	77.10	16
安徽省	76.99	17
吉林省	76.27	18
陕西省	76.20	19
山西省	75.03	20
湖南省	73.13	21
贵州省	72.68	22
重庆市	72.50	23
内蒙古自治区	71.51	24
广西壮族自治区	70.08	25
青海省	68.33	26
甘肃省	64.25	27
新疆维吾尔自治区	62.44	28
海南省	61.81	29
宁夏回族自治区	61.45	30
西藏自治区	60.00	31

中医药文化与对外交流总分排名前五位的分别是浙江省、江苏省、上海市、北京市、广东省。排名后五位的分别是甘肃省、新疆维吾尔自治区、海南省、宁夏回族自治区、西藏自治区。参与总排名的省（区、市）共有31个，排名中位数（第16名）的为黑龙江省。

我们按照地理区域将中国划分为东部地区、中部地区和西部地区。其中，东部地区包括北京市、天津市、河北省、辽宁省、上海市、江苏省、浙江省、福建省、山东省、广东省、海南省。中部地区包括山西省、吉林省、黑龙江省、安徽省、江西省、河南省、湖北省、湖南省。西部地区包括内蒙古自治区、广西壮族自治区、重庆市、四川省、贵州省、云南省、西藏自治区、陕西省、甘肃省、青海省、宁夏回族自治区、新疆维吾尔自治区。总体而言，东部的中医药文化与对外交流发展现状较好。而西部各省（区、市）

暂时还略微落后。东部地区的平均排名是 8. 55 名；中部地区的平均排名是 15. 50 名，暂时较东部地区落后 6. 95 名；西部地区的平均排名是 23. 17 名，暂时较中部地区落后 7. 67 名。说明中医药文化与对外交流存在地区间的差异。

31 个省（区、市）中，有 17 个提出了建设“中医药强省”目标，分别是广东省、湖南省、江苏省、浙江省、云南省、黑龙江省、安徽省、吉林省、四川省、河北省、湖北省、河南省、山东省、青海省、陕西省、江西省、山西省。其中，排名前 15 位的省（区、市）中，有 10 个提出了建设“中医药强省”目标，占比 66. 67%。排在中位数（第 16 名）的黑龙江省也提出了建设“中医药强省”目标。排在后 15 位的省（区、市）中，有 6 个提出了建设“中医药强省”目标，占比 40. 00%（见图 1）。说明这一目标的提出，总体上对中医药文化与对外交流竞争力有提高和促进作用。

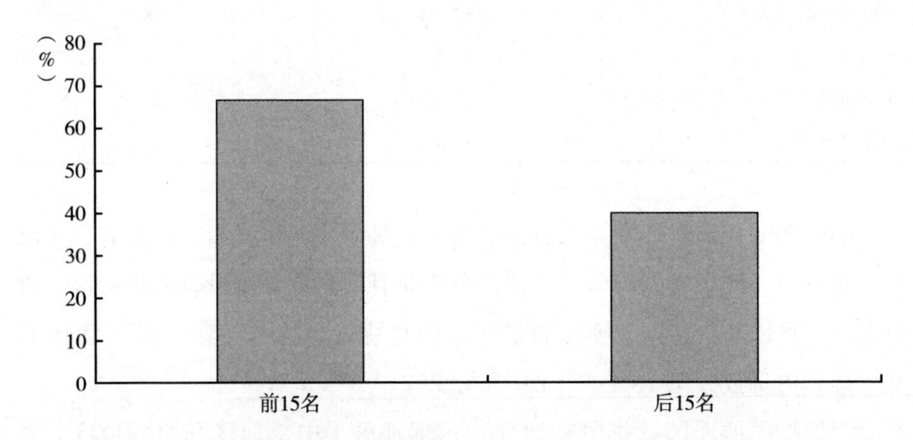

图 1　排名前 15 位与后 15 位的省（区、市）中提出建设“中医药强省”目标的省（区、市）个数占比

中医药文化与对外交流板块的得分与其他板块（包括中医医疗资源、中医医疗服务效率、中医医疗费用、中医康复、中医治未病、中医旅游、中医药教育、中医药产业、中医药科研、中医药政策）的得分进行皮尔森相关分析，结果见表 3。

表 3　中医药文化与对外交流与其他指标得分相关性分析

项目	中医医疗资源	中医医疗服务效率	中医医疗费用	中医康复	中医治未病	中医旅游	中医药教育	中医药产业	中医药科研	中医药政策
r	-0.15	0.26	0.44*	0.16	0.03	0.35	0.49*	0.50*	0.61*	0.38*
p	0.43	0.16	0.01	0.40	0.87	0.06	0.01	0.01	0.00	0.03

*$p<0.05$，相关性具有统计学意义。

可以看到，中医药文化与对外交流板块的得分与医疗费用、中医药教育、中医药产业、中医药科研、中医药政策的得分具有相关性。说明各省份中医药文化与对外交流的发展不是孤立的，它与该省份中医医疗费用及中医药教育、产业、科研、政策的发展密不可分。

（二）中国中医药文化与对外交流评价指标深度分析

1. 中医药博物馆数量

中医药博物馆数量指标各省份得分的计算方法为：该省份博物馆数量/排名第一的省份的博物馆数量 ×40 +60。通过统计、计算和排名，结果如表4 所示。

表 4　中医药博物馆数量各省（区、市）得分及排名

省(区、市)	中医药博物馆数量(个)	排名	得分(分)
浙江省	13	1	100.00
广东省	12	2	98.46
江苏省	9	3	93.85
山东省	6	4	89.23
四川省	6	4	89.23
北京市	3	6	84.62
吉林省	3	6	84.62
福建省	3	6	84.62
山西省	3	6	84.62
上海市	2	10	83.08
辽宁省	2	10	83.08
河南省	2	10	83.08

续表

省(区、市)	中医药博物馆数量(个)	排名	得分(分)
安徽省	2	10	83.08
河北省	2	10	83.08
内蒙古自治区	2	10	83.08
重庆市	2	10	83.08
贵州省	2	10	83.08
天津市	1	18	81.54
江西省	1	18	81.54
湖北省	1	18	81.54
黑龙江省	1	18	81.54
云南省	1	18	81.54
陕西省	1	18	81.54
青海省	1	18	81.54
湖南省	0	25	60.00
广西壮族自治区	0	25	60.00
甘肃省	0	25	60.00
海南省	0	25	60.00
西藏自治区	0	25	60.00
宁夏回族自治区	0	25	60.00
新疆维吾尔自治区	0	25	60.00

中医药博物馆数量排名前五位的分别是浙江省 13 个，广东省 12 个，江苏省 9 个，山东省 6 个，四川省 6 个。全国大部分省（区、市）有 1～3 个中医药博物馆。排名后七位的分别是湖南省、广西壮族自治区、甘肃省、海南省、西藏自治区、宁夏回族自治区、新疆维吾尔自治区，百度地图显示它们暂时还没有建立中医药博物馆。31 个省（区、市）的中医药博物馆数量的均值为 2.61 个。排名前九位的省（区、市）的中医药博物馆数量超过均值，分别是浙江省、广东省、江苏省、山东省、四川省、北京市、吉林省、福建省、山西省。说明中医药博物馆数量在全国的分布并不均衡，在排名靠前的省（区、市）中建设得比较集中。东部地区平均拥有中医药博物馆数量 4.82 个，中部地区 1.63 个，西部地区 1.25 个。中医药博物馆在地理区域上集中分布在东部地区。由于这一指标出现并列排名，排在前十位的省

（区、市）有17个，其中提出建设“中医药强省”目标的有10个，占比58.82%。排在第11～25名的省（区、市）有14个，其中提出建设“中医药强省”目标的有7个，占比50.00%。提出建设“中医药强省”目标省份个数在排名靠前的省份中所占的比例更大，表明提出建设“中医药强省”目标对这一指标发展具有促进作用。

（1）历史

江浙地区历史文化璀璨，人才辈出，盛产大儒鸿士。江浙民风细腻、温润、灵秀，是历史上有名的才子佳人产地。其手工业水平在国内名列前茅，物质与非物质文化遗产类型非常丰富。中医药文化在该地区也得到了蓬勃发展，这也是江苏与浙江两省中医药博物馆数量均位居全国前列的历史原因。江浙得以传承的中医药流派与名医众多，道地药材、养生膏方等都很有特色，中医药历史文化深厚而源远流长，使得博物馆搜集与展览的素材很多。

浙江历史上比较著名的中医药学术流派有伤寒学派、永嘉医派、丹溪学派、温补学派、钱塘学派、温病学派、绍派伤寒等。对后世有重大影响的著名医家许多来自浙江。如，时人称“医术中杰士”，“仲景以后，千古一人”，著有《类经》《类经图翼》《类经附翼》《景岳全书》等中医学经典著作的张景岳；金元四大家之一，滋阴派始祖朱丹溪；精于方脉，博览医籍，搜集众长，尤善于由博返约，穷研受病之源，阐发“三因学说”的陈无择等。江苏自古文教昌盛，医学文化源远流长，历代名医辈出。据史料记载，从殷初至清末的3000多年中，江苏医家见于著录的有3876人。中医文献浩如烟海，至清末包括已知散失的古医书和现存著作，初步统计有3140部，数以万卷，其中许多医著历代流传，负有盛名。江苏的地方医学流派较多，吴门、孟河、山阳、龙砂四大医派名家辈出，其中最有名的要数享誉天下的吴中医派和“冠吴中”的孟河医派。

江浙地区土地肥沃、气候温暖，山泽绕旋、药产丰富，有很多可供保护、展览、科普、研究的道地药材。浙江道地药材很多，其中最出名的为“浙八味”——白术、白芍、浙贝母、杭白菊、元胡、玄参、笕麦冬、温郁金，这些中药材的品质非常高，能够用于多种疾病的治疗且治疗效果非常好，因此得到了众多中医名家的一致认可。北京同仁堂、杭州胡庆余堂等国内具有较高知名度的中药企业，都选择将“浙八味”做配方用。“浙八味”在浙江的栽种已有悠久的历史。江苏亦有桔梗、薄荷、菊、太子参、芦苇、荆芥、紫苏、栝楼、百合、板蓝根、芡实、半夏、丹参、夏枯草、牛蒡等道地药材。

浙江的“江南药王”胡雪岩在杭州创办的胡庆余堂药号和北京同仁堂齐名。1987 年，胡庆余堂在原来的古建筑群中开辟了一个独立的区域，建立了国内第一个中药主题博物馆，在建设过程中，始终围绕保护历史遗址、维持原始陈列状态不变的目标，确保中医药传统文化能够原汁原味地展现在世人面前。该博物馆共由五个部分组成，分别是中药起源、陈列展示、手工作坊、营业大厅以及保健诊疗，馆中收藏了历经千余年的制药工具、中药材等极具历史价值的藏品，包括从余姚河姆渡、西汉马王堆等历史文化遗址中发掘出来的药材文物。胡雪岩曾经为了确保急救药“紫雪丹”的品质，专门打造的“金铲银锅”，现如今也存于该博物馆。1988 年，国务院将胡庆余堂正式纳入全国重点文物保护的范围，经过长期的发展，现已成为杭州旅游业最重要的项目之一。可见，浙江省中医药文化悠久深厚的历史与其中医药博物馆发展具有密切关系。

广东省位于岭南地区，纵观该地区的中医学发展历程，可以发现其起源于中原地区，但是经过长期的发展又形成了自身独特的风格，先后涌现出了大量的中医人才，如葛洪等。由于岭南地区的气候比较湿热，因此，疟疾一直都是造成该地区人口死亡的主要疾病，为此，岭南地区的中医学家一直都以治疗疟疾为己任，随着疟疾被成功攻克，后人在葛洪曾经生活的罗浮山脚下树立了“青蒿治疟之源”的石碑，以彰显其在抗击疟疾方面做出的重要贡献。但中医药文化真正在这里发展并成熟，与西医传入这里的时间相差不多，使得当地在清中晚期以及民国时期便天然有了中西医并重的传统。在清代同治甲子年间，两广总督阮元对《广东通志》进行了重新修订与完善，对南海何梦瑶等岭南地区的名医进行了立传，并且将岭南历代中医药文献收集其中，共计 137 卷。务实的广东人民一向不特意区分中医西医的地位，而

尤重视临床疗效。近现代岭南涌现一批中医药名家及中医流派。岭南温病学派、岭南经方派、岭南妇科、儿科、骨伤科、中西汇通派均有各自的成就和特长。在新中国成立之前，岭南地区拥有较高知名度的历代医学名家共计943人，其中绝大部分来自清代以后，共计879人，在总人数中的占比达到了93%。1962~1978年，广东省获得“广东省名老中医”称号的人数达到了100人；自1991年开始，又有大量的中医专家获得了该称号。通过对广东中医文献跨越年代的分析，可以发现，在408部中医文献中，明清时期著作数量为343部，占比为84%。中医药文化在这里发展活力强劲，素材颇为丰富。广东有巴戟天、沉香、高良姜、化橘红、广陈皮、广佛手、春砂仁、广藿香、广地龙和金钱白花蛇等道地药材，自古家家户户便懂得用道地药材养生。

拥有黄河冲积扇的山东，是中华文明的两大发源地之一。远古时期的尧、舜、禹帝，曾于此留下了传颂数千年的民族神话。山东历史文化土壤深厚，历史文化遗迹遍布全省。历史上的山东英才辈出。名医扁鹊便是山东人。山东省有海麻黄、茵陈、黄芪、金银花、北沙参、阿胶等道地药材。

四川是中医药大省，是全国中药材主产区之一，自古就有“中医之乡、中药之库”的美誉。“无川药不成方。”全国第四次资源普查数据显示，四川全省拥有中药材品种7290种，常用中药材重点品种312种，占全国的85%，川芎、川附子、川黄连等86种道地药材享誉全球。

（2）经济

博物馆的基础设施建设及人力资源等需要财力与当地经济发展作为支撑。排在前几位的省份，均有较好的经济水平。浙江省、广东省、江苏省、山东省，均处于东部沿海经济发展领跑地区。四川省虽然地处西部，但自古便被誉为“天府之国”，物产丰富的四川，经济发展长期处于西部领先水平。

浙江是中国省内经济发展程度差异最小的省份之一，杭州、宁波、绍兴、温州是浙江的四大经济支柱。其中杭州和宁波经济实力长期位居中国前20。相关数据显示，2019年浙江省GDP为6.24万亿元，与2018年的数据相比，提高了约6.8%。浙江省三大产业贡献率有着明显的差异，第一、二、三产业的增加值分别为0.29万亿元、2.66万亿元、3.37万亿元，增长幅度分别为2.0%、5.9%、7.8%。由此可见，第三产业的贡献率最为突出。三次产业结构为3.4:42.6:54.0。人均GDP达到了1.57万美元，与上一年度相比，提高了5%。基于第四次全国经济普查结果以及浙江省GDP核算制度的相关要求，对浙江省2018年的GDP以及三次产业结构进行重新修订，前者为5.8万亿元，后者则为3.4:43.6:53.0。

长期以来，在中国各省（区、市）中，广东省在地区生产总值、居民存款、专利数量、对外贸易额以及税收方面长期排名首位。以对外贸易额为例，广东省在全国进出口总额中的占比达到了25%。广东省还借助自身与香港、澳门地理距离较近的优势，对金融体制进行了深化改革，加强与港澳地区的合作，实现了建设金融强省的目标，对周边省份的金融影响力不断提升。从现阶段的情况来看，广东省金融市场体系的成熟度已经非常高，构建了一个集货币、外汇、产权于一体的金融市场体系，并已将建设粤港澳都市圈作为未来发展的重中之重。相关数据显示，2019年，广东省GDP与人均GDP分别达到了10.77万亿元、9.42万元，与2018年的数据相比，分别提高了6.2%、4.5%。其中，第一、二、三产业的增加值分别为0.44万亿元、4.35万亿元、5.98万亿元，与2018年相比，增幅分别为4.1%、4.7%、7.5%，对GDP增长的贡献率分别达到了2.6%、33.6%、63.8%。三次产业结构为4.0:40.5:55.5，与2018年相比，第三产业的占比增长了约0.7个百分点。2019年，新经济增加值与民营经济增加值分别为2.73万亿元、5.88万亿元，与2018年相比分别提高了25.3%、6.7%，在GDP中的占比分别达到了25.3%、54.6%。

2019年，江苏省实现地区生产总值99631.5亿元，按可比价格计算，比上年增长6.1%。劳动生产率持续提高，平均每位从业人员创造的增加值达209837元，比上年增加13790元。江苏省居民人均可支配收入41400元，比上年增长8.7%。其中，工资性收入23836元，增长8.6%；经营净收入5636元，增长4.6%；财产净收入4372元，增长16.7%；转移净收入7556

元，增长7.7%。

山东是中国经济发达的省份之一，也是发展较快的省份之一，2007年以来经济总量稳居第3位。经国家统计局统一核算，2019年，山东省地区生产总值（GDP）初步核算数为71067.5亿元，根据可比价格进行计算，与2018年相比，提高了5.5%。第一、二、三产业的增加值分别为0.5万亿元、2.83万亿元、3.76万亿元，与2018年相比，分别提高了约1.1%、2.6%、8.7%。三次产业结构由上年的7.4∶41.3∶51.3调整为7.2∶39.8∶53.0。人均地区生产总值70653元，增长5.2%，按年均汇率折算为10242美元。

2019年，四川省GDP为4.66万亿元，根据可比价格进行计算，与2018年相比提高了7.5%。第一、二、三产业的增加值分别为0.48万亿元、1.74万亿元、2.44万亿元，与2018年相比，分别提高了2.8%、7.5%、8.5%。三次产业对经济增长的贡献率分别为4.0%、43.4%和52.6%。人均地区生产总值55774元，增长7.0%。三次产业结构由上年的10.3∶37.4∶52.3调整为10.3∶37.3∶52.4。

这些省份良好的经济发展水平为中医药博物馆建设提供了基础。

（3）政策

排名前五位的省（区、市）均为建设“中医药强省”目标提出省份。在中医药建设的利好政策下，中医药文化及其基础设施建设得以蓬勃快速发展。排名后五位的省（区、市）暂时还没有提出这一目标。

2. 中医药百度搜索指数

中医药百度搜索指数各省份得分的计算方法为：某省份中医药平均百度搜索指数/排名第1的省份的中医药平均百度搜索指数×40+60。通过统计、计算和排名，结果如表5所示。

表5　中医药百度搜索指数各省（区、市）得分及排名

省(区、市)	中医药百度搜索指数	排名	得分(分)
北京市	138	1	100.00
广东省	133	2	98.55

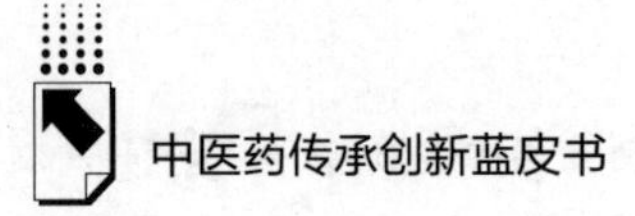

续表

省(区、市)	中医药百度搜索指数	排名	得分(分)
山东省	129	3	97.39
浙江省	126	4	96.52
江苏省	126	4	96.52
河南省	113	6	92.75
四川省	110	7	91.88
上海市	109	8	91.59
湖南省	102	9	89.57
河北省	100	10	88.99
湖北省	94	11	87.25
安徽省	93	12	86.96
福建省	88	13	85.51
辽宁省	88	13	85.51
云南省	81	15	83.48
陕西省	78	16	82.61
江西省	77	17	82.32
广西壮族自治区	72	18	80.87
黑龙江省	71	19	80.58
天津市	63	20	78.26
吉林省	58	21	76.81
山西省	50	22	74.49
贵州省	48	23	73.91
重庆市	46	24	73.33
甘肃省	38	25	71.01
内蒙古自治区	35	26	70.14
新疆维吾尔自治区	27	27	67.83
海南省	20	28	65.80
宁夏回族自治区	16	29	64.64
青海省	6	30	61.74
西藏自治区	0	31	60.00

2018 年中医药百度搜索指数排名前五位的分别是北京市、广东省、山东省、浙江省、江苏省。排名后五位的分别是新疆维吾尔自治区、海南省、宁夏回族自治区、青海省、西藏自治区。中医药百度搜索指数这一指标存在

并列排名的情况，排名中位数（第16名）的是陕西省。中医药百度搜索指数得分的均值为75.32分，有17个省（区、市）得分超过了这一均值。提出建设“中医药强省”目标的省份的中医药百度搜索指数得分的平均值为96.31分，大大高于未提出这一目标的省份的得分平均值（52.93）。说明目标对提高人们对中医药文化的接纳和关注程度有一定影响。东部地区的中医药百度搜索指数得分的均值为101.82分，中部为82.25分，西部为46.42分。东部地区中医药在互联网线上被关注的程度高于中部和西部地区。

（1）经济

排名靠前的省份经济发展情况较好，位于东部沿海地区。排名靠后的为西部少数民族自治区以及海南省。这可能与经济水平较高的地区人民更加关心健康保健的话题，从而对“中医药”进行了更多搜索有关。

（2）生活

一些省份的中医文化群众基础较好，中医药已渗入当地人民群众的日常生活习惯、饮食文化中，这样的省份搜索“中医药”这一关键词的频率较高。比如广东省气候湿热，一向有喝凉茶、煲靓汤的习俗。这些“凉茶”其实都是中医药方剂，“靓汤”中都是常见中药材。因此一些基础的清热解毒化湿的中医药知识已深入当地人民心中，成为生活常识。广东佛山等地中医骨伤科群众基础好，民国时期即开始有黄飞鸿这样家喻户晓的人物一边开武馆，一边治疗跌打损伤。当地百姓骨病伤痛常问中医寻药。因此有病痛、伤痛时搜索中医药的人较多。

江浙地区重视滋补膏方养生。春生、夏长、秋收、冬藏，根据中医理论，冬季是一年四季中进补的最好季节，而冬令进补，更以膏方为最佳。当地冬令服膏方的人很多，使得中医药日常调理身体、保健和预防疾病的思想深入人心。

一些西部少数民族地区可能对本民族传统医学的关注程度大于对中医药的关注程度，因此将“中医药”作为关键词进行搜索的频率较低。

（3）互联网使用

虽然互联网在今天飞速发展，但我国互联网使用的区域不平衡性仍然存在，一些地区的网民规模比较小。这一指标只是从线上的角度来衡量中医药文化“深入人心、受到关注”的程度。可能对整个线下非网民群体对中医药的关注度无法进行考察。西部地区网民数量原本就较东部地区少，这可能也是其排名较靠后的一个因素。

3. 中医药来华留学生数

2018 年中医药来华留学生数各省份得分的计算方法为：某省份高等中医药院校留学生在校生数/排名第 1 的省份的高等中医药院校留学生在校生数 ×40 +60。通过统计、计算和排名，结果如表 6 所示。

表 6　中医药来华留学生数情况

省(区、市)	中医药来华留学生数(人)	排名	得分(分)
上海市	1177	1	100.00
浙江省	841	2	88.58
天津市	837	3	88.45
江苏省	768	4	86.10
北京市	726	5	84.67
江西省	608	6	80.66
辽宁省	406	7	73.80
山东省	361	8	72.27
湖南省	352	9	71.96
广西壮族自治区	322	10	70.94
湖北省	300	11	70.20
广东省	298	12	70.13
黑龙江省	261	13	68.87
吉林省	192	14	66.53
云南省	182	15	66.19
福建省	172	16	65.85
山西省	145	17	64.93
陕西省	123	18	64.18
四川省	115	19	63.91
甘肃省	73	20	62.48
河南省	44	21	61.50
安徽省	22	22	60.75

续表

省(区、市)	中医药来华留学生数(人)	排名	得分(分)
河北省	0	23	60.00
内蒙古自治区	0	23	60.00
海南省	0	23	60.00
重庆市	0	23	60.00
贵州省	0	23	60.00
西藏自治区	0	23	60.00
青海省	0	23	60.00
宁夏回族自治区	0	23	60.00
新疆维吾尔自治区	0	23	60.00

中医药来华留学生数排名前五位的分别是上海市（1177 人）、浙江省（841 人）、天津市（837 人）、江苏省（768 人）、北京市（726 人）。排名靠后的分别是新疆维吾尔自治区、宁夏回族自治区、青海省、西藏自治区、贵州省、重庆市、海南省、内蒙古自治区、河北省，它们暂时还没有留学生。全国中医药来华留学生数的平均值为 268.55 人，中医药来华留学生数多于平均值的省（区、市）有 12 个。东部地区的中医药来华留学生数的平均值是 507.82 人，中部地区的中医药来华留学生数的平均值是 240.50 人，西部地区的中医药来华留学生数的平均值是 67.92 人。可以看出，东部地区中医药来华留学生数较中部、西部地区多。提出建设“中医药强省”目标的省份的中医药来华留学生数的平均值是 271.29 人，略高于未提出这一目标的省份的中医药来华留学生数平均值（265.21 人）。

（1）对外开放程度

排名靠前的省份均具有较高的对外开放程度，是走在我国改革开放前沿的东部沿海省份。其中，北京市、上海市是国际化大都市，北京还是我国的首都。2020 年 7 月 23 日，北京市商务局联合多部门发布《北京市实施新开放举措行动方案》，这是在北京市在服务业扩大开放综合试点的基础上，贯彻落实全国两会“推进更高水平对外开放”有关要求的最新举措。在北京市开展服务业扩大开放综合试点，是党中央、国务院着眼于推进新一轮开放、构建全面开放新格局做出的重大战略部署。未来，我国将结合自由贸易试验区的建设以及大陆与港澳服务贸易自由化等多项战略规划，构建一个涉及多方面、多领域以及高水平的服务业对外开放的新局面。相信随着对外开放程度的提高，各个省份均会迎来更多的来华留学生，各个中医药大学也会相应地迎来更多的留学生。

（2）地理位置及交通

排在前5位的省份均有便捷的交通系统，便于留学生来华学习。

北京和上海是中国内地分别拥有两个民用国际机场的城市。北京大兴国际机场地处北京市大兴区与廊坊市广阳区之间，是国内现阶段从事国际航空业务规模最大的交通枢纽之一。北京首都国际机场位于北京市东北郊区，距北京市中心25公里，距北京大兴国际机场67公里，达到了4F级别，属于国内三大门户复合枢纽之一，同时也是环渤海地区国际航空运输枢纽成员。从1978年至2018年，北京首都国际机场年旅客吞吐量由103万人次增长到超过1亿人次，位居亚洲第1、全球第2。2019年，北京首都国际机场旅客吞吐量10001.3万人次，货邮吞吐量195.53万吨，起降架次59.4万架次，分别居中国第1、第2、第1位。上海市共有两座国际机场，一座是浦东国际机场，位于上海市的东部；另一座是虹桥国际机场，位于上海市的西部。如今，飞机已经成为国际出行的首选。国际机场使来华留学生选择来北京和上海研究和学习中医药更加方便快捷。

浙江省、江苏省、天津市也均有四通八达的海陆空交通系统，使留学生来这些地区留学较为方便。

暂时没有来华学习中医的留学生的地区主要是地处西部的少数民族自治区、地形地势相对不便利的高原地区等。

（3）中医药大学办学情况

目前中国有一个中医科学院（中国中医科学院），以及20多所中医药大学，它们分别是北京中医药大学、上海中医药大学、天津中医药大学、南京中医药大学、广州中医药大学、成都中医药大学、黑龙江中医药大学、山东中医药大学、辽宁中医药大学、长春中医药大学、浙江中医药大学、湖南中医药大学、湖北中医药大学、福建中医药大学、广西中医药大学、安徽中医药大学、江西中医药大学、河南中医药大学、陕西中医药大学、甘肃中医药大学、山西中医药大学、云南中医药大学、西藏藏医药大学、贵州中医药大学、河北中医学院。在我国内地 31 个省级行政区中，绝大多数建有中医药大学，尚未建立中医药大学的省级行政区的数量为 6 个，分别是内蒙古自治区、海南省、重庆市、青海省、宁夏回族自治区、新疆维吾尔自治区。

排名前五位的省份均有很好的中医药大学作为吸引海外留学生来我国进行中医药学习和交流、促进中医药文化海外传播的平台。

上海市——上海中医药大学。上海中医药大学于 1956 年正式成立，属于“部市共建”形式，是我国第一批中医药高等院校之一，同时也是上海市大力扶持的重点高校。学校引进了大量先进的教学设备，环境也十分优美。在发展过程中，上海中医药大学以国家既定战略为导向，发挥自身的主观能动性，建立了在世界范围内拥有较大影响力的科创中心，借助自身在学科以及其他方面存在的优势，主动扮演起中医高等教育改革、自主创新先锋的角色，推动中医药事业的发展。目前，上海中医药大学已与世界多个国家或地区的高校建立了稳定的合作关系，不断提高科研、教学以及医疗方面的合作力度，在美国开设了首个孔子学院，提高了中医药文化的影响力。此外，上海中医药大学还根据“一带一路”的建设要求，在多个国家建立了中医中心，有效提高了中医药的国际化水平。在发展过程中，上海中医药大学一直将建设世界一流中医药大学作为自身的发展目标，强调自身优势与特色的巩固，现已发展成为国内中医药大学中的佼佼者，在教学方面与科研方面都有着一定的优势。

浙江省——浙江中医药大学。浙江中医药大学是浙江省大力扶持的高校，在办学过程中，将中医中药的教学作为重点，属于教学研究型的大学，是在教育部与国家中医药管理局的主导以及浙江省政府的大力支持下建立的。其充分发挥中医中药特色优势，积极推进国际交流与合作。已与美国、英国、捷克等 30 余个国家或地区的 90 余个教育、科研、医疗单位建立了合

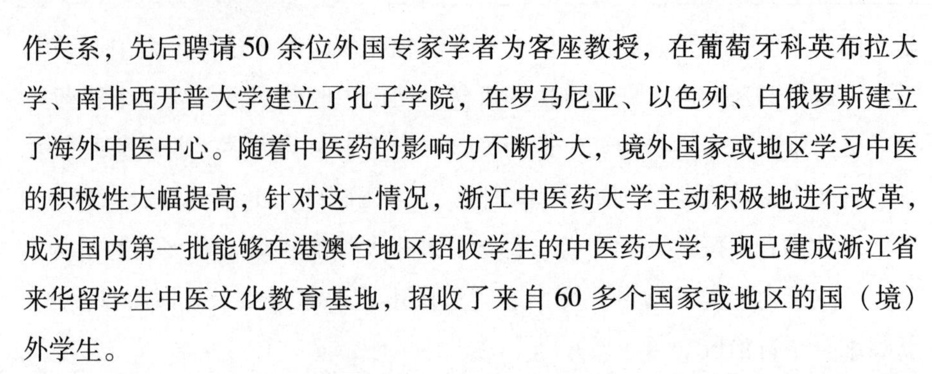

作关系，先后聘请50余位外国专家学者为客座教授，在葡萄牙科英布拉大学、南非西开普大学建立了孔子学院，在罗马尼亚、以色列、白俄罗斯建立了海外中医中心。随着中医药的影响力不断扩大，境外国家或地区学习中医的积极性大幅提高，针对这一情况，浙江中医药大学主动积极地进行改革，成为国内第一批能够在港澳台地区招收学生的中医药大学，现已建成浙江省来华留学生中医文化教育基地，招收了来自60多个国家或地区的国（境）外学生。

天津市——天津中医药大学。天津中医药大学是国家“世界一流学科建设高校”，是教育部、国家中医药管理局、天津市三方共建高校。天津中医药大学的国际教育、交流与合作发轫于20世纪80年代，1992年加挂中国传统医药国际学院院牌，是世界中医药学会联合会教育指导委员会会长单位。该校是“教育部教育援外基地”、教育部和外交部“中国－东盟教育培训中心”、国家中医药管理局“中医药国际合作基地”和“首批中医药国际合作专项建设单位”、世界中联“一带一路”中医药教育师资培训基地（天津）、教育部“中非高校20+20合作计划”项目唯一中医药院校。2008年成立全球首家中医孔子课堂——日本神户东洋医疗学院孔子课堂。2016年成功申报第一个海外中医孔子学院。与全球诸多国家的高校、医疗机构以及研究机构建立了长期、稳定的合作关系，影响力越来越大。例如，与英国诺丁汉大学合作创办临床药学专业本科中外合作办学项目并荣获“英国泰晤士报高等教育奖”最佳国际合作项目提名，两校国际教育合作被列为中英两国卫生领域的国家战略合作之一。

江苏省——南京中医药大学。南京中医药大学成立于1954年，成立时间较早，是新中国成立以后由江苏省政府独立发起的，根据国家中医药管理局的相关要求建立的第一个中医药高等院校。2017年，江苏省教育厅将其列入江苏省高水平大学建设规划之中。2018年，又被纳入江苏省与教育部共建“双一流”高校的规划之内。南京中医药大学成立不久，就开始稳步推进中医药教材、教学大纲的编制工作，为我国中医药教育培养了大量的专业人才，对于中医药事业发展水平的提升有着极为重要的推动作用，因此南

京中医药大学一直有着“中国高等中医教育摇篮”的美誉。在发展过程中，先后与世界卫生组织合作建立了医学合作中心与针灸培训中心，同时也是教育部第一批能够开展外国留学生、港澳台留学生中医药教育的高等院校，已经为五大洲培养留学生3万余名。1993年，南京中医药大学与澳大利亚皇家墨尔本理工学院展开了合作，在该高校联合开办中医学专业，由此也拉开了我国与西方一流大学进行中医学联合办学的序幕。2019年2月，与爱尔兰国立大学（高威）签约共建中医与再生医学孔子学院，该孔子学院的建立是贯彻落实习近平总书记“用开放包容的心态促进传统医学和现代医学更好融合”、推进中医药新时代海外发展的积极探索。陆续与全球90余个国家的高校、社会组织建立了全面合作的关系，现已成立8个海外中医药中心，分布在美洲、欧洲以及大洋洲地区。

北京市——北京中医药大学。北京中医药大学将中医药学作为自身的重点学科，属于教育部直属高校。北京中医药大学是国内第一批承接国外留学生从事中医学学习的大学，截至目前，为世界各国提供的中医药人才数量已经超过了2万人，并且与多个国家的高校、研究机构展开了合作。1996年，北京中医药大学与英国密德萨斯大学进行了合作，成为国内首个能够在国外大学颁发医学学士学位的高校。率先在世界50强高校中开设中医学本科教育，例如与新加坡南洋理工大学合作开设了“中医学－生物学”专业，为专业毕业生颁发双学士学位；与西班牙巴塞罗那大学联合开设了中医学硕士学位项目，并且颁发的学位得到了欧盟的认可。2019年与美国国家儿童医院合作，在美国建设具有中医特色的中西医结合儿科门诊，持续推动传统医学和现代医学的融合与发展。1991年，北京中医药大学在德国建立了魁茨汀中医医院，这也是国内高校第一次在其他国家建立医疗机构，有力体现了中医药的世界影响力。2012年，北京中医药大学与日本法人兵库医科大学展开了合作，在日本建立了中医药孔子学院。将中医药课程纳入现代医学教育体系，实现了文化交流与专业教育的有机融合。

暂时没有中医药海外来华留学生的省份，大都仍没有高水平的中医药大学。加强中医药高等院校建设，有助于吸引海外来华留学生，提升中医药文化对外交流与传播能力。

四 讨论和政策建议

总结分析各指标的排名可以看到，一个省份的中医药文化与对外交流发展情况主要与该省份的经济、政策、历史、对外开放程度、人民群众生活中的中医药接纳程度、交通、中医药高等院校建设有关。此外，中医药文化与对外交流的发展，与其他板块，包括中医医疗费用及中医药教育、产业、科研、政策的发展密不可分。

各省份应该加强中医药文化与对外交流，尤其是西部地区。本报告建议如下。

第一，宏观上，应从提升经济水平、加大中医药文化与对外交流政策支持力度、推进对外开放进程、发展交通等几个方面促进各地中医药文化与对外交流的发展。

第二，可以首先从各地区的中医药历史中发掘当地的中医药特色，并做好宣传传播工作。其次，要关注人民群众日常生活，将中医药健康科普工作深入人民群众的日常生活，使中医药的作用发挥在一餐一粟、一起一居中，发挥在人们对自身健康的关注中。再次，重视互联网对中医药文化的传播作用。最后，重视中医药高等院校的建设和中医药人才培养工作。

第三，中医药文化与对外交流的传承与发展并不是孤立的，抓好中医药教育、产业、科研、政策等其他方面的传承与发展工作，将对中医药文化与对外交流产生促进作用。

中医药学是中国古代科学的杰出代表，是深入了解中华文明的最佳切入点。正确认识中医药文化，增加民族自信感，能够为健康中国目标的实现提供助力。从某种角度来看，中医药是宣传中华文化的重要工具之一，如何使其充分发挥作用，是当代中医人需要深入思考的问题。中华文明包罗万象，既有古人的成功经验，也有浓厚的哲学思想，对于中华民族发展的影响不容忽视。在以中医药为切入点了解中华文明的过程中，要将中医药理论作为中心，利用长期实践积累的丰富经验，保护人民群众的身体健康，进而促进中医药事业发展水平的提升。同时，还要针对中医药事业相关政策、机制中存在的缺陷进行补充与发展，稳步推进《中医药法》的具体要求，确保中医药保护、传承、利用的有效性处于比较高的水平，为国民健康保驾护航。要加大中医药的创新力度，进一步丰富中医药理论内容，推出适应当下发展实情的中医药医疗保健服务形式，确保人民群众的医疗需求能够得到有效满足。要着力提高基层中医药人才的培养力度，完善人才培养机制，构建起一个兼具人文精神与专业能力的人才队伍，确保各项工作能够稳步推进。此外，还要采取相应的措施来促进中医药迈出国门，为全人类的健康提供保障，进而得到其他国家的认可，为我国特色社会主义建设提供良好的外部环境。中医药学是历经千年的经验传承，在疾病预防与治疗方面有着自身独特的优势，也是中华文化的重要分支。例如“治未病”理念，强调对疾病的预防；“医乃仁术”理念，体现了中医从业人员的医疗观念。这些优秀的理念能够让医生与患者更好地了解中医，并且在其他领域也产生一定程度的影响。

在世界一体化进程不断推进以及各个国家关联度不断提高的背景下，传统中医学的影响力逐渐凸显，使得国际医药卫生合作进一步加强。特别是在“一带一路”倡议提出以后，中医药世界影响力进一步扩大，越来越多的国家开始重视中医药学，它将成为我国对外交流的重要工具之一。此外，海外国家对中医药态度的改观，也推动了中医药学学习氛围的形成，对于中国正面国家形象的树立大有裨益。

文化具有影响潜移默化、深远持久的特点。一个地区中医药的文化影响力与其他各方面的发展具有广泛的相关性。中医药学是我国对外交流的有力工具之一，同时，对外交流也是提升中医药文化影响力、促进中医药学科发展的重要手段。总之，继承和弘扬中医药文化，加快中医药对外交流进程，将是中医药传承发展中的重要一环。

参考文献

[1] 尚慧霞、蒋祥龙：《弘扬中医药文化的意义和途径》，《淮海工学院学报》（人文社会科学版）2017 年第 3 期。

[2] 张海波、王振宇、沈劼等：《改革开放以来中医药文化发展的演进与特点探析》，《世界科学技术 - 中医药现代化》2020 年第 4 期。

[3] 宁静：《中医药文化建设现状与创新研究》，《中医药导报》2017 年第 10 期。

[4] 王凤丽、王春刚、徐瑾：《来华留学生对中华文化传播探析》，《未来与发展》2019 年第 6 期。

[5] 张亚斌、路绪锋：《改革开放以来中医药对外交流合作的内容及影响》，《医学与社会》2015 年第 4 期。

[6] 王丽：《中医药博物馆发展现状及建设方向初探》，《学理论》2014 年第 8 期。

[7] 腾讯科技：《第 44 次 CNNIC 报告第四章：互联网政务应用发展状况》，https：//tech. qq. com/a/20190830/004170. htm。

[8]《中国网民规模达 9.4 亿　手机上网比例达 99.2%》，人民网，2020 年 9 月 30 日。

[9] 石彤喆：《传播与接受：跨文化传播视角下来华留学生教育研究（1950 ~ 2015)》，上海外国语大学博士学位论文，2017。

[10] 胡滨、王蕾、朱杭溢：《浙江的中医药博物馆现象》，《中医药文化》2013 年第 1 期。

[11] 浙江省统计局：《2019 年浙江省国民经济和社会发展统计公报》，http：//tjj. zj. gov. cn/art/2020/3/5/art_ 1525568_ 42098616. html。

[12] 广东省统计局：《2019 年广东省国民经济和社会发展统计公报》，http：//stats. gd. gov. cn/attachment/0/388/388463/2923609. pdf。

[13] 江苏省统计局：《2019 年江苏省国民经济和社会发展统计公报》，http：//tj. jiangsu. gov. cn/art/2020/3/3/art_ 4031_ 8993801. html。

[14] 山东省统计局：《2019 年山东省国民经济和社会发展统计公报》，http：//tjj. shandong. gov. cn/art/2020/2/29/art_ 104039_ 8865066. html。

[15] 四川省统计局：《2019 年四川省国民经济和社会发展统计公报》，http：//web. sctjj. cn/sjfb/tjgb/202003/t20200325_ 297382. html。

[16]《中医药对外交流进入迅猛上升期》，《家庭生活指南》2019 年第 4 期。

B.8
2020年中国中医药政策评价报告

周尚成　闫志来　黎倩欣*

摘　要： 本报告梳理了新中国成立70年以来中医药政策的发展史，并着重关注目前各省份中医药政策的颁布情况，设计中国中医药政策评价体系，选取合适指标，根据德尔菲法通过专家咨询对各层级指标赋予权重，运用指标评价体系来分析和总结各省份之间中医药政策的发展和支持力度差异。评价发现，建设“中医药强省”目标的提出对中医药政策的发展具有明显的促进作用。最后，本报告提出在新时期促进中医药政策发展的对策，以期推动中医药政策和中医药事业的全面均衡发展，为建设健康中国、为实现中华民族伟大复兴的中国梦而努力。

关键词： 中医药政策　政策评价　省际分析

一　中国中医药政策发展概况

中医药政策是指在中华人民共和国成立之后，中国共产党和中国政府针对中医药事业制定的大政方针、行为准则以及开展的相应的实践活动。其内容主要以领导讲话、相关指示、卫生等相关国家机关单位的文件、法律规

---

* 周尚成，广州中医药大学公共卫生与管理学院院长，管理学博士，博士生导师，主要研究方向为卫生管理；闫志来，广州中医药大学公共卫生与管理学院讲师，主要研究方向为医药数理模型；黎倩欣，广州中医药大学公共卫生与管理学院在读硕士研究生，主要研究方向为卫生经济、卫生事业管理和卫生政策研究。

范、党报社论、中医药工作实践等形式表现出来。在国家中医药政策颁布后，每个省份都会在国家纲领性文件的领导下，根据自身所在地区的中医药医疗服务和资源特色，制定因时因地制宜的发展规划、发展目标和主要任务，并落实发展过程中必要的保障措施，而后再进一步指引该地区中医药事业的发展。

根据新中国成立以来中医药政策的发展经历，参照张红兰学者的文献，将发展历程主要概括为四个阶段，分别是“中医科学化”阶段（1949～1954 年）、“西医学习中医”阶段（1954～1978 年）、“中西医结合”阶段（1978～1991 年）和“中西医并重”阶段（1991 年至今）。本报告重点关注与当前阶段最为接近的“中西医并重”阶段，概括“中西医并重”阶段中国中医药政策文件的颁布及发展状况，以期从中抓取全国中医药政策的发展趋势，以及其对各省份中医药政策颁布和发展的影响。

1. “中医科学化”阶段（1949～1954年）

新中国成立初期，国内正处于一切荒芜、百废待兴的状态，并且 1949 年之前国内发生的一系列战争导致整体国民健康水平低下，流行病和传染病多发。当时国内的中西医医师、药品供应以及医疗器械严重匮乏，国内的医疗卫生领域面临着极其严重的“缺医少药”问题。在 1950 年第一届全国卫生工作会议召开后，“团结中西医”成为这一阶段中医药发展的主基调。

2. “西医学习中医”阶段（1954～1978年）

中医学西医的倾向在“中医科学化”阶段不断地加强，激化了中医领域的矛盾。1954 年 2 月，国家政务院强调要加强中医工作，充分发挥中医的力量，推动了全社会对中医的观念性转变。借助政策的力量，中医药事业得到了一定的发展。于是，在“西医学习中医”阶段，全国各地逐渐开始加强对中医药的管理，积极改变对中医药的歧视态度，中医药的社会地位较前一阶段有了极大提高，中医药事业在这个阶段得到了蓬勃发展。但后期，中医药事业发展遭受到了“文化大革命”十年内乱的破坏。

3. “中西医结合”阶段（1978～1991年）

1978 年党中央认识到中医缺乏发展的机会和物质条件，因此提出了明确的要求和措施。1982年4月，卫生部制定了《关于加强中医医院整顿和建设的意见》《努力提高教育质量，切实办好中医学院》等文件，着力从教育层面推动中医的发展。1984年，民族医药的发展也得到国家的重视，卫生部制订了民族医药事业的发展计划，明确了民族医药振兴发展的方针。1986年，我国成立了国家中医药管理局，此后中医药事业均有了明确的计划和设想。我国的中医药事业在一系列扶持政策的指引下有了长足的进步和发展。

4. “中西医并重”阶段（1991年至今）

（1）“中西医并重”阶段的政策发展历程

2009年新医改之际，国务院发布了《国务院关于扶持和促进中医药事业发展的若干意见》，提出了新时期中医药事业的指导思想，强调要按照中医药发展规律来发展中医药事业，该文件成为当时乃至后续一个时期中医药事业发展的“纲领性文件”。“十二五”时期是中医药政策颁布的高峰时期，国家部委提纲挈领，出台了一系列的中医药政策指导文件，为中医药事业的发展指明了方向。2010年5月，国家中医药管理局颁布了《中医药事业发展“十二五”规划》。2015年5月，我国制定了首个中医药健康服务领域的专项发展规划。11月，政府颁布了完善中医药政策体系、促进中医药旅游健康发展以及推动社会办和公立中医医院改革等方面的一系列政策文件，着力推进中医药事业的全面改革和发展，推动中医药政策体系的全面建设。“十三五”时期，党中央站在政治高地，开始全面规划和部署新时期中医药的发展战略。国务院2016年2月印发《中医药发展战略规划纲要（2016～2030年）》，明确了到2030年我国中医药的发展目标、基本原则、重点任务、保障措施等，将中医药的发展上升为国家战略。2017年10月，习近平主席在党的十九大报告中指出，要“坚持中西医并重，传承发展中医药事业”，这是新时期党中央对中医药事业发展的最高定调指示。

（2）“中西医并重”阶段国家部委中医药政策发文情况统计

如图1所示，自统计年份1994年起到2004年，国家部委中医药政策发

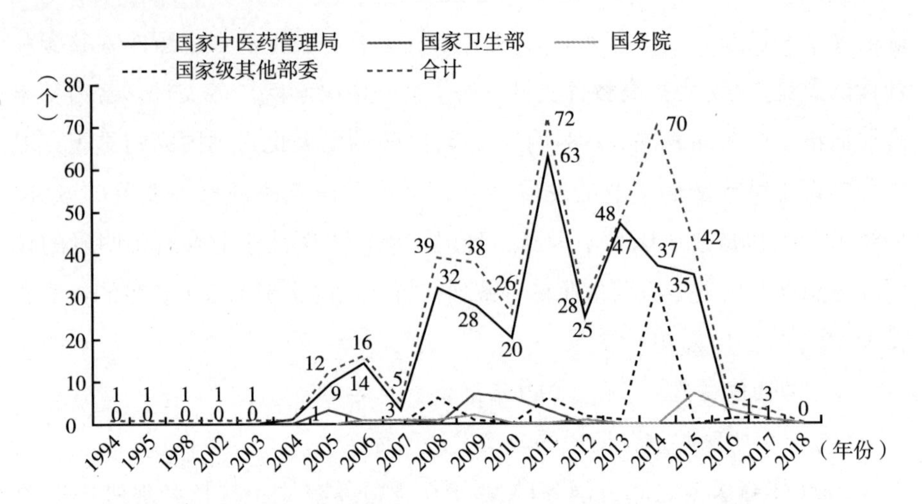

图1 1994～2018年国家相关部委中医药政策发文数量统计

文量折线图保持为一条水平直线，表明国家部委在此时间段内基本上没有发布与中医药相关的政策文件。但从2004年起到2007年，国家部委中医药政策发文量折线图形成了“中西医并重”阶段的第一个小高峰。2003年4月，国家中医药管理局组织有关专家制定发布《非典型肺炎中医药防治技术方案（试行）》。2003年5月，时任国务院副总理兼卫生部部长、全国防治非典型肺炎指挥部总指挥吴仪与在京的16位知名中医药专家座谈，强调中医是抗击非典型肺炎的一支重要力量。10月，《中华人民共和国中医药条例》开始实施。由于中医药在抗击“非典”中做出了积极的贡献，国家相关部委也开始逐步关注并重视中医药在治疗疾病，尤其是在应对突发公共卫生事件、防治重大传染病过程中的重要作用。2007～2010年，国家部委中医药政策发文量出现第二个小高峰。2009年，《国务院关于扶持和促进中医药事业发展的若干意见》颁布，再次强调“坚持中西医并重，把中医与西医摆在同等重要的位置”的基本方针，并在同年6月在北京召开国医大师表彰暨座谈会，表彰了首届30位“国医大师”。2010～2012年形成了历年来国家部委中医药政策发文量的最高峰，《中医药事业发展“十二五”规划》《关于在深化医药卫生体制改革工作中进一步发挥中医药作用的意见》等

 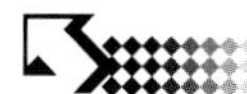

政策文件在该阶段相继颁布，并逐步强调和重视中医药在深化医药卫生体制改革过程中所发挥的作用。最后一个小高峰出现在2012～2016年，该阶段是国家迈入改革“深水区”的新阶段。随着国家领导人的更替，以习近平同志为核心的党中央对中医药工作做出了一系列重要论述，聚焦“促进中医药传承创新发展”这个时代课题，充分肯定中医药的独特优势和作用，为新时代中医药传承创新发展明确了任务、指明了方向，给中医药事业的发展带来了无尽光明。

二　中国中医药政策评价指标体系构建

中医药政策是中医药事业发展的基本保障，它会直接影响中医医疗服务和中医药养生保健、教育、产业、科研、文化和对外交流等方面的发展，是和中医药事业密切关联的一个指标。衡量中医药政策情况，可以从中医药政策颁布的数量和内容两个角度来看。

我们根据现有的各省份中医药政策文件颁布情况，并结合各省份的实际情况，在数量层面，主要统计相关中医药卫生政策与总的卫生政策数量，并推测其中存在的数量关系、现实关系以及实际参考意义。在内容层面，重点关注各省份建设“中医药强省”目标的提出以及中医药发展规划纲要的颁布时间。由此，我们设计了中医药政策评价指标体系。该指标体系分为三级指标：一级指标为“中医药政策”，这是本报告的主要评价内容；二级指标是“中医药政策颁布”，重点聚焦各省份的中医药政策；三级指标是在细化二级指标内涵的基础上选取的四个指标，分别为“中医药年人均财政投入”“省级政府机关中医药卫生政策占卫生政策比例”“省级卫健委中医药卫生政策占卫生政策比例”“是否提出建设‘中医药强省’目标”。各指标权重采用德尔菲法经过专家咨询确定。

（一）评价指标选取

本报告的指标选取遵循三大原则：第一个是客观与公正原则，严格按照评价标准，实事求是、公平合理地确定中国中医药政策评价指标。第二个是定量与定性原则，坚持以客观数据为语言，辅助以定性描述，提升和深化中医药政策评价分析结果的内涵。第三个是可及性原则，中国中医药政策评价指标的选取要保证其数据可获得性。

（二）评价指标解释

中国中医药政策评价体系的各项指标解释如下。

第一个指标“中医药年人均财政投入”，是指每年某省份用于中医药事业的人均财政投入，具体计算方法是将各省份中医药财政投入除以各省份当年人口数。“中医药年人均财政投入”这个结果性指标主要是用来侧面反映当前各省份对中医药政策的重视程度。

第二个指标“省级政府机关中医药卫生政策占卫生政策比例”和第三个指标“省级卫健委中医药卫生政策占卫生政策比例”是两个具有相似含义的指标，均是从各省级政府机关、各省级卫健委等官网统计相关关键词的政策条文数，然后通过计算对比各地中医药卫生政策占卫生政策的比例之间的差异，进而反映不同层级政府机关单位在医药卫生政策领域对中医药的重视程度。其中，第二个指标“省级政府机关中医药卫生政策占卫生政策比例”可反映省级政府机关单位对省内中医药事业发展的关注和重视程度；第三个指标“省级卫健委中医药卫生政策占卫生政策比例”则可反映各省级卫生健康系统层级的政府机关单位对发展中医药的一个倾向程度，如若占比高，则意味该省份侧重并兼顾中医药事业的发展，若占比低，则说明该省份的中医药政策未能得到很好的宣传，意味着该省份中医药事业发展受关注和重视程度较低。

第四个指标“是否提出建设‘中医药强省’目标”与中医药事业的建设密切相关，该目标的有无，以及提出时间的早晚，可反映该省份的政策是否有对中医药事业做好长期或短期内的发展规划。近年来，多个省份陆续提出要建设“中医药强省”，并且将建设“中医药强省”的目标写进中医药发展规划纲要，同时对“中医药强省”的发展提出了具体的奋斗

目标和行动原则、主要任务和主要工作内容，并明确了组织和保障措施。《中医药法》第二条规定，中医药是包括汉族和少数民族医药在内的我国各民族医药的统称，是反映中华民族对生命、健康和疾病的认识，具有悠久历史传统和独特理论及技术方法的医药学体系。本报告中，“中医药强省”的定义囊括了民族医药强省建设，以更全面、更多元地展示中华民族传统医药的发展情况。

将一、二、三级指标进行汇总，建立中国中医药政策评价指标体系，如表1所示。

表1　中国中医药政策评价指标体系

一级指标	二级指标	三级指标	平均权重
中医药政策	中医药政策颁布	中医药年人均财政投入	0.278
		省级政府机关中医药卫生政策占卫生政策比例	0.249
		省级卫健委中医药卫生政策占卫生政策比例	0.237
		是否提出建设“中医药强省”目标	0.237

（三）评价指标数据来源

本报告以中国31个省（区、市）作为研究对象，根据表1所列的指标体系，选取了31个省（区、市）相关的中医药政策评价数据。第一个指标“中医药年人均财政投入”原始人口统计数据来源于国家统计局、中医药财政投入数据来源于国家中医药管理局《2018年全国中医药统计摘编》；第二个指标“省级政府机关中医药卫生政策占卫生政策比例”和第三个指标“省级卫健委中医药卫生政策占卫生政策比例”数据来源于31个省（区、市）的省级政府机关以及卫健委官方网站，通过以“中医药”“医药卫生”为关键词进行搜索、筛选并统计政策条文数量。第四个指标“是否提出建设‘中医药强省’目标”结合现有文献资料、各省级政府机关以及卫健委官方网站的相关政策文献资料，反映了31个省（区、市）关于“中医药强省”建设的实际情况。

三　中国中医药政策评价结果

（一）中国中医药政策评价省际分析结果

根据中国中医药政策评价指标体系，从“中医药年人均财政投入”、“省级政府机关中医药卫生政策占卫生政策比例”、“省级卫健委中医药卫生政策占卫生政策比例”和“是否提出建设‘中医药强省’目标”这四方面对我国31个省（区、市）的中医药政策情况进行综合评价。综合上述四个评价指标，本报告将根据各个指标在中医药政策评价中的重要性，赋予权重值进行加权评分，对上述四个指标分别赋予0.278、0.249、0.237、0.237的权重值。结合最后加权的结果，得到中医药政策评价得分排名前十位的分别是吉林省、湖南省、浙江省、江苏省、上海市、广东省、河北省、山东省、内蒙古自治区、甘肃省。其中，排名前十位的省（区、市）中，目前已有7个提出建设“中医药强省”的目标。而中医药政策评分排名靠后的10个省（区、市）分别为宁夏回族自治区、贵州省、河南省、广西壮族自治区、北京市、湖北省、重庆市、西藏自治区、天津市、新疆维吾尔自治区。可以看到，在排名较为落后的10个省（区、市）中，仅有2个提出建设“中医药强省”的目标。另外，排名靠后的10个省（区、市）中包括了3个直辖市。这些省（区、市）在政策评价中得分较低、排名落后主要是因为截止到目前，仍未提出建设“中医药强省”的目标。

据表2，在中国中医药政策评价中，吉林省以91.54分高居榜首。其中，得分在80~90分的共有6个省（区、市），分别为湖南省、浙江省、江苏省、上海市、广东省和河北省。得分在70~80分的共有22个省（区、市），数量占比达到七成；得分在60~70分的有天津市和新疆维吾尔自治区（66.61分），中医药政策评价得分的极差为24.93分。

表2　中国31个省（区、市）中医药政策评价结果

序号	省(区、市)	中医药年人均财政投入	省级政府机关中医药卫生政策占卫生政策比例	省级卫健委中医药卫生政策占卫生政策比例	是否提出建设“中医药强省”目标	评分	排名
1	北京市	100.00	62.70	60.40	60	71.89	26
2	天津市	69.43	86.97	62.30	60	69.87	30
3	河北省	67.69	95.40	79.68	80	80.33	7
4	山西省	74.09	80.17	76.24	80	77.51	15
5	内蒙古自治区	89.94	85.45	80.13	60	79.42	9
6	辽宁省	64.18	82.22	90.60	60	73.93	19
7	吉林省	95.01	98.51	91.68	80	91.54	1
8	黑龙江省	71.50	74.79	76.31	90	77.83	13
9	上海市	73.27	99.38	100.00	60	82.95	5
10	江苏省	76.89	77.56	80.97	100	83.49	4
11	浙江省	75.42	83.39	79.68	100	84.22	3
12	安徽省	65.88	91.96	75.27	80	77.93	12
13	福建省	68.87	70.62	95.31	60	73.46	21
14	江西省	70.72	74.44	78.12	80	75.59	18
15	山东省	65.73	79.14	97.54	80	79.97	8
16	河南省	67.91	67.22	76.73	80	72.69	24
17	湖北省	67.32	72.04	64.41	80	70.80	27
18	湖南省	66.36	98.30	90.42	100	87.95	2
19	广东省	73.86	75.80	82.26	100	82.51	6
20	广西壮族自治区	72.09	77.61	79.43	60	72.34	25
21	海南省	78.37	73.87	81.36	60	73.62	20
22	重庆市	69.80	76.29	76.89	60	70.77	28
23	四川省	70.24	79.15	74.51	80	75.77	17
24	贵州省	72.13	80.83	78.57	60	72.95	23
25	云南省	70.72	64.09	82.21	100	76.35	16
26	西藏自治区	81.11	74.62	64.29	60	70.52	29
27	陕西省	76.04	81.08	79.94	80	79.15	11
28	甘肃省	76.45	100.00	79.61	60	79.16	10
29	青海省	94.01	65.39	68.90	80	77.64	14
30	宁夏回族自治区	79.48	80.16	72.04	60	73.28	22
31	新疆维吾尔自治区	60.07	72.25	37.46	60	66.61	31

注：因篇幅限制，表中相关指标数据仅保留两位小数，实际计算时仍采用原始数据。余表同。

为了更加直观、清楚地体现各省（区、市）的中医药政策发展水平差异，将表2的中国中医药政策评价结果绘制成图，如图2所示。

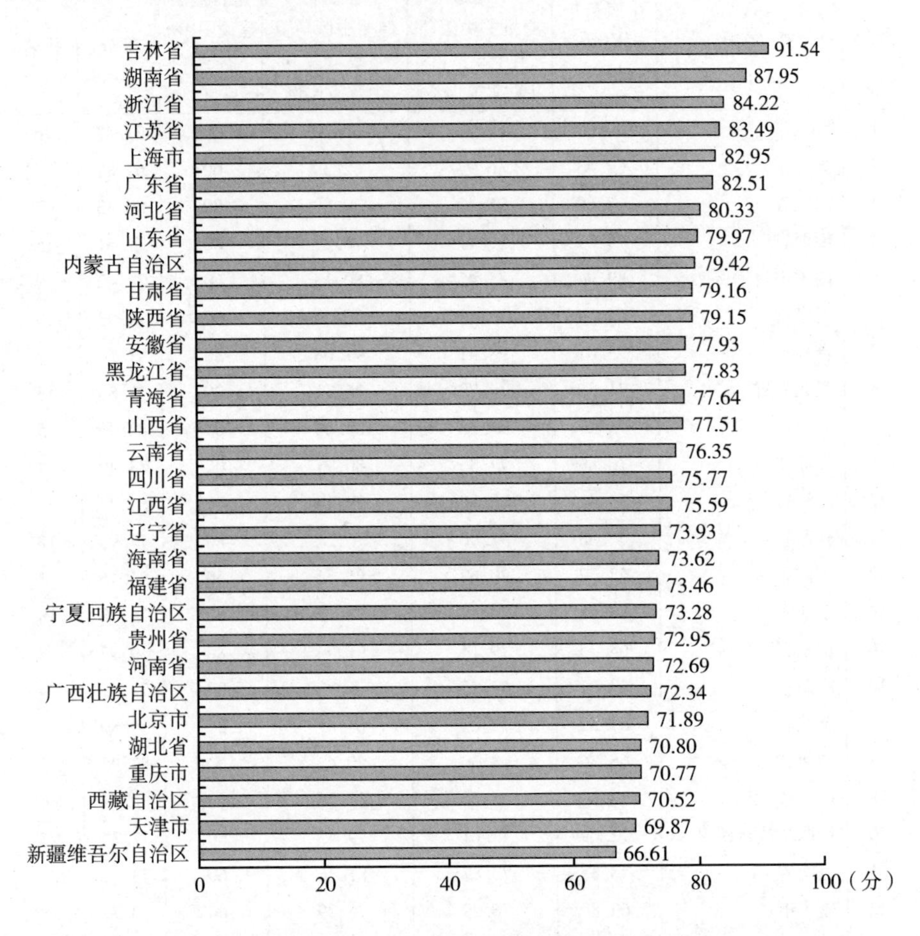

图2　中国各省（区、市）中医药政策评价得分情况

（二）中国中医药政策评价各项指标深度分析

利用德尔菲法，邀请相关领域十多名专家，经过两轮商榷检验，最终对中国中医药政策评价各级指标赋予权重，收集相关数据并进行测算，对31个省（区、市）的中医药政策发展情况进行评价。根据评价结果，我们按照分数高低进行排名，并对评价结果进行描述和分析。

1. 中医药政策评价指标分析

（1）中医药年人均财政投入

财政作为宏观调控的工具和再分配的枢纽，一定程度上能够反映政府部门对某领域的重视和支持程度。中医药年人均财政投入高，说明该地政府政策相对更关注和重视中医药的发展，有在致力于为广大人民群众提供质量更优、价格更低的中医药服务和中医药健康产品。根据结果测算，在“中医药年人均财政投入”指标方面，各省（区、市）2018年中医药年人均财政平均投入为38.79元，投入排名第一位的北京市2018年中医药年人均财政投入为108.20元，排名最后一位的新疆维吾尔自治区2018年中医药年人均财政投入为0.20元，极差高达108元，新疆维吾尔自治区的中医药年人均财政投入仅仅是北京市的零头，由此可以看出省际中医药年人均财政投入存在较大的差距。

从总体排名来看，中医药年人均财政投入排名前五位的是北京市、吉林省、青海省、内蒙古自治区、西藏自治区。其得分依次是100.00分、95.01分、94.01分、89.94分、81.11分。可以发现，排名前五位的省（区、市）中，有国内较为发达的城市，也有落后地区。北京市由于是全国医疗资源中心，优质医疗卫生技术人员集中于北京，同时北京地区的医疗机构也为全国人民提供服务，全国人民都有可能来京求医，因此，北京的中医机构财政拨款相对较多，这在一定程度上拔高了北京的中医药年人均财政投入。由此，北京的中医药年人均财政投入排名第一可以得到解释和认可。青海省、西藏自治区、宁夏回族自治区以及海南省这四个省级区域人口数相对较少，并且中医机构财政拨款保持在一定水平，加上落后地区的医疗发展会得到国家一定水平的财政补给，最终拔高了这些较落后地区中医药年人均财政投入这个相对指标的数值。

由表3可以看出，广东省的中医机构财政拨款和年常住人口数量两项指标均位列第一，2018年中医机构财政拨款达到42.6亿元，年常住人口达到1.1亿人，中医药年人均财政投入排名第13，在如此庞大的人口基数上仍处于相对中上水平，说明广东省2018年的相关财政拨款以及政策给予了中医药相当程度的重视和支持。江苏省的中医财政机构拨款居全国第二，达到

36.8亿元，吉林省紧随其后，仅次于江苏省，达到25.6亿元。吉林省在2016年《吉林省人民政府关于加快推动全省中医药发展的意见》中提出建设“中医药强省”目标。同时，评分排名第四的内蒙古自治区2018年中医机构财政拨款也达到20亿元以上，与吉林省相似，在基本接近的常住人口体量下，中医药年人均财政投入也较为接近，吉林省和内蒙古自治区排名进入前五，说明吉林省和内蒙古自治区政府较为重视中医药的发展，并在中医药财政投入方面给予了强力支持。

中医药年人均财政投入排名后五位的是湖南省、安徽省、山东省、辽宁省、新疆维吾尔自治区。其得分依次是66.36分、65.88分、65.73分、64.18分、60.07分。这些排名靠后的省（区、市）中，有常住人口破亿大省——山东省，湖南省和安徽省的常住人口也超6000万，较大的人口基数不可避免地会对这些省份的中医药年人均财政投入产生影响，最终导致中医药年人均财政投入水平低、排名靠后。

表3　2018年各省（区、市）中医机构财政拨款、年末常住人口、中医药年人均财政投入情况

序号	省(区、市)	中医机构财政拨款（万元）	年末常住人口（万人）	中医药年人均财政投入（元）	评分(分)	排名
1	北京市	233043.19	2154.00	108.20	100.00	1
2	天津市	39775.56	1560.00	25.50	69.43	22
3	河北省	157064.29	7556.00	20.80	67.69	25
4	山西省	141800.64	3718.00	38.10	74.09	12
5	内蒙古自治区	205273.36	2534.00	81.00	89.94	4
6	辽宁省	49242.19	4359.00	11.30	64.18	30
7	吉林省	255956.87	2704.00	94.70	95.01	2
8	黑龙江省	117163.71	3773.00	31.10	71.50	17
9	上海市	86926.66	2424.00	35.90	73.27	14
10	江苏省	367696.01	8051.00	45.70	76.89	8
11	浙江省	239287.82	5737.00	41.70	75.42	11
12	安徽省	100734.96	6324.00	15.90	65.88	28
13	福建省	94777.07	3941.00	24.00	68.87	23
14	江西省	134754.82	4648.00	29.00	70.72	19

续表

序号	省(区、市)	中医机构财政拨款(万元)	年末常住人口(万人)	中医药年人均财政投入(元)	评分(分)	排名
15	山东省	155641. 16	10047. 00	15. 50	65. 73	29
16	河南省	205849. 58	9605. 00	21. 40	67. 91	24
17	湖北省	116913. 14	5917. 00	19. 80	67. 32	26
18	湖南省	118591. 78	6899. 00	17. 20	66. 36	27
19	广东省	425520. 75	11346. 00	37. 50	73. 86	13
20	广西壮族自治区	161192. 93	4926. 00	32. 70	72. 09	16
21	海南省	46437. 77	934. 00	49. 70	78. 37	7
22	重庆市	82342. 00	3102. 00	26. 50	69. 80	21
23	四川省	231371. 57	8341. 00	27. 70	70. 24	20
24	贵州省	118170. 11	3600. 00	32. 80	72. 13	15
25	云南省	140074. 68	4830. 00	29. 00	70. 72	18
26	西藏自治区	19657. 62	344. 00	57. 10	81. 11	5
27	陕西省	167550. 48	3864. 00	43. 40	76. 04	10
28	甘肃省	117460. 24	2637. 00	44. 50	76. 45	9
29	青海省	55491. 09	603. 00	92. 00	94. 01	3
30	宁夏回族自治区	36265. 85	688. 00	52. 70	79. 48	6
31	新疆维吾尔自治区	579. 32	2487. 00	0. 20	60. 07	31

（2）省级政府机关中医药卫生政策占卫生政策比例

据表4，在省级政府机关中医药卫生政策占卫生政策比例指标测算中，先对测算比例进行标准化，后得出指标排名第一位的是甘肃省，省级政府机关中医药卫生政策占卫生政策比例为55. 39%，排名最后一位的是北京市，省级政府机关中医药卫生政策占卫生政策比例为3. 74%，比例极差为51. 65个百分点，由此可以看出各地在省级政府机关中医药卫生政策占卫生政策比例方面存在一定的差距。

其中，省级政府机关中医药卫生政策占比超过50%的省（区、市）有4个，分别为甘肃省、上海市、吉林省和湖南省；占比在30% ~50%的省

（区、市）有6个，分别为河北省、安徽省、天津市、内蒙古自治区、浙江省和辽宁省；占比在10%～30%的省（区、市）有18个，分别为陕西省、贵州省、山西省、宁夏回族自治区、四川省、山东省、广西壮族自治区、江苏省、重庆市、广东省、黑龙江省、西藏自治区、江西省、海南省、新疆维吾尔自治区、湖北省、福建省、河南省，可见，在该占比区间（10%～30%）的省（区、市）数量最多，已过半数；占比在10%以下的省（区、市）有3个，分别是青海省、云南省和北京市。

表4　各地省级政府机关卫生政策、中医药卫生政策及其占比情况

序号	省(区、市)	省级政府机关中医药卫生政策数量（条）	省级政府机关卫生政策数量（条）	省级政府机关中医药卫生政策占卫生政策比例(%)	评分	排名
1	北京市	11	283	3.74	62.70	31
2	天津市	115	193	37.34	86.97	7
3	河北省	125	130	49.02	95.40	5
4	山西省	298	769	27.93	80.17	13
5	内蒙古自治区	191	351	35.24	85.45	8
6	辽宁省	156	351	30.77	82.22	10
7	吉林省	369	323	53.32	98.51	3
8	黑龙江省	205	796	20.48	74.79	21
9	上海市	301	251	54.53	99.38	2
10	江苏省	90	280	24.32	77.56	18
11	浙江省	345	720	32.39	83.39	9
12	安徽省	27	34	44.26	91.96	6
13	福建省	46	267	14.70	70.62	27
14	江西省	/	/	20.00	74.44	23
15	山东省	508	1409	26.50	79.14	16
16	河南省	1	9	10.00	67.22	28
17	湖北省	4	20	16.67	72.04	26
18	湖南省	551	488	53.03	98.30	4
19	广东省	7	25	21.88	75.80	20
20	广西壮族自治区	10	31	24.39	77.61	17
21	海南省	83	349	19.21	73.87	24

续表

序号	省(区、市)	省级政府机关中医药卫生政策数量(条)	省级政府机关卫生政策数量(条)	省级政府机关中医药卫生政策占卫生政策比例(%)	评分	排名
22	重庆市	81	278	22.56	76.29	19
23	四川省	35	97	26.52	79.15	15
24	贵州省	62	153	28.84	80.83	12
25	云南省	6	100	5.66	64.09	30
26	西藏自治区	64	316	20.25	74.62	22
27	陕西省	1562	3789	29.19	81.08	11
28	甘肃省	257	207	55.39	100.00	1
29	青海省	5	62	7.46	65.39	29
30	宁夏回族自治区	24	62	27.91	80.16	14
31	新疆维吾尔自治区	102	499	16.97	72.25	25

注：在江西省政府官网中搜索时仅出现“加载更多”，无具体条文条数和页数，无法具体统计，因此江西省赋予20.00%比例，以补充缺失值。

(3) 省级卫健委中医药卫生政策占卫生政策比例

据表5，在省级卫健委中医药卫生政策占卫生政策比例指标测算中，先对测算比例进行标准化，后得出排名第一位的是上海市，比例为89.85%，排名最后一位的为北京市，比例为0.90%，比例极差为88.95个百分点。由此可以看出各地省级卫健委中医药卫生政策占比的差距远大于各地省级政府机关中医药卫生政策占比之间的差距。

其中，省级卫健委中医药卫生政策占比超过80%的省（区、市）有2个，分别为上海市和山东省；占比在50%~80%的省（区、市）有5个，分别为福建省、吉林省、辽宁省、湖南省、广东省；占比在30%~50%的省（区、市）数量最多，超过半数，一共有18个，分别为云南省、海南省、江苏省、内蒙古自治区、陕西省、浙江省、河北省、甘肃省、广西壮族自治区、贵州省、江西省、重庆市、河南省、黑龙江省、山西省、安徽省、新疆维吾尔自治区、四川省；占比在10%~30%的省（区、市）有2个，分别是宁夏回族自治区和青海省；占比在10%以下的省（区、市）有4个，分别是湖北省、西藏自治区、天津市、北京市。

对比各地省级政府机关中医药卫生政策占比，显然，省级卫健委卫生政策的占比要稍微高点，省级卫健委发布的与中医药相关文件的涵盖范围也更广。这侧面反映了在实践中，全国各省级卫健委较各省级政府机关更为关注和聚焦中医药卫生事业的发展。但在发展中医药事业时，如果省级政府机关的关注和重视程度不够，会给推进中医药政策实施带来一定难度。

表5　各地省级卫健委卫生政策、中医药卫生政策及其占比情况

序号	省(区、市)	省级卫健委中医药卫生政策数量(条)	省级卫健委卫生政策数量(条)	省级卫健委中医药卫生政策占卫生政策比例(%)	评分	排名
1	北京市	42	4603	0.90	60.40	31
2	天津市	335	6157	5.16	62.30	30
3	河北省	2633	3324	44.20	79.68	14
4	山西省	1098	1912	36.48	76.24	22
5	内蒙古自治区	519	629	45.21	80.13	11
6	辽宁省	1148	522	68.74	90.60	5
7	吉林省	227	92	71.16	91.68	4
8	黑龙江省	170	294	36.64	76.31	21
9	上海市	354	40	89.85	100.00	1
10	江苏省	1683	1890	47.10	80.97	10
11	浙江省	282	356	44.20	79.68	13
12	安徽省	48	92	34.29	75.27	23
13	福建省	253	66	79.31	95.31	3
14	江西省	1269	1849	40.70	78.12	18
15	山东省	113	21	84.33	97.54	2
16	河南省	59	98	37.58	76.73	20
17	湖北省	357	3247	9.91	64.41	28
18	湖南省	1266	587	68.32	90.42	6
19	广东省	100	100	50.00	82.26	7
20	广西壮族自治区	1760	2273	43.64	79.43	16
21	海南省	203	220	47.99	81.36	9
22	重庆市	11	18	37.93	76.89	19
23	四川省	147	304	32.59	74.51	25

续表

序号	省(区、市)	省级卫健委中医药卫生政策数量(条)	省级卫健委卫生政策数量(条)	省级卫健委中医药卫生政策占卫生政策比例(%)	评分	排名
24	贵州省	83	116	41.71	78.57	17
25	云南省	825	829	49.88	82.21	8
26	西藏自治区	24	225	9.64	64.29	29
27	陕西省	532	656	44.78	79.94	12
28	甘肃省	6234	7915	44.06	79.61	15
29	青海省	92	/	20.00	68.90	27
30	宁夏回族自治区	398	1074	27.04	72.04	26
31	新疆维吾尔自治区	35	69	33.65	74.98	24

注：在青海省政府官网中搜索时按条目分类，无法具体统计相关信息，因此赋予青海省20.00%比例，以补充缺失值。

(4) 是否提出建设“中医药强省”目标

本报告统计了31个省（区、市）关于“中医药强省”建设的提出文件、提出时间以及要实现的目标。根据收集情况，目前共有17个省份明确提出了建设“中医药强省”（包含民族医药强省）的目标，提出“中医药强省”建设目标的省份数量占比为54.84%。按目标提出的时间先后顺序排列，分别为广东省、湖南省、江苏省、浙江省、云南省、黑龙江省、安徽省、吉林省、四川省、河北省、湖北省、河南省、山东省、青海省、陕西省、江西省和山西省。据表6，广东省、湖南省、江苏省、浙江省、云南省早在“十一五”期间（2006~2010年）便已提出建设“中医药强省”，其中广东省在2006年出台关于建设“中医药强省”的政策文件，“十一五”期间高屋建瓴，成为全国最早提出建设“中医药强省”目标的省份。“十二五”期间（2011~2015年），有1个省份明确提出要建设“中医药强省”，即黑龙江省。“十三五”期间（2016~2020年）先后有11个省份出台相应的政策文件，明确提出要建设“中医药强省”，分别是安徽省、吉林省、四川省、河北省、湖北省、河南省、山东省、青海省、陕西省、江西省、山西省。2016年2月，国务院印发《中医药发展战略规划纲要（2016~2030

年)》，随后各地相继出台各自的中医药事业发展规划纲要，提出要建设“中医药强省”，并结合各自的现实情况和问题，提出了规划的基本原则、发展目标、主要工作任务以及保障措施等。

表6以提出建设“中医药强省”目标的时间先后顺序，对目前17个已经开展“中医药强省”建设省份的发展历程和实施情况进行阐述。可以看出，早在2004年，广东省就已经召开了以建设“中医药强省”为专题的座谈会，并且在两年后出台了《中共广东省委广东省人民政府关于建设中医药强省的决定》，文件介绍了建设“中医药强省”的重大意义，明确了建设“中医药强省”的指导思想和目标，并提出2020年关于中医医疗卫生服务体系、医疗水平、中药制造产业、中药现代物流业、中医药人才队伍、中医药自主创新能力、中医药国际化、中医药优秀文化等的高目标高要求，强调综合全面地发展广东省中医药事业。在“中医药强省”的建设中，要求重点布局重点发展，在医疗、产业、教育、科技创新、发掘岭南特色、国际合作交流和加强中医药强省建设工作的领导等几个方面找准着力点。

表6　全国已开展“中医药强省”建设的地区实施概况

序号	地区	目标提出时间	实施情况
1	广东省	2006年6月1日	2004年，广东省召开建设中医药强省专题座谈会；2006年，出台《中共广东省委广东省人民政府关于建设中医药强省的决定》；2014年，广东省人民政府办公厅印发《广东省推进中医药强省建设行动纲要(2014～2018年)》；2016年，广东省人民政府办公厅印发《广东省贯彻〈中医药发展战略规划纲要(2016～2030年)〉实施方案》，提出到2030年全面建成中医药强省
2	湖南省	2007年3月27日	2007年，中共湖南省委、湖南省人民政府出台《关于加快中医药发展的决定》，提出要建设中部地区中医药强省；2016年，湖南省人民政府办公厅印发《湖南省中医药发展“五名”工程实施方案(2016～2020年)》，提出通过实施“五名”工程，到2020年实现人人享有基本中医药服务，中医药强省目标基本实现；2017年，《湖南省贯彻落实〈中医药发展战略规划纲要(2016～2030)年〉实施方案》提出，到2020年建成中医药强省

续表

序号	地区	目标提出时间	实施情况
3	江苏省	2008年11月1日	2008年，江苏省人民政府办公厅印发《省政府关于进一步加快中医药事业发展的意见》，并再次召开全省中医药工作会议，部署了中医药强省建设的目标任务；2012年，江苏省人民政府与国家中医药管理局在南京签署《促进江苏省中医药事业发展合作协议》，提出加快推进江苏由中医药大省向中医药强省转变；2017年，江苏省人民政府办公厅印发《江苏省中医药发展战略规划（2016～2030年）》，指出中医药强省建设取得了阶段性成效；同年，江苏省人民政府办公厅印发《江苏省"十三五"中医药健康服务发展规划》，提出以打造中医药强省为目标
4	浙江省	2008年11月18日	2008年，《浙江省人民政府关于进一步促进中医药事业发展的意见》提出，到2020年实现"中医药强省"的目标
5	云南省	2010年6月24日	2010年，云南省人民政府出台《关于扶持和促进中医药事业发展的实施意见》，确立中医药强省目标，力争2020年实现
6	黑龙江省	2011年6月20日	2011年，《黑龙江省人民政府关于扶持和促进中医药事业发展的实施意见》出台，提出2020年建成中医药强省
7	安徽省	2016年4月5日	2016年，《安徽省国民经济和社会发展第十三个五年规划纲要》出台，提出要加快推进中医药强省建设
8	吉林省	2016年4月8日	2016年4月8日发布的《吉林省人民政府关于加快推动全省中医药发展的意见》和2017年2月16日发布的《吉林省中医药发展"十三五"规划》均提出实施中医药强省战略
9	四川省	2016年9月9日	2016年，四川省人民政府办公厅印发《四川省中医药健康服务发展规划（2016～2020年）》，提出从中医药大省向中医药强省转变；2017年，四川省人民政府印发《四川省贯彻中医药发展战略规划纲要（2016～2030年）实施方案》进一步提出，加快由中医药大省向中医药强省转变
10	河北省	2016年11月10日	2016年，出台《河北省中医药发展"十三五"规划》，提出到2020年，初步建成中医药强省；2017年，河北省政府办公厅印发《河北省中医药强县建设方案》，提出到"十三五"末，建成100个"河北省中医药强县"，使其成为2030年全面建成中医药强省的重要支撑

续表

序号	地区	目标提出时间	实施情况
11	湖北省	2016 年 12 月 30 日	2016 年,湖北出台《省人民政府关于全面推进中医药发展的实施意见》,提出到 2020 年,初步建成中医药强省;2018 年 6 月,国家中医药管理局与湖北省人民政府签署《推进湖北建设中医药强省合作框架协议》
12	河南省	2017 年 2 月 22 日	2017 年,河南省人民政府办公厅印发《河南省中医药发展战略规划(2016~2030 年)》,提出到 2030 年,全面建成中医药强省
13	山东省	2017 年 3 月 30 日	2017 年,《山东省人民政府关于贯彻落实国家中医药发展战略规划纲要(2016~2030 年)的实施方案》提出,到 2030 年实现由中医药大省到强省的战略性转变
14	青海省	2017 年 4 月 1 日	2017 年,《青海省关于贯彻〈中医药发展战略规划纲要(2016~2030 年)〉的实施意见》中提出,2020 年初步建成藏医药强省
15	陕西省	2017 年 4 月 18 日	2017 年,《陕西省中医药发展战略规划(2017~2030 年)》提出,到 2020 年基本建成中医药强省,到 2030 年全面建成中医药强省
16	江西省	2017 年 5 月 19 日	2016 年 6 月 12 日,《江西省人民政府关于加快中医药发展的若干意见》提出努力打造中医药强省;《江西省"十三五"中医药发展规划》提出,到 2020 年在中医医疗、中药产业、中医药继承创新、中医药健康服务、中医药文化传播等方面走在全国前列,初步实现中医药强省目标
17	山西省	2020 年 3 月 24 日	2013 年,《山西省发展中医药条例》施行,明确把"建设中医药强省"目标写入法规;2020 年,《关于建设中医药强省的实施方案》提出,到 2030 年全面建成中医药强省

本报告根据各地建设"中医药强省"目标提出时间,以一个五年规划时间为时间分层标准,提出越早,则意味着该地的政策越重视和关注中医药事业的发展。因此,对在"十一五"期间提出建设"中医药强省"目标的省份赋予 100 分,在"十二五"期间提出目标的赋予 90 分,在"十三五"期间提出目标的赋予 80 分,目前暂未明确提出建设"中医药强省"目标的,仅赋予基础分 60 分。根据表 7,共有 5 个省份获得满分,分别是广东

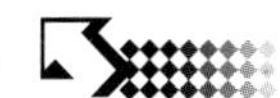

省、湖南省、江苏省、浙江省、云南省，其次黑龙江省获得90分，安徽省、吉林省、四川省、河北省、湖北省、河南省、山东省、青海省、陕西省、江西省、山西省共11个省份获得80分，余下14个省份均获得60分。

表7　中国各地建设“中医药强省”目标提出情况

序号	地区	“中医药强省”目标提出时间	“中医药强省”目标相关政策文件	评分（分）
1	北京市	/	/	60
2	天津市	/	/	60
3	河北省	2016年11月10日	《河北省中医药发展“十三五”规划》	80
4	山西省	2020年3月24日	《关于建设中医药强省的实施方案》	80
5	内蒙古自治区	/	/	60
6	辽宁省	/	/	60
7	吉林省	2016年4月8日	《吉林省人民政府关于加快推动全省中医药发展的意见》和《吉林省中医药发展“十三五”规划》	80
8	黑龙江省	2011年6月20日	《黑龙江省人民政府关于扶持和促进中医药事业发展的实施意见》	90
9	上海市	/	/	60
10	江苏省	2008年11月1日	《省政府关于进一步加快中医药事业发展的意见》	100
11	浙江省	2008年11月18日	《浙江省人民政府关于进一步促进中医药事业发展的意见》	100
12	安徽省	2016年4月5日	《安徽省国民经济和社会发展第十三个五年规划纲要》	80
13	福建省	/	/	60
14	江西省	2017年5月19日	《江西省“十三五”中医药发展规划》	80
15	山东省	2017年3月30日	《山东省人民政府关于贯彻落实国家中医药发展战略规划纲要(2016～2030年)的实施方案》	80
16	河南省	2017年2月22日	《河南省中医药发展战略规划(2016～2030年)》	80
17	湖北省	2016年12月30日	《省人民政府关于全面推进中医药发展的实施意见》	80

续表

序号	地区	"中医药强省"目标提出时间	"中医药强省"目标相关政策文件	评分（分）
18	湖南省	2007年3月27日	《关于加快中医药发展的决定》	100
19	广东省	2006年6月1日	《中共广东省委广东省人民政府关于建设中医药强省的决定》	100
20	广西壮族自治区	/	/	60
21	海南省	/	/	60
22	重庆市	/	/	60
23	四川省	2016年9月9日	《四川省中医药健康服务发展规划(2016～2020年)》	80
24	贵州省	/	/	60
25	云南省	2010年6月24日	《关于扶持和促进中医药事业发展的实施意见》	100
26	西藏自治区	/	/	60
27	陕西省	2017年4月18日	《陕西省中医药发展战略规划(2017～2030年)》	80
28	甘肃省	/	/	60
29	青海省	2017年4月1日	《青海省关于贯彻〈中医药发展战略规划纲要(2016～2030年)〉的实施意见》	80
30	宁夏回族自治区	/	/	60
31	新疆维吾尔自治区	/	/	60

2. 中国中医药政策评价排名前五位与后五位省（区、市）分析比较

中国中医药政策评价得分排名前五位的分别为吉林省、湖南省、浙江省、江苏省和上海市（见表8）。其中，位于东部地区的有3个，分别是浙江省、江苏省、上海市；位于中部地区的有2个，分别是吉林省和湖南省；无位于西部地区的。在排名前五位的省（区、市）中，"中医药年人均财政投入"、"省级政府机关中医药卫生政策占卫生政策比例"、"省级卫健委中医药卫生政策占卫生政策比例"和"是否提出建设'中医药强省'目标"各项指标结果的平均秩次分别为12.4、7.2、6.8和5.6。可以看出，在排名前五位的省（区、市）中，"是否提出建设'中医药强省'目标"和"省级卫健委中医药卫生政策占卫生政策比例"对政策评价结果的贡献度较大，尤其是建设"中医药强省"目标的有无、提出时间的早晚，对整个评

分结果有较大的影响。

其次，中国中医药政策评价得分排名后五位的省（区、市）如表9所示，分别为湖北省、重庆市、西藏自治区、天津市、新疆维吾尔自治区。其中，位于东部地区的有1个，是天津市；位于中部地区的有1个，是湖北省；位于西部地区的有3个，分别是重庆市、西藏自治区、新疆维吾尔自治区；在排名后五位的省（区、市）中，“中医药年人均财政投入”、“省级政府机关中医药卫生政策占卫生政策比例”、“省级卫健委中医药卫生政策占卫生政策比例”和“是否提出建设‘中医药强省’目标”各项指标结果的平均秩次分别为21、19.8、26和15.8。可以发现，在排名后五位的省（区、市）中，“省级卫健委中医药卫生政策占卫生政策比例”和“中医药年人均财政投入”对政策评价结果的影响程度较大。

表8　中国中医药政策评价排名前五位的省（区、市）各指标得分与排名情况

地区	中医药年人均财政投入		省级政府机关中医药卫生政策占卫生政策比例		省级卫健委中医药卫生政策占卫生政策比例		是否提出建设“中医药强省”目标	
	分数	排名	分数	排名	分数	排名	分数	排名
吉林省	95.01	2	98.51	3	91.68	4	80	7
湖南省	66.36	27	98.30	4	90.42	6	100	1
浙江省	75.42	11	83.39	9	79.68	13	100	1
江苏省	76.89	8	77.56	18	80.97	10	100	1
上海市	73.27	14	99.38	2	100.00	1	60	18
平均秩次	/	12.4	/	7.2	/	6.8	/	5.6

表9　中国中医药政策评价排名后五位的省（区、市）各指标得分与排名情况

地区	中医药年人均财政投入		省级政府机关中医药卫生政策占卫生政策比例		省级卫健委中医药卫生政策占卫生政策比例		是否提出建设“中医药强省”目标	
	分数	排名	分数	排名	分数	排名	分数	排名
湖北省	67.32	26	72.04	26	64.41	28	80	7
重庆市	69.80	21	76.29	19	76.89	19	60	18
西藏自治区	81.11	5	74.62	22	64.29	29	60	18

续表

地区	中医药年人均财政投入		省级政府机关中医药卫生政策占卫生政策比例		省级卫健委中医药卫生政策占卫生政策比例		是否提出建设“中医药强省”目标	
	分数	排名	分数	排名	分数	排名	分数	排名
天津市	69.43	22	86.97	7	62.30	30	60	18
新疆维吾尔自治区	60.07	31	72.25	25	74.98	24	60	18
平均秩次	/	21.0	/	19.8	/	26.0	/	15.8

从图3可以看到，中国中医药政策评价各项指标排名前五位和后五位的省（区、市）平均秩次差距最大的是“省级卫健委中医药卫生政策占卫生政策比例”一项，平均秩次差距最小的是“中医药年人均财政投入”，因此各省（区、市）应当结合自身实际，有针对性地进行改进。另外，中国中医药政策评价排名前五位的省（区、市）分布在东部和中部，而排名后五位的省（区、市）多分布在西部。一般来说经济较发达的省份多位于东部地区，这些省份在政策层面也会更加关注群众的生命健康问题，有更雄厚的经济实力来支撑地区医药事业以及中医药事业的发展。

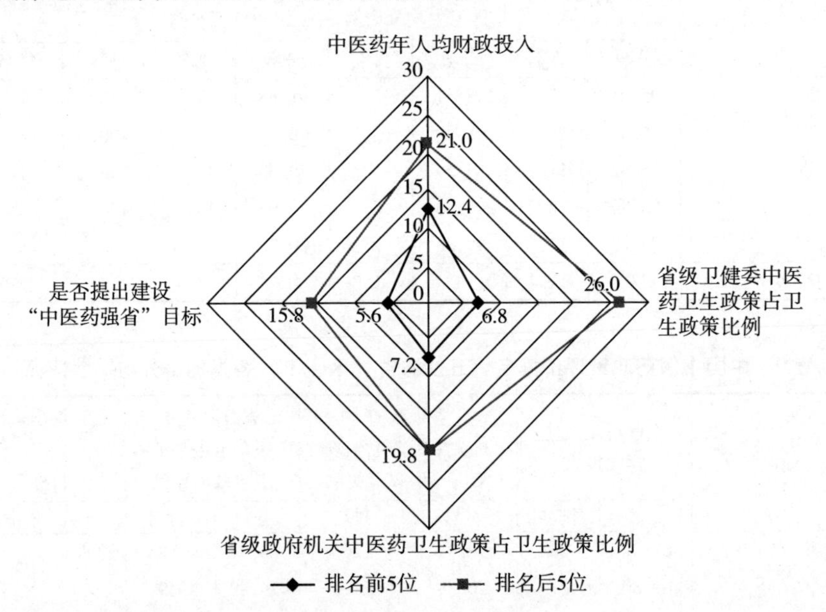

图3　中国中医药政策评价排名前五位与后五位的省（区、市）平均秩次分布

3. 提出与未提出目标"中医药强省"建设省份数据分析比较

根据中国中医药传承创新发展评价指标体系，结合评价体系的一级指标（共7个，分别为中医医疗服务、中医药养生保健、中医药教育、中医药产业、中医药科研、中医药政策、中医药文化与对外交流），对我国31个省（区、市）的中医药事业发展情况进行综合评价。本报告将根据各个指标在评价体系中的重要性对其赋予权重值并进行加权评分，各指标权重为中医医疗服务（0.168）、中医药养生保健（0.133）、中医药教育（0.148）、中医药产业（0.136）、中医药科研（0.142）、中医药政策（0.149）、中医药文化与对外交流（0.125）。

由表10可知，我国31个省（区、市）中医药事业发展综合评分较高的为经济较发达的省份。得分最高的为北京市（83.99分），得分最低的为海南省（62.16分），差距达21.83分。综合评分排名前五位的除北京市在80分以上之外，余下的浙江省（77.58分）、江苏省（76.04分）、上海市（75.89分）、广东省（75.38分）分数均在75分以上。

表10　中国31个省（区、市）中医药事业发展综合评分情况

单位：分

省(区、市)	中医医疗服务	中医药养生保健	中医药教育	中医药产业	中医药科研	中医药政策	中医药文化与对外交流	总得分	排名
北京市	76.57	83.31	96.24	79.44	92.29	71.89	90.19	83.99	1
天津市	60.54	67.25	77.97	63.81	62.33	69.87	82.51	68.83	21
河北省	63.61	69.21	72.41	68.50	62.11	80.33	78.02	70.39	16
山西省	59.06	65.42	69.41	69.15	64.18	77.51	74.82	68.24	26
内蒙古自治区	80.26	65.49	66.15	62.48	63.28	79.42	71.21	70.13	17
辽宁省	65.07	56.67	73.54	67.07	63.59	73.93	81.06	68.58	23
吉林省	64.79	67.80	73.40	64.02	67.58	91.54	76.15	72.15	11
黑龙江省	61.24	57.26	71.76	65.64	65.30	77.83	77.24	67.90	27
上海市	70.72	71.39	74.99	71.96	69.89	82.95	91.43	75.89	4
江苏省	65.58	74.37	72.44	71.92	75.52	83.49	92.40	76.04	3

续表

省(区、市)	中医医疗服务	中医药养生保健	中医药教育	中医药产业	中医药科研	中医药政策	中医药文化与对外交流	总得分	排名
浙江省	77.76	70.72	71.21	75.97	69.53	84.22	95.18	77.58	2
安徽省	63.08	71.30	72.13	67.56	72.28	77.93	77.52	71.43	12
福建省	67.81	60.09	73.49	64.22	63.89	73.46	79.08	68.82	22
江西省	63.88	70.33	72.13	64.91	63.94	75.59	81.55	70.05	18
山东省	64.74	72.70	73.07	72.22	72.12	79.97	86.89	74.12	8
河南省	68.26	61.42	72.16	75.81	70.07	72.69	79.84	71.31	13
湖北省	70.35	69.74	71.24	69.16	64.09	70.80	80.06	70.63	14
湖南省	66.19	64.18	74.87	77.26	68.85	87.95	74.42	73.35	9
广东省	64.82	65.42	72.70	83.99	71.74	82.51	89.66	75.38	5
广西壮族自治区	59.29	68.48	71.78	65.10	71.55	72.34	70.96	68.28	25
海南省	50.01	64.35	64.64	60.74	61.36	73.62	62.10	62.16	31
重庆市	76.77	77.83	65.53	83.87	73.58	70.77	72.36	74.32	7
四川省	72.32	73.08	72.86	75.11	75.59	75.77	82.29	75.10	6
贵州省	62.76	72.38	70.89	74.17	63.86	72.95	72.57	69.69	20
云南省	61.75	66.84	69.24	79.84	63.65	76.35	77.45	70.39	15
西藏自治区	57.07	65.22	69.85	60.11	60.09	70.52	60.00	63.25	30
陕西省	66.95	77.59	71.47	74.16	67.62	79.15	76.51	73.12	10
甘肃省	74.55	65.24	70.95	71.16	62.10	79.16	64.75	70.02	19
青海省	65.04	70.30	67.54	61.54	60.19	77.64	67.66	67.15	28
宁夏回族自治区	74.85	71.44	66.70	68.08	60.50	73.28	61.68	68.36	24
新疆维吾尔自治区	68.03	61.66	74.44	62.87	61.76	66.61	62.83	65.68	29

注：由于篇幅限制，相关数据仅保留两位小数，实际计算时仍采用原始数据。余表同。

为进一步探究建设“中医药强省”政策是否对各省份中医药事业发展产生的影响，接下来将进一步比较分别在“十一五”“十二五”“十三五”期间提出建设“中医药强省”目标的省份以及至今仍未提出建设“中医药强省”目标的省份在中医药事业发展上的差异。

据表11，早在“十一五”期间便提出建设“中医药强省”目标的5个省份（浙江省、江苏省、广东省、湖南省、云南省），除云南省排名第15，其余均排名前十，分别排名第2、3、5、9，平均秩次为6.8。这些省份由于

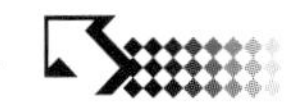

“中医药强省”建设政策提出较早，在推动中医医疗服务、中医药养生保健、中医药教育、中医药产业、中医药科研、中医药文化与对外交流等方面的工作开展得较早，因此综合评分也较高。

表 11 “十一五”期间提出建设“中医药强省”目标省份情况

单位：分

省份	目标提出时间	中医医疗服务	中医药养生保健	中医药教育	中医药产业	中医药科研	中医药政策	中医药文化与对外交流	总分	排名
广东省	2006 年 6 月 1 日	64.82	65.42	72.70	83.99	71.74	82.51	89.66	75.38	5
湖南省	2007 年 3 月 27 日	66.19	64.18	74.87	77.26	68.85	87.95	74.42	73.35	9
江苏省	2008 年 11 月 1 日	65.58	74.37	72.44	71.92	75.52	83.49	92.40	76.04	3
浙江省	2008 年 11 月 18 日	77.76	70.72	71.21	75.97	69.53	84.22	95.18	77.58	2
云南省	2010 年 6 月 24 日	61.75	66.84	69.24	79.84	63.65	76.35	77.45	70.39	15

黑龙江省虽在“十二五”时期提出建设“中医药强省”目标，但其中医药事业发展综合评分并不高，仅 67.90 分，排名第 27（见表 12）。其中中医医疗服务、中医药养生保健、中医药科研三个指标得分低是其排名靠后的原因，这说明黑龙江省在“中医药强省”的建设过程中，可能存在一些政策层面的指导性问题，整体政策效果和中医药事业发展效果不佳。

表 12 “十二五”期间提出建设“中医药强省”目标省份情况

单位：分

省份	目标提出时间	中医医疗服务	中医药养生保健	中医药教育	中医药产业	中医药科研	中医药政策	中医药文化与对外交流	总分	排名
黑龙江省	2011 年 6 月 20 日	61.24	57.26	71.76	65.64	65.30	77.83	77.24	67.90	27

另外，共有11个省份在“十三五”期间提出建设“中医药强省”目标，整体的平均秩次为14.73，见表13。除青海省（67.15分，排名第28）与山西省（68.24分，排名第26，目标提出较晚）外，其余9个省份，排名集中在第6~18名，排名第6的四川省评分75.10分，排名第18的江西省（70.05分）与全国平均分（71.04分）的差距不足1分，都与全国平均水平相差不大，此外，这9个省份各项一级指标得分也基本为全国平均水平。

表13 “十三五”期间提出建设“中医药强省”目标省份情况

单位：分

省份	目标提出时间	中医医疗服务	中医药养生保健	中医药教育	中医药产业	中医药科研	中医药政策	中医药文化与对外交流	总分	排名
安徽省	2016年4月5日	63.08	71.30	72.13	67.56	72.28	77.93	77.52	71.43	12
吉林省	2016年4月8日	64.79	67.80	73.40	64.02	67.58	91.54	76.15	72.15	11
四川省	2016年9月9日	72.32	73.08	72.86	75.11	75.59	75.77	82.29	75.10	6
河北省	2016年11月10日	63.61	69.21	72.41	68.50	62.11	80.33	78.02	70.39	16
湖北省	2016年12月30日	70.35	69.74	71.24	69.16	64.09	70.80	80.06	70.63	14
河南省	2017年2月22日	68.26	61.42	72.16	75.81	70.07	72.69	79.84	71.31	13
山东省	2017年3月30日	64.74	72.70	73.07	72.22	72.12	79.97	86.89	74.12	8
青海省	2017年4月1日	65.04	70.30	67.54	61.54	60.19	77.64	67.66	67.15	28
陕西省	2017年4月18日	66.95	77.59	71.47	74.16	67.62	79.15	76.51	73.12	10
江西省	2017年5月19日	63.88	70.33	72.13	64.91	63.94	75.59	81.55	70.05	18
山西省	2020年3月24日	59.06	65.42	69.41	69.15	64.18	77.51	74.82	68.24	26

此外，至今仍未提出建设“中医药强省”目标的省份整体平均秩次为19.5（见表14）。直辖市在政治、经济、科学、文化和交通等方面有得天独厚的优势，因此4个直辖市虽未提出建设“中医药强省”目标，但北京市、上海市、重庆市中医药事业综合评分分别在全国31个省（区、市）中排名第1、4、7，而天津市由于其中医医疗服务、中医药养生保健、中医药产业和中医药科研评分较低，得分仅68.83分，排名第21。其余9个省份在全国排名处于相对靠后位置。从7个一级指标评价结果可以看出，

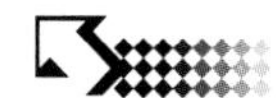

这 9 个省份大部分一级指标得分较低，说明这些省份中医药事业发展仍较为落后。

表 14　至今仍未提出建设“中医药强省”目标省（区、市）情况

单位：分

地区	省(区、市)	中医医疗服务	中医药养生保健	中医药教育	中医药产业	中医药科研	中医药政策	中医药文化与对外交流	总分	排名
1	北京市	76.57	83.31	96.24	79.44	92.29	71.89	90.19	83.99	1
2	天津市	60.54	67.25	77.97	63.81	62.33	69.87	82.51	68.83	21
3	内蒙古自治区	80.26	65.49	66.15	62.48	63.28	79.42	71.21	70.13	17
4	辽宁省	65.07	56.67	73.54	67.07	63.59	73.93	81.06	68.58	23
5	上海市	70.72	71.39	74.99	71.96	69.89	82.95	91.43	75.89	4
6	福建省	67.81	60.09	73.49	64.22	63.89	73.46	79.08	68.82	22
7	广西壮族自治区	59.29	68.48	71.78	65.10	71.55	72.34	70.96	68.28	25
8	海南省	50.01	64.35	64.64	60.74	61.36	73.62	62.10	62.16	31
9	重庆市	76.77	77.83	65.53	83.87	73.58	70.77	72.36	74.32	7
10	贵州省	62.76	72.38	70.89	74.17	63.86	72.95	72.57	69.69	20
11	西藏自治区	57.07	65.22	69.85	60.11	60.09	70.52	60.00	63.25	30
12	甘肃省	74.55	65.24	70.95	71.16	62.10	79.16	64.75	70.02	19
13	宁夏回族自治区	74.85	71.44	66.70	68.08	60.50	73.28	61.68	68.36	24
14	新疆维吾尔自治区	68.03	61.66	74.44	62.87	61.76	66.61	62.83	65.68	29

综上，大部分提出了建设“中医药强省”目标的省份的评分在全国的平均水平之上，处于沿海地区或经济发达地区的省份，排名会相对较前，如浙江省、江苏省、广东省、湖南省、四川省、山东省（均在全国前 10 名）。直辖市虽然都没有提出建设“中医药强省”目标，但由于其在政治、经济、文化、科技、地理位置等方面具有特殊性，各项指标得分较高，因此中医药事业发展综合评分较高。此外，从提出建设“中医药强省”目标的时间来看，提出时间越早，其排名一般越靠前，如在“十一五”时期提出目标的省份大部分排名全国前五，而在“十三五”时期提出目标的省份大部分综合评分处于全国平均水平；但也有例外，如黑龙江省，提出时间虽较早但综合评分排名较靠后，

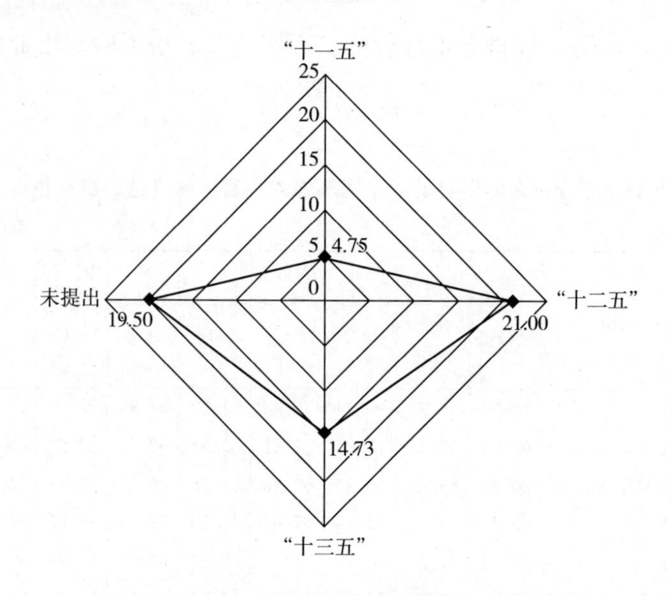

图4　我国不同规划时期提出建设"中医药强省"目标及未提出建设"中医药强省"目标省份的平均秩次

造成这种结果的原因还有待日后做进一步的研究。而目前暂未提出建设"中医药强省"目标的省份，中医药事业综合评分大部分低于全国平均水平，这说明了建设"中医药强省"的政策，对各地的中医药事业发展是有利的。

另外值得一提的是，自治区是我国少数民族的主要聚居地，大部分位于内陆，具有经济发展落后、地广人稀的特点。而这些地区也较多是民族医药的发源地，民族医药属于中医药体系的一部分，有着独特的理论体系和用药种类，如藏药、蒙药、维药、壮药等。然而，我国的五个少数民族自治区，目前均未提出建设"中医药强省"目标，中医药事业发展综合评分也处于较低水平。除却五个少数民族自治区，在民族医药方面，现仅有青海省提出要建设"藏医药强省"的目标，这种现状对于民族医药的传承与发展是不利的。无论是国家层面还是自治区层面，都应加快出台政策推动扶持民族医药发展。

4. 中国中医药政策评价地区指标差异分析

本报告将我国31个省（区、市）划分为东、中、西部三个区域，如表15所示。

表 15　中国东、中、西部区域划分标准

地区	省(区、市)
东部	北京、天津、河北、辽宁、上海、江苏、浙江、福建、山东、广东、海南
中部	山西、吉林、黑龙江、安徽、江西、河南、湖北、湖南
西部	内蒙古、广西、重庆、四川、贵州、云南、西藏、陕西、甘肃、青海、宁夏、新疆

从表 16 可以看到，东部地区“中医药年人均财政投入”、“省级政府机关中医药卫生政策占卫生政策比例”、“省级卫健委中医药卫生政策占卫生政策比例”和“是否提出建设‘中医药强省’目标”各项指标结果的平均秩次分别为 16. 64、15. 36、11. 36 和 11. 36，总的平均秩次为 13. 55，在三大区域中排名最靠前。在东部地区“是否提出建设‘中医药强省’目标”和“省级卫健委中医药卫生政策占卫生政策比例”对政策评价结果排名的贡献程度较大。

表 16　中国东部地区各地中医药政策评价指标情况

地区	中医药年人均财政投入		省级政府机关中医药卫生政策占卫生政策比例		省级卫健委中医药卫生政策占卫生政策比例		是否提出建设“中医药强省”目标		总排名
	分数	排名	分数	排名	分数	排名	分数	排名	
北京市	100. 00	1	62. 70	31	60. 40	31	60	18	26
天津市	69. 43	22	86. 97	7	62. 30	30	60	18	30
河北省	67. 69	25	95. 40	5	79. 68	14	80	7	7
辽宁省	64. 18	30	82. 22	10	90. 60	5	60	18	19
上海市	73. 27	14	99. 38	2	100. 00	1	60	18	5
江苏省	76. 89	8	77. 56	18	80. 97	10	100	1	4
浙江省	75. 42	11	83. 39	9	79. 68	13	100	1	3
福建省	68. 87	23	70. 62	27	95. 31	3	60	18	21
山东省	65. 73	29	79. 14	16	97. 54	2	80	7	8
广东省	73. 86	13	75. 80	20	82. 26	7	100	1	6
海南省	78. 37	7	73. 87	24	81. 36	9	60	18	20
平均秩次	/	16. 64	/	15. 36	/	11. 36	/	11. 36	13. 55

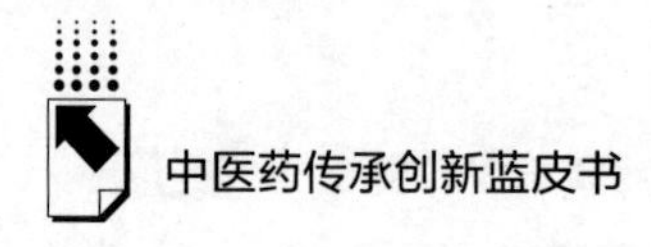

从表 17 可以看到，中部地区，“中医药年人均财政投入”、“省级政府机关中医药卫生政策占卫生政策比例”、“省级卫健委中医药卫生政策占卫生政策比例”和“是否提出建设‘中医药强省’目标”的平均秩次分别为 19.38、15.50、17.75 和 6.00，总的平均秩次为 14.00，位列三大区域的第二位。在中部地区“是否提出建设‘中医药强省’目标”对政策评价结果排名的贡献程度最大。

表 17　中国中部地区各地中医药政策评价指标情况

地区	中医药年人均财政投入		省级政府机关中医药卫生政策占卫生政策比例		省级卫健委中医药卫生政策占卫生政策比例		是否提出建设“中医药强省”目标		总排名
	分数	排名	分数	排名	分数	排名	分数	排名	
山西省	74.09	12	80.17	13	76.24	22	80	7	15
吉林省	95.01	2	98.51	3	91.68	4	80	7	1
黑龙江省	71.50	17	74.79	21	76.31	21	90	5	13
安徽省	65.88	28	91.96	6	75.27	23	80	7	12
江西省	70.72	19	74.44	23	78.12	18	80	7	18
河南省	67.91	24	67.22	28	76.73	20	80	7	24
湖北省	67.32	26	72.04	26	64.41	28	80	7	27
湖南省	66.36	27	98.30	4	90.42	6	100	1	2
平均秩次	/	19.38	/	15.50	/	17.75	/	6.00	14.00

从表 18 可以看到，西部地区“中医药年人均财政投入”、“省级政府机关中医药卫生政策占卫生政策比例”、“省级卫健委中医药卫生政策占卫生政策比例”和“是否提出建设‘中医药强省’目标”的平均秩次分别为 13.17、16.92、19.08 和 14.17，总的平均秩次为 19.58，在三个区域中平均秩次最靠后。在西部地区“中医药人均财政投入”指标的贡献程度最大，具体原因此处不再赘述。

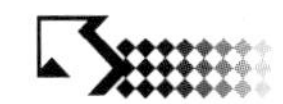

表 18　中国西部地区各地中医药政策评价指标情况

地区	中医药年人均财政投入		省级政府机关中医药卫生政策占卫生政策比例		省级卫健委中医药卫生政策占卫生政策比例		是否提出建设“中医药强省”目标		总排名
	分数	排名	分数	排名	分数	排名	分数	排名	
内蒙古自治区	89.94	4	85.45	8	80.13	11	60	18	9
广西壮族自治区	72.09	16	77.61	17	79.43	16	60	18	25
重庆市	69.80	21	76.29	19	76.89	19	60	18	28
四川省	70.24	20	79.15	15	74.51	25	80	7	17
贵州省	72.13	15	80.83	12	78.57	17	60	18	23
云南省	70.72	18	64.09	30	82.21	8	100	5	16
西藏自治区	81.11	5	74.62	22	64.29	29	60	18	29
陕西省	76.04	10	81.08	11	79.94	12	80	7	11
甘肃省	76.45	9	100.00	1	79.61	15	60	18	10
青海省	94.01	3	65.39	29	68.90	27	80	7	14
宁夏回族自治区	79.48	6	80.16	14	72.04	26	60	18	22
新疆维吾尔自治区	60.07	31	72.25	25	74.98	24	60	18	31
平均秩次	/	13.17	/	16.92	/	19.08	/	14.17	19.58

由图 5 可以看到，在中国东、中、西部三个区域内，就“中医药年人均财政投入”指标而言，西部的平均秩次整体优于东部、中部地区，在西部 12 个省（区、市）中，有 6 个位居前十名，因此西部地区的“中医药年人均财政投入”的评价结果较好。其次，在“省级政府机关中医药卫生政策占卫生政策比例”一项中，东、中部的平均秩次较为接近，西部地区稍显落后，因此就这一方面而言，西部地区的政府机关单位需要加强宣传中医药政策。而在“省级卫健委中医药卫生政策占比卫生政策”指标方面，对比东部，西部和中部的平均秩次较为靠后。这主要是由于中部、西部多处于内陆地区，经济环境和条件较为艰苦落后，而且少数民族聚居的地方多分布在中部、西部地区，因此，中部、西部地区各省级卫健委应该结合当地民族医药特色，有针对性地加强对中医药政策的宣传。在“是否提出建设‘中医药强省’目标”一项中，由于中部地区的省份现都已提出了建设“中医药强省”的目标，所以中部地区与东、西部地区拉开了较大的差距。

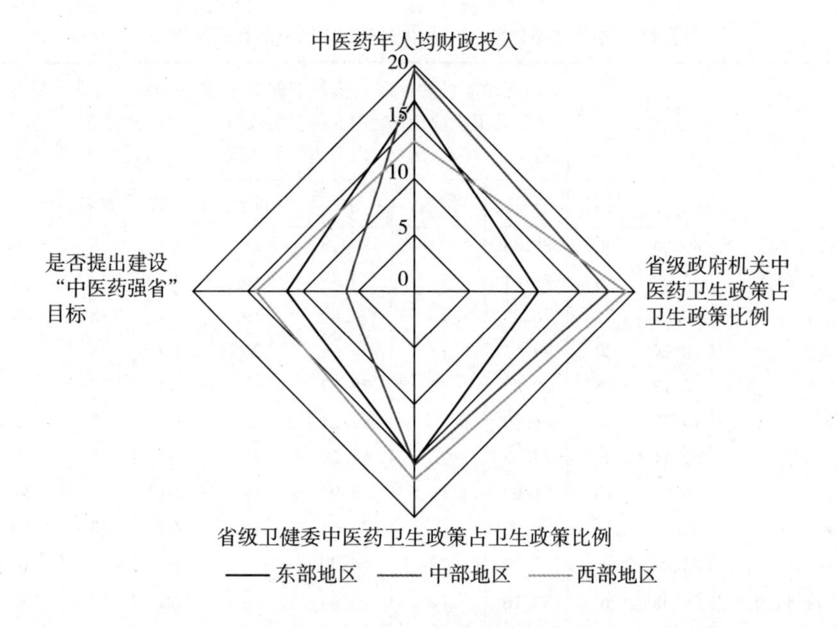

图5　东、中、西部地区中国中医药政策评价指标平均秩次

四　讨论和政策建议

党的十八大以来，以习近平同志为核心的党中央高度重视中医药事业的发展，将中医药事业的发展写入国家战略，国家中医药事业也因此迎来了一个崭新的春天。各省份也应该趁此机会，立足自身中医药事业的发展基础和条件，更加坚定地推动中医药事业发展。

（一）要加大政府中医药人均财政投入

政府政策对某领域支持的一个最大体现就是政府对该领域的财政投入力度。对于中医药事业的发展，应该要保持一个积极的财政政策取向，不断加大财政对中医医疗卫生领域的保障力度，但同时也要注意加强中医药财政投入资金的分配和使用，要把"钱"花在刀刃上，提高资源利用效率和使用

 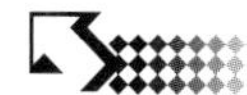

质量。政府要按照“建设靠政府，运行靠服务”的原则，重点推动中医医疗发展，从基础建设、设备购置、药品采购、医疗保障等方面提供补助，夯实现有的中医医疗服务水平和质量，并且再进一步加强中医药养生保健、中医药教育、中医药产业、中医药科研、中医药文化与对外交流等工作，推动国内中医药事业全面发展。

（二）要加强对中医药政策的宣传

通过对各省级政府机关以及卫健委中医药卫生政策占卫生政策比例的测算，可以发现各省级卫健委对中医药卫生政策的宣传力度总体要优于各省级政府机构的宣传力度，但是两类机构中医药卫生政策的占比均不算高，反映在中医药事业的发展过程中，就是政策的公开及宣传工作都没有做得很到位。同时，在收集资料的过程中，发现目前仅有 14 个省份开通了中医药管理局网站，而且在已经开通了的官方网站里，多数相关部门政策信息已处于较长时间未更新的状态。因此，这也是中医药政策宣传不积极、不到位的一个反映。所以，未来需要加强对中医药方针政策的宣传，从理论上说明中医药政策的正确性，积极宣传政策落实的计划和时间安排，指导人们科学地贯彻、执行政策。另外，要广泛、及时地反映政策落实过程中的成果和问题，也要通过喜闻乐见的形式让群众了解和接受政策的落实效果。

（三）要明确各省份的中医药发展目标

一个明确目标的提出，表达了人们要通过努力争取达到的未来状况，包括目的对象、主要目标、主要任务以及主要保障措施；一个明确的目标能为整个主体的前进指明方向，也能为整个主体的活动确定发展路线。通过对“是否提出建设‘中医药强省’目标”这一评价指标的分析发现，在政策评价过程中，有提出建设目标的省份显然综合评分和排名都具有一定的领先优势，而且越早提出建设目标的省份，这个领先优势就越明显。由于已提出目标的省份会逐步推进中医药事业发展的各项主要任务，进一步推动目标的达成，可以预见在更长的一段时间内，已提出与未提出建设“中医药强省”

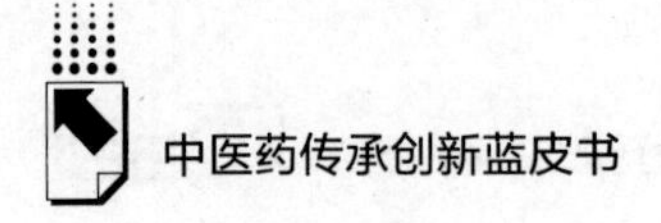

目标的省份之间的差异会逐步拉大。

（四）要加强保护和发展民族医药

在漫长的历史进程中，传统医药成为各民族优秀文化的重要组成部分，在历史的发展中代代相传。民族医药是中华民族传统医药的一个重要组成部分，少数民族传统医药是各民族维护生命健康的智慧结晶，在保护各族人民的健康上发挥着重要的作用，因此需要重视保护和发展民族医药。保护和发展民族传统医药是坚定中华民族文化自信的应有之义。当前，我国出台了一系列相关保护措施，各界学者也开展了相关理论研究，这为我国民族医药的生存和发展提供了良好的理论支持。但是，通过本报告对现有资料的整理，发现目前仅有青海省提出了建设“藏医药强省”的目标，而其他蒙医药、维吾尔医药、傣医药等发展较好的地区，均暂时未提出相应的发展目标。因此，其他地区可以借鉴学习青海省的发展经验，结合自己的民族医药资源和特色优势，设立合理的建设民族医药强省目标，提高中医药的多样性和促进中医药的多元化发展。

参考文献

［1］张彩霞：《发挥中医药在新发传染病防控中的重要作用》，《中国卫生法制》2020 年第 6 期。

［2］吴以岭、李红蓉：《发展中医药事业助力全面小康社会》，《疑难病杂志》2020 年第 10 期。

［3］陈永成、刘钰怡、刘小红等：《促进中医药健康服务业发展的财政政策研究——以江西省为例》，《江西中医药大学学报》2018 年第 2 期。

［4］桑滨生：《关于我国的中医药政策》，《中医药管理杂志》2006 年第 6 期。

［5］谢天喜：《新医改背景下制定和落实中医药扶持政策的思考》，《中医药管理杂志》2017 年第 22 期。

［6］张红兰：《建国以来国家中医药政策的历史回顾》，《中国民族民间医药》2011 年第 24 期。

[7] 陈庆云主编《公共政策分析》，北京大学出版社，2006。

[8] 江苏中医药强省建设战略研究课题组：《中医药强省建设综合评价指标体系构建研究——关于加快推进江苏中医药强省建设战略的思考与建议》，《江苏中医药》2019 年第 1 期。

[9] 何蒙荟媛、魏金丽：《我国民族医药保护国内研究现状综述》，《贵州民族研究》2020 年第 9 期。

[10] 佘燕达、刘智文：《保护和传承好民族医药非物质文化遗产》，《吉林日报》2020 年 11 月 6 日。

热点篇

Hot Spots

B.9

中医药传承创新深度参与抗击新冠肺炎疫情实践及成效

周尚成　高　婧*

摘　要： 本报告从中医药在西医对抗新冠病毒没有特效药情况下所展现的独特价值切入，具体分析了中医药在抗击新冠肺炎疫情过程中的具体贡献，对部分省、自治区、直辖市颁布使用的中医药防治新冠肺炎相关政策情况进行了梳理，对率先出台中医药抗疫政策的11个省、自治区、直辖市进行了具体政策梳理与成效分析。认为中医药全程深入参与抗击新冠肺炎疫情的生动实践，充分体现了“传承精华、守正创新”的中医药精神内涵。

关键词： 中医药　新冠肺炎　抗疫政策

* 周尚成，广州中医药大学公共卫生与管理学院院长，管理学博士，博士生导师，主要研究方向为卫生管理；高婧，广州中医药大学护理学院讲师，广州中医药大学公共卫生与管理学院在读博士研究生，主要研究方向为中医药管理、老年护理。

目前国内整体新冠肺炎疫情控制情况较好，但在局部地区仍会出现境外输入或新报告病例，形势依然严峻不容忽视。新冠肺炎疫情是新中国成立以来发生的防控难度最大的突发公共卫生事件，我国坚持中西医结合、中西药并用的原则针对疫情进行防控救治，体现了中国智慧。

一　中医药在西医没有特效药情况下展现独特价值

（一）西医在应对新冠肺炎疫情上没有特效药

1. 新冠肺炎疫情暴发早期没有有效疫苗

疫苗是控制传染病最有力的技术手段。但新冠病毒非常狡猾，传播力强，并且出现变异病毒株。根据国内外专家的预测，新冠病毒极有可能长期与人类共存，并将出现季节性或不定期的复发，因此使人群对新冠病毒具有免疫力是一个关键性和根本性的防御措施。由于新冠病毒是一个新病毒，疫情暴发初期没有疫苗。自 2020 年 1 月 24 日中国疾控中心首次分离出中国首株新冠病毒毒种以来，世界各国都在加速研发新冠病毒疫苗，以期通过普遍接种疫苗达到有效“群体免疫”。2020 年 12 月 31 日，国药集团中国生物的新冠病毒灭活疫苗获得国家药监局批准附条件上市，其保护效力达到世界卫生组织及国家药监局的相关标准要求，但保护时限仍需要更长时间的持续观察。

2. 应对新冠肺炎疫情西医没有特效药物

针对新冠病毒，更具有对抗性的抗病毒药物成为首选，虽然西医的干涉主义印记十分鲜明，但其中仍未发现经严格“随机、双盲、安慰剂对照研究”证明有效的抗病毒药物。重型/危重型患者出现多器官功能衰竭、急性呼吸窘迫等严重并发症，预后较差。临床上多给予有创机械通气、体外膜肺氧合（ECMO）等呼吸支持、循环支持、血液净化治疗或肾替代治疗等联合治疗措施。有学者认为“细胞因子风暴”可以解释部分重症或突发“轻症转重症”患者的死因。正常免疫机能可以使人体在引发炎症和控制炎症之间达到一种可控的平衡状态。当这种平衡被打破时，治疗的主要目的就从杀灭病原体转变为阻止过激的炎症反应对机体造成损伤。对于处于机体炎症反应过度激活状态的患者多使用糖皮质激素。但大剂量糖皮质激素治疗存在延缓病毒清除、继发感染和远期并发症增加等风险。《新型冠状病毒肺炎诊疗方案（试行第八版）》提到血液净化治疗能够阻断“细胞因子风暴”，可用于重型、危重型患者细胞因子风暴早期治疗。对符合 ECMO 指征，且无禁忌证的危重型患者，应尽早启动 ECMO 治疗。但血液净化治疗和 ECMO 治疗对设备、人员专业性要求较高。

（二）中医药积极参与应对新冠肺炎疫情

在疫情暴发初期，中医药遵循“未病先防、既病防变、病中防逆、病后防复”的原则，从古代经典名方中总结医药治疗疫病经验，密切结合临床实践，形成了中医药和中西医结合治疗新冠肺炎的诊疗方案，成为中国抗疫方案的重要特色和优势。在中医看来，新冠肺炎属温病中“瘟疫”范畴，因以肺系症状为主可被命名为“肺瘟”。其基本病机可概括为疫毒外侵，肺脾受邪，正气亏虚。《新型冠状病毒肺炎诊疗方案（试行）》第三版至第八版均纳入中医诊疗方案，根据轻型、普通型、重型和危重型四类进行辨证论治，推荐处方和中成药进行治疗。中医学对“炎症风暴”的认识更多关注感染病原微生物后人体的异常反应，通过“补虚泻实”的双向调节，结合中医传统理论与中药药理研究，重点在清除病原体、调节免疫紊乱、改善组织损伤等方面筛选相应药物及有效成分，最终筛选了以“三药三方”为代表的一批有效方药。在此次新冠肺炎阻击战中，中医药力量有组织有建制地投入抗疫一线，从参与者变成了主力军，在预防、治疗和康复全过程中均发挥了独特优势和重要作用。《抗击新冠肺炎疫情的中国行动》白皮书指出：“全国中医药参与救治确诊病例的占比达到92%。湖北省确诊病例中医药使用率和总有效率超过90%。”

二　中医药积极参与抗疫的表现

在本次抗击新冠肺炎疫情的过程中中医药真正做到了早期介入、全程参与。

（一）组建国家中医医疗队

此次参与抗击新冠肺炎疫情，中医药使用规模之大、力量之强前所未有。截至2020年2月24日，国家中医药管理局组建并派出了五批中医医疗队前往武汉支援，全国各地派往武汉驰援的中医医务人员共4900多名，约占援鄂医护人员总人数的13%，其中有院士3人，专家数百名。2020年1月24日，广东省中医院副院长张忠德作为国家中医药管理局应对新冠肺炎疫情防控工作专家组副组长抵达武汉，会同专家组成员直奔多个医院的病房收集数据，修订治疗方案，结合抗击“非典”的经验，制定了中医治疗方案，并被写入国家第三版诊治方案。2020年1月25日，由中国中医科学院组建的首批国家援鄂中医医疗队赶赴武汉支援，第一次接管了全是重症患者的武汉市金银潭医院南一区，打响了中医药抗疫的第一炮。武汉市金银潭医院作为一个西医医院，并没有足够的中药储备和相关设施，同时患者对于中医药也存在着疑虑心理。面对着种种的困难和压力，医疗队一边通过各种渠道紧急从外省调运中药颗粒用于保障临床工作的正常开展，一边在临床救治的同时收集数据进行总结研究，通过中西医结合，充分发挥中医药特色优势，打出中医药“组合拳”救治患者。首批援鄂国家中医医疗队接管武汉市金银潭医院南一区42张病床，累计收治158名重症、危重症患者，治愈出院140名，治愈出院率88.6%。国家中医药管理局党组书记余艳红说：“这次的实践再次充分证明，中医药学这个老祖宗留下来的宝贵财富屡经考验，历久弥新，值得珍惜，它依然好使、管用，并且经济易行。”可以看到，中医药作为我们中华民族的传统医药，在国家面临重大疫情、人民生死存亡的时候，再一次证明了自己，向全国人民交出了一份满意的答卷。

（二）研制“三药三方”

“三药三方”是我国在用中医药抗疫过程中总结疫情发展规律，深入发掘经典名方，结合临床实践提炼筛选而来的。“三药”包括金花清感颗粒、连花清瘟胶囊、血必净注射液，“三方”包括清肺排毒汤、化湿败毒方和宣肺败毒方。

1. “三药”

金花清感颗粒是2009年甲型H1N1流感肆虐时我国研发的中成药，主要成分是金银花、石膏、麻黄、苦杏仁等12味中药，可用于治疗轻型、普通型新冠肺炎患者。主要功效为疏风宣肺、清热解毒，促进淋巴细胞、白细胞恢复正常，能缩短退热时间，使用后轻重症率明显下降。

连花清瘟胶囊是由经典中医名方麻杏石甘汤和银翘散化裁而来，由银翘、金银花、炙麻黄、绵马贯众等13味中药，以及大黄、红景天、藿香配伍而成。主要功效为清瘟解毒、清肺泄热，主要适用于轻型、普通型患者的治疗。能够缩短患者发热、乏力、咳嗽的时间，防止轻型、普通型转重型，促进核酸转阴。

血必净注射液是从红花、赤芍、川芎、丹参、当归5味中药中提取而成，主要功效为化瘀解毒，可治疗脓毒症。该药在2003年“非典”期间研发上市，适用于治疗重型、危重型患者因感染诱发的全身炎症反应综合征，也可配合治疗脏器功能受损期的多器官功能衰竭，与西药联合使用可提高治愈出院率，减少重型患者、危重型患者。

2. “三方”

化湿败毒方作为首个治疗新冠肺炎的特效中药新方，是中医药在抗击新冠肺炎疫情之路上做出的一大贡献。2020年3月18日，化湿败毒颗粒获得由国家药品监督管理局批复的临床试验批件。这一方剂由以中国工程院院士、中国中医科学院院长黄璐琦为领队的首批国家援鄂抗疫中医医疗队在多个经典名方的基础上，结合临床实践经验化裁而来，由生麻黄、藿香、生石膏、半夏等14味中药组成，主要功效为解毒化湿、清热平喘，具有消灭病

 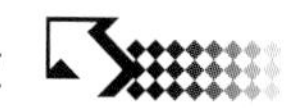

毒和增强自身免疫力两个特点。轻型、普通型、重型患者皆适用。

清肺排毒汤来自张仲景《伤寒杂病论》的经典名方组合，由麻黄、炙甘草、杏仁、生石膏、桂枝等21味中药组成，主要功效为宣肺透邪、清热化湿、健脾化饮。该方可明显较快改善发热、咳嗽、乏力等症状，促进重症患者肺部病灶吸收。清肺排毒汤是国家卫健委、国家中医药管理局推荐使用的抗疫利器，也是使用面最广、使用量最大的方剂，充分体现了中医药"传承精华、守正创新"的优势。适用于轻型、普通型、重型、危重型患者治疗。

宣肺败毒方来源于麻杏石甘汤、麻杏薏甘汤等经典名方，由生麻黄、苦杏仁、生石膏、生薏苡仁等13味中药组成。主要功效是宣肺化湿、清热透邪、泄肺解毒，可促进临床症状消失和体温复常。主要适用于轻型、普通型患者的治疗，在一定程度上能阻止轻型、普通型转为重型。

（三）中医药全程参与新冠肺炎轻症、重症和恢复期患者的救治

中医药全程参与新冠肺炎患者救治，主要体现在以下三个方面：一是阻止轻型和普通型患者向重型转化，二是参与治疗重型和危重型患者，三是促进重型和危重型患者康复。

1. 中医药早期介入治疗可能降低患者重症发生率

中医药重在从整体上增强人体免疫力从而抑制和杀灭病毒。在新冠肺炎疫情暴发早期，对疑似患者在隔离点等待确诊期间给予中药汤剂或中成药，缓解了医疗资源紧张的压力。武汉江夏方舱医院是以中医药治疗为主、推行中西医结合综合治疗的"中医方舱"，舱内医生全为中医医生，患者全体服用中药并接受中医外治疗法（如耳穴压豆、穴位贴敷等），实施以提高机体耐受性为宗旨的中医治疗对策，并以基础西医治疗药物、氧疗仪器、心电监护设备、抢救设施及药物、移动CT机等为后备。另外方舱内重视"形神统一、心身同治"，通过太极拳和八段锦等运动疗法有效缓解患者的紧张焦虑心理，营造出良好的医患互动环境，使方舱医院变成一个"大社区"，增强患者的治疗信心。从2020年2月14日开舱到2020年3月10日休舱，江夏

方舱医院在26天运营中收舱患者564人（轻型患者占71%，普通型患者占29%），无一例转为重型；其中治愈482人，82人（含14名有基础病）因休舱而转移至其他定点医院，圆满收官。张伯礼院士在接受采访时指出："中医方舱医院的核心指标是控制患者转重率，集中隔离，普遍服中药，阻止了疫情的蔓延。"可见中医药早期介入可以降低轻型和普通型转为重型的比例，从而提高临床治愈率。

2. 中西医协同参与重症救治，降低病死率

长久以来，人们都认为中医治病不能治疗急重症。但在此次抗击新冠肺炎疫情过程中武汉市金银潭医院、湖北省中西医结合医院和雷神山医院均采取中西医专家联合会诊机制，共商救治方案，一患一策，互相配合，在西医治疗的同时，进行辨病、辨证型与辨症状相结合，给予中药汤剂鼻饲、灌肠、静脉输注、穴位贴敷，以回阳救逆、通腑存阴治疗，都取得了非常好的效果，可以有效防止重症患者的进一步恶化，并促进其向普通型乃至轻型的转化，大大地提高了患者的生存率和生存质量。研究表明，多种中草药对细胞因子风暴具有多靶点免疫调节作用。中药注射剂如生脉注射液、参麦注射液，能稳定患者的血氧饱和度、提高氧合水平；痰热清注射液、热毒宁注射液和血必净注射液，与抗生素具有协同作用，对炎症风暴和凝血功能障碍有遏制作用。

3. 中西医结合促进恢复期患者康复

2020年2月22日，为充分发挥中医药独特优势，加快新冠肺炎恢复期患者康复，国家卫健委和国家中医药管理局联合颁布了《新型冠状病毒肺炎恢复期中医康复指导建议（试行）》，提出了新冠肺炎恢复期中医药干预的措施、手段和方法，包括中药处方、中医适宜技术、膳食指导、情志疗法、传统功法和其他方法。国家中医药管理局专家组也指导武汉率先在全国设立了中西医结合康复门诊和康复驿站，采取中西医结合综合干预手段，特别是中医处方、针刺、艾灸、穴位按摩、耳穴压豆、足浴、膳食，以及健身功法和心神调节等，也收到了良好的效果。

 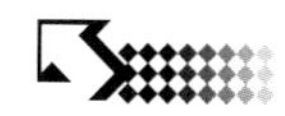

（四）中医药助力全球合作抗疫

新冠肺炎疫情是一场全球性的公共卫生危机。中医药在为我国抗疫做出巨大贡献的同时，也走向了全球遭疫情肆虐的其他国家，积极参与全球疫情防控工作。新冠肺炎疫情发生以来，中国向全世界捐赠了中药饮片、中成药、针灸器械等药品和设备，也派遣了近 50 名中医医务人员和专家前往近 30 个国家和地区助力当地疫情防控。中国医疗专家组协助老挝制定老挝第二版新冠肺炎诊疗方案，“中医药治疗”部分被独立撰写，在老挝全国进行推广。中国向意大利、匈牙利、新西兰等国家捐赠了金花清感颗粒。作为“三药三方”之一的清肺排毒汤也在意大利、英国、美国、日本、马来西亚等国家得到广泛应用。连花清瘟胶囊已在 10 多个国家获批进口使用。

中医药、中西医结合治疗新冠肺炎的方法和成效，引起海外广泛关注。国家中医药管理局支持举办了近 40 场视频交流和直播活动，向 82 个国家及地区的卫生主管机构、专家学者广泛宣介“中国方案”和“中国经验”。世界针灸学会联合会与中国针灸学会、中华中医药学会联合举办了“国际抗疫专家大讲堂”中英双语系列讲座，有 50 多位中医专家学者无私向各国分享中医药抗疫经验，有来自 60 多个国家的医师和民众在线观看，浏览量超百万人次。

三　率先使用中医药防治新冠肺炎的省（区、市）情况

（一）全国各省（区、市）首次颁布中医药抗疫政策时间梳理

自新冠肺炎疫情暴发以来，为贯彻落实国家卫健委和国家中医药管理局部署，充分发挥中医药在疫情防控中的积极作用，各省、自治区和直辖市先后迅速响应，自 2020 年 1 月 21 日至 2 月 24 日，陆续出台了新冠肺炎中医诊疗方案或中医药治疗专家共识等相关政策文件，为指导临床合理应用中医药防治新冠肺炎提供了重要指引。如表 1 所示，我们对全国首次

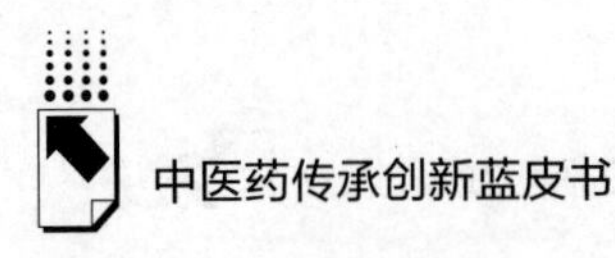

颁布中医药抗疫政策的省（区、市）情况进行了梳理，并按颁布时间顺序进行了排序。

表1　首次颁布中医药抗疫政策的省（区、市）情况

官方机构中医药抗疫政策首次颁布时间排序	省(区、市)	官方机构中医药抗疫政策颁布最早时间	官方机构最早颁布的中医药抗疫政策名称
1	四川省	2020年1月21日	《2019～2020年冬春季呼吸道传染病预防建议处方》
2	湖南省	2020年1月22日	《湖南省新型冠状病毒感染的肺炎中医药防治方案(试行)》
3	天津市	2020年1月23日	《天津市新型冠状病毒感染的肺炎中医药预防方案(试行)》
3	湖北省	2020年1月23日	《湖北省新型冠状病毒感染的肺炎中医药防治方案(试行)》
3	陕西省	2020年1月23日	《陕西省新型冠状病毒感染的肺炎中医药预防方案》和《陕西省新型冠状病毒感染的肺炎中医药治疗方案(试行第一版)》。
3	贵州省	2020年1月23日	《贵州省病毒性肺炎中医药防治参考方案》
4	云南省	2020年1月23日	《云南省新型冠状病毒感染的肺炎中医药防治方案(试行)》
4	北京市	2020年1月24日	《北京市新型冠状病毒感染的肺炎中医药防治方案(试行第一版)》
4	广西壮族自治区	2020年1月24日	《广西壮族自治区新型冠状病毒感染的肺炎中医药治疗方案(试行)》
4	甘肃省	2020年1月24日	《甘肃省新型冠状病毒感染的肺炎中医药防治方案(试行)》
5	内蒙古自治区	2020年1月25日	《新型冠状病毒感染肺炎蒙医药中医药预防诊疗技术指导方案》
5	江西省	2020年1月25日	《江西省新型冠状病毒感染的肺炎中医药防治方案(试行)》
5	广东省	2020年1月25日	《广东省新型冠状病毒感染的肺炎中医药治疗方案(试行第一版)

续表

官方机构中医药抗疫政策首次颁布时间排序	省(区、市)	官方机构中医药抗疫政策颁布最早时间	官方机构最早颁布的中医药抗疫政策名称
6	吉林省	2020年1月26日	《吉林省新型冠状病毒感染的肺炎中医药治疗方案(试行第一版)》
6	西藏自治区	2020年1月26日	《西藏自治区新型冠状病毒感染的肺炎藏医药防治方案(试行第一版)》
7	河北省	2020年1月27日	《河北省新型冠状病毒感染的肺炎中医药防治方案(试行第一版)》
7	河南省	2020年1月27日	《河南省新型冠状病毒感染的肺炎中医药预防方案》
8	山东省	2020年1月28日	《山东省2020年冬春流感、新型冠状病毒感染的肺炎中医药预防方案》
8	宁夏回族自治区	2020年1月28日	《宁夏回族自治区新型冠状病毒感染的肺炎中医药防治方案(试行)》
9	山西省	2020年1月29日	《山西省新型冠状病毒感染的肺炎中医药防治方案(试行)》
10	浙江省	2020年1月30日	《浙江省新型冠状病毒感染的肺炎中医药防治推荐方案(试行第三版)》
12	新疆维吾尔自治区	2020年2月1日	《新疆维吾尔自治区新型冠状病毒感染的肺炎中医药防治方案》和《新疆维吾尔自治区新型冠状病毒感染的肺炎维吾尔医诊疗专家共识》
12	辽宁省	2020年2月2日	《辽宁省新型冠状病毒感染的肺炎中医药防控工作方案》
13	海南省	2020年2月3日	《海南省新型冠状病毒感染的肺炎中医药防治方案(试行第二版)》
14	黑龙江省	2020年2月5日	《黑龙江省新型冠状病毒感染的肺炎中医药防治方案(试行)》
15	青海省	2020年2月8日	《关于进一步做好新型冠状病毒感染的肺炎中(藏)医结合救治工作的通知》

续表

官方机构中医药抗疫政策首次颁布时间排序	省(区、市)	官方机构中医药抗疫政策颁布最早时间	官方机构最早颁布的中医药抗疫政策名称
16	福建省	2020年2月9日	《福建省新型冠状病毒感染的肺炎中西医结合专家共识》
17	重庆市	2020年2月14日	《重庆市新型冠状病毒肺炎中医药防治推荐方案(试行第二版)》
18	安徽省	2020年2月18日	《安徽省新型冠状病毒肺炎中医药治疗专家共识》
19	江苏省	2020年2月19日	《江苏省新型冠状病毒肺炎中医辨治方案(试行第三版)》
20	上海市	2020年2月24日	《上海市新型冠状病毒肺炎中医诊疗方案(试行第二版)》

资料来源：各省、自治区、直辖市卫生健康委员会和（或）中医药管理局官方网站。

（二）率先颁布中医药抗疫政策的省（区、市）具体情况分析

2020年11月27日，国家卫健委和国家中医药管理局发布《关于进一步做好新型冠状病毒感染的肺炎中西医结合救治工作的通知》，从建立中西医结合救治工作机制、提升医务人员中西医结合救治能力、规范开展中西医结合医疗救治、注重临床救治与科研相结合、确保病例信息资源共享互通五个方面做了部署。相对排位靠前的省（区、市）均充分发挥当地中医药特色资源优势，积极出台适合当地气候、文化和人群特点的中医药抗疫系列政策文件，从政府层面积极推动中医药力量全过程深入参与抗击新冠肺炎，成效明显。由于篇幅有限，现仅对颁布中医药抗疫政策文件的11个省（区、市）情况进行梳理，并对其政策具体应用情况进行整理，具体分析如下。

1. 四川省

在抗击新冠肺炎疫情的过程中，四川省是在中医药系统中最早做出政策响应的省份。四川素有“中医之乡、中药之库”之称，中医药资源丰富，

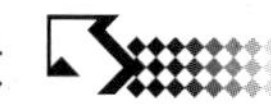

拥有深厚的中医药底蕴。四川省于2020年1月21日在全国率先发布中医药预防建议处方，免费发放预防“大锅汤”，同时在全省乡镇社区、相关企业、机关事业单位全面推广，为预防和控制疫情的蔓延打下良好的基础。四川省启动突发公共卫生事件一级响应，完善中医药深度介入诊疗过程的制度机制，组织中医药专家参与中西医联合会诊，提升临床救治效果。同时，根据四川地域、气候等特点和“辨证施治”的原则，制定了中医药防控技术指南，对普通、体弱以及儿童患者分别提出了分型的治疗建议处方。在省药品监管局支持下，加强中医药科研攻关，推出“新冠1号、2号、3号”中药制剂，在全省209家医疗救治定点医院调剂使用，并将其纳入医保支付范围，为中医药全面发挥作用奠定了坚实基础。另外，为积极促进中医药企业复工复产，经专家论证筛选出临床疗效确切的川产道地中药材及川产中成药品种，并将其列入省中医药防治指南，以保证救治药材质量。推进“互联网+中医医疗”服务，紧急开通网上中医问诊平台，使患者不出家门就能享受优质的中医药服务。

表2　四川省中医药抗疫相关文件梳理

时间	政策文件名称
2020年1月21日	《2019~2020年冬春季呼吸道传染病预防建议处方》
2020年1月24日	《四川省新型冠状病毒感染的肺炎中医药干预建议处方(试行第一版)》
2020年2月5日	《四川省新型冠状病毒肺炎中医药防控技术指南》
2020年2月25日	《四川省新型冠状病毒肺炎中医药预防建议处方(第三版)》
2020年2月26日	《四川省新型冠状病毒肺炎中医药防控技术指南(修订版)》

2. 湖南省

疫情伊始，湖南省迅速建立中西医协同机制，中医药全程参与了从发病早期到重症的救治，制定了“预防用药”“轻症治疗”“中重症治疗”三套诊疗方案，并在全省推广。先后制定了三版中医药诊疗方案和恢复期中医药康复诊疗方案。截至2020年2月20日，湖南省总计确诊新冠肺炎患者1011例，其中中医药参与治疗973例，占96.24%（症状明显改善患者911例，占93.6%）；出院638例，其中中医药参与治疗602例，占94.36%；在院369例，其中367例中医药参与治疗，占99.46%。

表3　湖南省中医药抗疫相关文件梳理

时间	政策文件名称
2020年1月22日	《湖南省新型冠状病毒感染的肺炎中医药防治方案（试行）》
2020年1月23日	《湖南省新型冠状病毒感染的肺炎中医药诊疗方案（试行第二版）》
2020年1月26日	《湖南省中医药管理局关于做好新型冠状病毒感染的肺炎中医药防控工作的通知》
2020年2月3日	《湖南省新型冠状病毒感染的肺炎中医药诊疗方案（试行第三版）》
2020年3月6日	《湖南省新冠肺炎患者恢复期中医药康复诊疗方案（试行）》

3. 天津市

天津市充分发挥中医药特色优势，坚持中西医结合的治疗原则，建立市级中医专家会诊制度，推进中医药“早介入、全方位、全疗程”参与，并结合自身地域、气候、饮食习惯等特点，坚持因地制宜，因人而治，先后制定了四版中医药防治方案。截至2020年3月3日20时，天津市共确诊新冠肺炎患者136例，应用中药汤剂者135例，中药汤剂使用覆盖率达到99%。

表4　天津市中医药抗疫相关文件梳理

时间	政策文件名称
2020年1月25日	《天津市新型冠状病毒感染的肺炎中医药防治方案（试行）》
2020年1月28日	《天津市新型冠状病毒感染的肺炎中医药预防方案》
2020年1月30日	《天津市新型冠状病毒感染的肺炎中医药预防方案（试行第二版）》
2020年2月20日	《天津市新型冠状病毒肺炎中医药防治方案（试行第三版）》

4. 湖北省

湖北省是新冠肺炎疫情暴发早期最严重的省份。在疫情暴发初期，湖北省中医院迅速组织9名专家，在梅国强教授的指导下，率先利用中医药防治新冠肺炎，开展临床研究。2020年2月23日，由湖北省中医院研制的防治新冠肺炎的清肺达原颗粒（曾用名“肺炎1号”）、柴胡达胸合剂（曾用名“强力肺炎1号”）两个医院制剂获湖北省药品监督管理局备案。截至2020

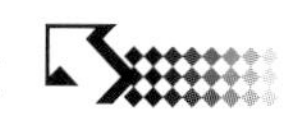

年3月13日，湖北省累计新冠肺炎患者中医药的使用率已经达到了91.91%，中医药在方舱医院的使用率超过了99%，在隔离点的中药使用率也达到了94%。武汉284个集中隔离康复点累计康复观察18750人，中医巡诊累计达到79000多人次。为确保新冠肺炎患者得到有效康复服务，湖北省中医院于2020年3月5号起，充分发挥中医药康复优势，在该院光谷院区开设专门的康复门诊接诊新冠肺炎出院患者。

表5　湖北省中医药抗疫相关文件梳理

时间	政策文件名称
2020年1月23日	《湖北省新型冠状病毒感染的肺炎中医药防治方案(试行)》
2020年1月24日	《湖北省中医院新型冠状病毒感染的肺炎中医药防治协定方(第一版)》
2020年2月28日	《湖北省中医院新冠肺炎恢复期中医康复指引(试行第一版)》

5. 陕西省

陕西省较早颁布了针对新冠肺炎的中医药预防和治疗方案，推广使用国家推荐处方“清肺排毒汤”；同时陕西省中医专家也研制了一系列中成药并获得省药品监督管理局审批通过，如铜川矿务局中心医院研制的“芪防颗粒”“麻杏清瘟颗粒”，西安中医脑病医院研制的“避瘟解毒颗粒”，以及陕西省中医药研究院研制的“清瘟护肺颗粒”“益肺解毒颗粒”。陕西省有101所定点医院的救治工作使用了中医药，有116所定点医院建立了中西医结合诊疗机制和会诊制度。截至2020年2月20日，陕西省245例确诊患者中有228例接受中药治疗，中医药参与治疗率达93.1%，其中使用中医汤药的131例，使用中成药的30例，同时使用的67例。

表6　陕西省中医药抗疫相关文件梳理

时间	政策文件名称
2020年1月23日	《陕西省新型冠状病毒感染的肺炎中医药预防方案》和《陕西省新型冠状病毒感染的肺炎中医药治疗方案(试行第一版)》
2020年2月2日	《陕西省新型冠状病毒感染的肺炎中医药治疗方案(试行第二版)》

6. 北京市

自新冠肺炎疫情暴发以来，北京市于2020年1月23日就推出新冠肺炎中医药防治方案，推进中西医协同，提高治愈率、降低病死率，不断总结先期中医药对新冠肺炎的救治经验，先后制定了五版市级新冠肺炎防治方案。北京所有收治新冠肺炎患者的定点医院，都建立了中西医结合救治机制，落实了首诊中医药救治方案。

表7　北京市中医药抗疫相关文件梳理

时间	政策文件名称
2020年1月23日	《北京市新型冠状病毒感染的肺炎防治方案(试行第一版)》
2020年1月29日	《北京市新型冠状病毒感染的肺炎防治方案(试行第二版)》
2020年2月26日	《北京市新型冠状病毒肺炎中医药防治方案(试行第三版)》
2020年3月6日	《北京市新型冠状病毒肺炎中医药防治方案(试行第四版)》
2020年6月14日	《北京市新型冠状病毒肺炎中医药防治方案(试行第五版)》

7. 广西壮族自治区

新冠肺炎疫情出现后，广西成立新冠肺炎中医救治专家组，先后制定了三版新冠肺炎中医药治疗方案，且发挥独特民族医药优势，推动壮医、瑶医均深度参与疫情防控，早期介入、全程干预，贡献了中医药力量。截至2020年2月23日，全区确诊新冠肺炎病例251例，其中中医药参与治疗240例，参与率95.6%；全区累计出院病例107例，其中使用中西医结合治疗的出院患者104例，中医药参与治疗率97.2%。

表8　广西壮族自治区中医药抗疫相关文件梳理

时间	政策文件名称
2020年1月24日	《广西壮族自治区新型冠状病毒感染的肺炎中医药治疗方案(试行)》
2020年2月8日	《广西壮族自治区新型冠状病毒感染的肺炎中医药治疗方案(试行第二版)》
2020年2月24日	《广西壮族自治区新型冠状病毒肺炎中医药治疗方案(试行第三版)》

8. 甘肃省

新冠肺炎疫情发生以来，甘肃省坚持中医“未病先防，已病防变，瘥

 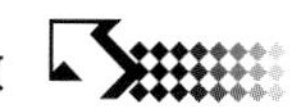

后防复”理念，促进中医药深度介入预防、治疗、康复全过程，对入院患者均全程使用中医药治疗，对出院人员全部继续使用中医药进行康复治疗。截至2020年2月27日，甘肃省为集中进行医学观察的密切接触者、疑似病例及医护人员免费发放方药57000多人份。截至2020年3月2日，在全省91例新冠肺炎确诊病例中，有89例使用了中医药治疗，中医药参与治疗率达到了97.8%。

表9　甘肃省中医药抗疫相关文件梳理

时间	政策文件名称
2020年1月24日	《甘肃省新型冠状病毒感染的肺炎中医药防治方案(试行)》
2020年1月30日	《关于进一步加强新型冠状病毒感染的肺炎中西医结合救治工作的通知》
2020年2月1日	《甘肃省新型冠状病毒感染的肺炎中医药防治方案(试行第二版)》
2020年6月5日	《甘肃省新冠肺炎疫情常态化防控中医药防治方案(试行版)》

9. 内蒙古自治区

内蒙古自治区充分发挥蒙医药特色优势，在医疗救治中注重发挥蒙医药作用，加强蒙中西医结合，建立蒙中西医会诊机制。自治区累计确诊新冠肺炎病例75例，除1例孕妇外，其他74例确诊病例全部采取蒙西医结合、中西医结合治疗，蒙医药中医药参与治疗率达到98.7%。

表10　内蒙古自治区中医药抗疫相关文件梳理

时间	政策文件名称
2020年1月25日	《新型冠状病毒感染肺炎蒙医药中医药预防诊疗技术指导方案》
2020年1月30日	《新型冠状病毒感染的肺炎蒙医药预防和诊疗方案(第二版)》
2020年3月1日	《新型冠状病毒肺炎蒙医预防与诊疗方案试行(试行第三版)》

10. 江西省

新冠肺炎疫情暴发以来，江西省坚持中西医结合、中西医并重的原则，成立省级中医药防治专家组，建立健全中西医结合救治工作机制，要求所有医疗救治定点医院至少有一名中医医师全程参与新冠肺炎患者医疗救治，确

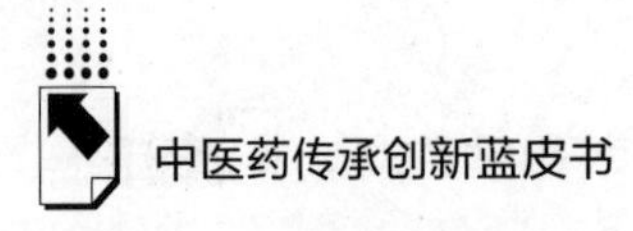

保所有疑似、确诊病例第一时间用上中药，并全程使用中医中药。对重型、危重型患者发挥中医辨证论治的优势，采用“一人一策”的中西医并重治疗方式。江西省先后发布三版新冠肺炎中医药防治方案，供全省各医疗救治定点医院参考并开展中医药早期干预。截至2020年2月28日，全省确诊病例935例，其中915例使用了中药汤剂或者中成药联合西医治疗，占比达97.9%。811例治愈出院患者中，786例患者通过中西医结合方法治疗痊愈出院，占比达96.9%。

表11　江西省中医药抗疫相关文件梳理

时间	政策文件名称
2020年1月25日	《江西省新型冠状病毒感染的肺炎中医药防治方案（试行）》
2020年1月31日	《关于转发国家卫生健康委办公厅　国家中医药管理局办公室〈关于进一步做好新型冠状病毒感染的肺炎中西医结合救治工作的通知〉的通知》
2020年2月6日	《江西省新型冠状病毒感染的肺炎中医药防治方案（试行第二版）》
2020年2月11日	《关于增加新型冠状病毒肺炎医疗救治省级中西医结合定点医院的通知》
2020年2月21日	《江西省新型冠状病毒肺炎中医药防治方案（试行第三版）》

11. 广东省

新冠肺炎疫情暴发以来，广东省于2020年1月24日即推出防控新冠肺炎疫情一级响应16条措施。由广东省中医药局成立专家组，在2003年非典治疗的经验基础上，结合新冠肺炎临床第一手资料，出台了《广东省新型冠状病毒感染的肺炎中医药治疗方案（试行第一版）》，其特点是体现了因时、因地、因人“三因”制宜，以及紧抓核心病机，分期分证来进行治疗。截至2020年3月8日，广州市新冠肺炎确诊患者中医药治疗参与率达95.38%。

表12　广东省中医药抗疫相关文件梳理

时间	政策文件名称
2020年1月24日	《广东省新型冠状病毒感染的肺炎中医药治疗方案（试行第一版）》
2020年1月31日	《广东2020年冬春季节中医药扶正固本养生保健指引》

续表

时间	政策文件名称
2020 年 2 月 18 日	《广东省新型冠状病毒肺炎中医药治疗方案(试行第二版)》
2020 年 2 月 21 日	《广东省新冠肺炎中医治未病指引》
2020 年 6 月 22 日	《关于进一步强化中医医疗机构新冠肺炎疫情防控工作的通知》

四　结语

在来势汹汹的新冠肺炎疫情面前，我国以传承数千年的疫病治疗经验为基础，结合近五千名奋战在抗疫一线的中医医疗护理人员的宝贵临床实践资料，形成了覆盖医学观察期、轻型、普通型、重型、危重型、恢复期患者全过程的中医诊疗方案，研发出针对性强的有效方药，展现出中医适宜技术的独特功效，赢得了民众的信任和青睐。在疫情暴发早期，从中央到地方，政府也及时出台了一系列政策文件支持中医药参与抗疫，向社会推荐使用疗效确切的中医药干预手段进行新冠肺炎的预防和患者的愈后康复。中医药全程深入参与抗击新冠肺炎疫情的生动实践，充分体现了“传承精华、守正创新”的中医药精神内涵。

参考文献

［1］国务院新闻办公室：《抗击新冠肺炎疫情的中国行动》白皮书，2020。
［2］张伯礼：《中医药在新冠肺炎疫情防治中发挥了哪些作用》，《学习时报》2020 年 3 月 18 日。
［3］孙增坤、何裕民：《超越干涉主义，医疗也需要考虑“疾病耐受性”——兼论中医药介入新冠肺炎救治的新思考》，《医学与哲学》2020 年第 8 期。
［4］李贝金、李潇、薛嘉睿等：《新冠肺炎炎症风暴的机制探讨及中医药的干预作用》，《中国实验方剂学杂志》2020 年第 13 期。
［5］曹洪欣：《防控新冠肺炎疫情中医药不可或缺》，《中国政协》2020 年第 5 期。
［6］国家卫生健康委员会：《新型冠状病毒肺炎诊疗方案（试行第八版）》，2020 年

8 月 19 日。
[7] 张晔：《深度参与抗疫，中医药是中国的也是世界的》，https：//www. xuexi. cn/lgpage/detail/index. html？ id = 3539071524425543532&； item _ id = 3539071524425543532。
[8] 付丽丽：《他们，让患者为中医药点赞——记中国中医科学院国家援鄂抗疫中医医疗队》，https：//www. xuexi. cn/lgpage/detail/index. html？ id = 6242149134943604052&； item_ id = 6242149134943604052。
[9] 田晓航、温竞华：《中医药智慧助力破解全球抗疫难题》，https：//www. xuexi. cn/lgpage/detail/index. html？ id = 14298432535584965895&； item _ id = 14298432535584965895。
[10] 申少铁：《清肺排毒汤成为新冠肺炎通治方剂　中医药为抗疫作出突出贡献》，https：//www. xuexi. cn/lgpage/detail/index. html？ id = 5731442113655836573&； item_ id = 5731442113655836573。
[11] 杨培成：《每日健康问答丨中医药抗疫“三药三方”你了解吗?》，https：//www. xuexi. cn/lgpage/detail/index. html？ id = 3984767292077039629&； item_ id = 3984767292077039629。
[12] 马婧婧：《图解中医药战“疫”表现——他们这样贡献中医力量》，https：//www. xuexi. cn/lgpage/detail/index. html？ id = 13069327909597672515&； item_ id = 13069327909597672515。
[13] 齐翼：《全力推进，中国中药助力首个治疗新冠肺炎中药新药》，https：//www. xuexi. cn/lgpage/detail/index. html？ id = 5128004657811872480&； item_ id = 5128004657811872480。
[14] 田雅婷：《首个治疗新冠肺炎的中药获临床批件》，https：//www. xuexi. cn/lgpage/detail/index. html？ id = 11055243544669834375&； item _ id = 11055243544669834375。
[15] 张伯礼：《中医江夏方舱医院模式的总结与启示》，https：//cn. chinadaily. com. cn/a/202003/13/WS5e6b8aa8a3107bb6b57a6628. html。
[16] 李扬：《对 78 万名治愈患者开展中西医结合的全方位康复干预》，https：//www. xuexi. cn/lgpage/detail/index. html？ id = 2716592523200907466&； item_ id = 2716592523200907466。
[17]《助力全球合作抗疫　维护人类健康福祉　中医药快步融入国际医药体系》，《人民日报》2020 年 10 月 11 日。
[18] 国医大师孙光荣学术经验传承工作室：《中医药传承精华、守正创新的生动实践——“清肺排毒汤”成为抗疫利器的思考与启示》，https：//www. xuexi. cn/lgpage/detail/index. html？ id = 17227859930355501575&； item _ id = 17227859930355501575。

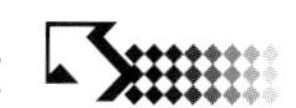

［19］国家中医药管理局：《［各地抗疫在行动］四川省委书记彭清华：发挥中医药独特优势，为打赢疫情防控阻击战贡献更多力量》，http：//www. satcm. gov. cn/xinxifabu/gedidongtai/2020－02－23/13311. html。

［20］《四川：将进一步发挥中医药独特优势　全面深度介入疫情防控》，人民网，http：//sc. people. com. cn/n2/2020/0225/c345509－33827330. html。

［21］《甘肃抗“疫”：道地药材、道地“方剂”见道地疗效》，大公网，http：//www. takungpao. com/news/232108/2020/0330/432023. html。

［22］国家中医药管理局：《［各地抗疫在行动］甘肃：中医药深度介入新冠肺炎防治，参与治疗率达97. 8%》，http：//www. satcm. gov. cn/xinxifabu/gedidongtai/2020－03－04/13595. html。

［23］《陕西省新冠肺炎中医药参与治疗率达93. 1%》，中国新闻网，https：//www. chinanews. com/jk/2020/02－21/9100109. shtml。

［24］陕西省卫健委：《科技抗疫！陕西省中医药参与101所定点医院救治工作》，http：//news. cnwest. com/sxxw/a/2020/03/05/18545920. html。

［25］程墨、夏静：《湖北中医药大学：推动中医药防疫和临床救治》，《中国教育报》2020年3月4日。

［26］《湖北省卫健委：中医药已发放43万人份的肺炎预防方》，《南方都市报》2020年3月13日。

［27］国家中医药管理局：《湖南治愈率高！中医药全程参与疫情防治》，http：//www. satcm. gov. cn/xinxifabu/gedidongtai/2020－02－29/13511. html。

［28］《“新冠”来袭　湖南中医药战“疫”有良方》，人民网，http：//hn. people. com. cn/n2/2020/0224/c337651－33824457. html。

［29］湖南省中医药管理局：《关于在全省机关、企事业单位、学校推广使用中药预防新型冠状病毒感染的通知》，http：//tcm. hunan. gov. cn/tcm/xxgk/tzgg/202002/t20200210_ 11175538. html。

［30］罗震旻、唐洪梅、张恩欣：《广东中医药抗疫经验——三因三分三结合》，《健康报》2020年4月5日。

案 例 篇

Case Studies

B.10

青蒿故事：广州中医药大学50年海外中医药抗疟史

袁冬生　赵兰慧*

摘　要：疟疾是全球亟待解决的重要公共卫生问题。中国中医科学院科学家屠呦呦从中医古籍《肘后备急方》中得到启发，从中药材青蒿中发现了对疟原虫抑制率达100%的青蒿有效成分——青蒿素。广州中医药大学李国桥教授等通过临床研究，证实青蒿素能让凶险且致命的脑型疟患者起死回生，而且还能治愈因无药可救而濒临死亡的氯喹耐药性疟疾感染者。青蒿素被发现后成为疟疾流行区的救命药。广州中医药大学一直与东南亚国家、非洲国家合作开展抗虐研究。本报

* 袁冬生，医学博士，研究员，博士生导师，广州中医药大学公共卫生与管理学院副院长，主要从事中医药抗乙肝病毒、抗肝纤维化以及中医药治疗非酒精性脂肪肝的基础和临床研究；赵兰慧，广州中医药大学公共卫生与管理学院在读博士研究生，主要研究方向为中医药管理、临床心理。

 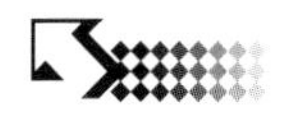

告主要记述了青蒿素的发现和提取、复方研究，以及青蒿素快速灭源灭疟方法研究过程，同时阐述了在抗击疟疾这场无硝烟的战争中发生的感人至深的故事，尤其是广州中医药大学的海外中医药临床抗疟故事。

关键词： 青蒿素 广州中医药大学 疟疾

疟疾是人类古老的疾病之一，由一种叫作疟原虫的寄生虫引起，通过被感染的蚊子的叮咬传播。疟原虫这种寄生虫会在人体的肝脏中繁殖，然后感染血红细胞。疟疾的症状包括发烧、头痛和呕吐，通常在被蚊子叮咬后10～15天内显现。如不治疗，疟疾可能会使得对维持生命有重要作用的器官的供血中断，从而迅速危及生命。它至今仍然是一个全球广泛关注且亟待解决的重要公共卫生问题。据世界卫生组织统计，2017年，全球87个国家存在约2.19亿疟疾病例，死亡人数约43.5万。其中，撒哈拉以南非洲地区疟疾病例数量占疟疾病例总数的92%，疟疾死亡人数占疟疾死亡总人数的93%，世界上仍然有许多国家或地区正在遭受疟疾的肆虐。疟疾克星青蒿素堪称“中国神药”。中国药物科学家屠呦呦从中医古籍《肘后备急方》中得到启发，从中药材青蒿中发现了对疟原虫抑制率达100%的青蒿有效成分——青蒿素。李国桥等科学家通过临床研究，证实青蒿素能让凶险且致命的脑型疟患者起死回生，而且还能治愈因无药可救而濒临死亡的氯喹耐药性疟疾感染者。青蒿素成为饱受疟疾之苦的非洲、南美洲、东南亚等疟疾流行区的救命药。

广州中医药大学一直与东南亚国家、非洲国家合作开展抗疟研究。曾整建制派出医疗队赴加纳执行医疗援助任务；承担商务部科摩罗抗疟中心技术援助项目及广东省援助巴新疟疾防治中心建设项目，科摩罗因此实现了该国历史上第一次疟疾零死亡。广州中医药大学复方青蒿素全民服药以清除传染源的方案被纳入《恶性疟的全民服药－现场实施手册》，为全球加快疟疾防治进程贡献了中医药智慧。

20世纪80年代末期，为了研究疟疾，广州中医药大学热带医学研究所成立青蒿研究室，该研究室前身是组建于1967年的广州中医学院疟疾研究所。该研究室不但拥有丰富的抗疟经验，而且战斗力极强。2003年，根据全世界抗疟历程以及当前的抗疟情况，研究室总结出了快速灭源灭疟抗疟新策略，该策略在柬埔寨成功实践后，被推广至非洲多个国家，在较短时间内大大降低了当地的发病率和死亡率。

一 从青蒿到青蒿素

中国人民对疟疾的认识甚早。殷墟甲骨文中已有关于“疟”字的记载。战国时期的《五十二病方》有青蒿入药的记载。《黄帝内经》有关于疟疾病因、病机、症状、针灸治法的记载。《神农本草经》中草蒿为青蒿之别名。同时，疟疾病因、症状以及如何诊治等内容也出现在了《金匮要略》中，其记载的治疟方白虎加桂枝汤和鳖甲煎丸沿用至今。东晋葛洪《肘后备急方》首次记载了以青蒿治疟。唐代孙思邈《千金要方》记载了以常山、蜀漆、马鞭草治疟。宋代赵佶等《圣济总录》记载了以青蒿汤治疗疟疾。明代张景岳《景岳全书》明确疟疾是感受疟邪所致。李时珍《本草纲目》记载了多种以青蒿治疗疟疾的方法。

1820年，法国佩尔蒂埃和卡文图首先从原产于南美洲的金鸡纳树制得纯品奎宁，俗称金鸡纳霜。1850年左右金鸡纳霜开始大规模使用。1878年法国医学家拉佛朗在疟疾患者的血液中发现了疟原虫，1907年拉佛朗获诺贝尔生理学或医学奖。到了20世纪60年代，疟疾再次肆虐东南亚。美国在越南战争中因疟疾造成大量减员，并因此专门成立疟疾研究委员会，投入巨资进行抗疟新药研究，但收效甚微。

出于援助越南以及防治国内疟疾的需要，我国于1967年5月23日在北京饭店召开疟疾防治药物研究工作协作会议，启动“523”项目，开展疟疾防治药物研究，拉开了抗疟新药研究的序幕。屠呦呦在20世纪60年代末期

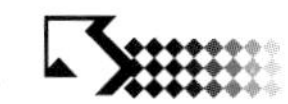

正式成为“523”项目的研究课题组组长。1971 年，屠呦呦结合《肘后备急方》中以青蒿“绞汁”用药的经验，形成了一些新思路，比如将以往的乙醇提取法换成乙醚提取法来对青蒿有效成分进行提取。1971 年 10 月 4 日，经过 190 次的实验失败后，屠呦呦团队发现编号为第 191 号的乙醚中性提取物对疟原虫的抑制率达 100%。1973 年山东省中医药研究所从山东省当地的黄花蒿中提取出有效单体，并将其命名为“黄花蒿素”。1973 年海南昌江疟区进行了青蒿素临床首次试用。随后，原广州中医学院李国桥教授等在临床上证实了青蒿素治疗恶性疟有效。1973 年 9 月李国桥教授等制备青蒿素衍生物，发现双氢青蒿素。

李国桥，1955 年毕业于广东中医药专科学校（广州中医药大学前身），从 1964 年开始开展以针灸治疗疟疾的课题研究。1967 年 7 月，李国桥组建广州中医学院“532”小组（成员：李国桥、郭景、靳瑞），并于同年 8 月进入疟疾高发地区海南开展针灸防治疟疾的研究。1969 年，李国桥在自体感染疟原虫后，由组里同事靳瑞在他身上试验针刺大椎治疗，得出针灸治疗无免疫力疟疾患者疗效不理想的结论。1970 年，广州中医学院“523”小组开始承担抗疟药物临床观察研究任务。1971 年，广州中医学院“523”小组开始承担凶险型疟疾救治任务，一年内收治 20 余例脑型疟，无 1 例死亡。1974 年，李国桥在云南省沧源县南腊公社采用鼻饲黄蒿素治愈首例脑型疟。1978 年，李国桥发明一种简便的脑型疟疾检查诊断方法——皮内血片法，代替了骨髓涂片法，被载入牛津大学 1987 年医学教科书（Oxford Textbook of Medicine，1987，PP. 5489 ~ 5490）。李国桥提出的恶性疟疾两次发热和五种常见热型，被收载于世界卫生组织专家编写的《疟疾学》专著中。从 1976 年起，李国桥教授带领的团队多次到东南亚及非洲等地区推广利用青蒿素类药物对疟疾进行防治，一直持续至今。

1976 年 1 ~ 7 月，应柬埔寨要求，中国派出疟疾防治考察团赴柬埔寨协助开展疟疾防治工作。由军事医学科学院周义清任团长，广州中医学院李国桥任副团长。这是青蒿素第一次走出国门。1981 年，世界卫生组织、世界银行、联合国开发计划署在北京联合召开疟疾化疗科学工作组第四次会议，主题是“青蒿素及其衍生物学术讨论会”，这是关于青蒿素的第一个国际会议。1979 年，广州中医学院“523”小组《疟疾的防治研究》获得广东省科学大会奖。1981 年 3 月，卫生部、国家科委、国家医药管理总局、中国人民解放军总后勤部联合向“523”任务做出重要贡献的 110 家单位颁发了奖状，广州中医学院是获奖单位之一。

二　研究是无止境的探索

（一）青蒿素复方的研究

数十年来，广州中医药大学研究团队从未停止对青蒿素复方的研究。

从 1983 年开始，到 1992 年为止，团队进行了多次临床试验研究青蒿素复方的临床疗效情况，首代哌喹复方即 CV8 复方也在这一时期形成。到 20 世纪 90 年代后期，团队在越南进行了将近 600 例临床试验，并于 1997 年在越南完成 CV8 复方的注册以及生产工作，开始向越南全国推广。从 1998 年开始，到 2003 年为止，通过改进和优化复方，将其中的 TMP 等去除，形成了新的复方，即 Artekin 复方。需要注意的是，为了将疟疾传染源快速消灭，在 2003 年 Artekin 复方更名为 Artequick 复方，此复方于 2010 年被 WHO 纳入疟疾治疗指南。能够看出，此复方副作用轻微、稳定性更佳、成本更低。宋健平教授表示：“每一代产品都在优化，效果上也更加理想。”对于青蒿素的研究不会止步，未来，广州中医药大学宋健平教授和研究团队将会对青蒿素的作用机制和抗肿瘤活性作用进行深入研究。

（二）快速灭源灭疟方法研究

快速灭源灭疟方法的提出也不是一蹴而就的，而是经过了大量的调研取证，不断的实践。2003 年，研究团队通过对湄公河流域的疟疾控制情况进行调查和研究，发现以防控蚊媒为主的措施效果有限，以快速消灭传染为主的措施可能效果更好。2004 ~2006 年，在柬埔寨石居省 Alla 地区和 Sprin 地

区，及喷吥省与 Sprin 地区交界的高疟区对约 2.8 万人实施了连续两个疗程（每月 1 次）Artequick + 伯氨喹 9mg（儿童剂量递减）的全民服药，2 个月后发病人数大大降低。2007 年非洲科摩罗的莫埃利岛（3.5 万人）实施此法，效果同样显著，但其后的低带虫发病率仍长期持续或出现反弹。

2007 年，广州中医药大学研究团队开始探索以 PCR 技术来解决抗疟史上的难题，拟在低带虫发病期用 PCR 技术诊断疟疾进行查源，并进一步消灭传染源，即查源灭源。经试验，该技术成功有效，速度也快得多，但费用高，操作烦琐，无法用于全民筛查。2013 年，研究团队的技术专业人员经过自行研制试剂和反复改进监测方法，最终大大降低了成本，简化了操作，使 PCR 技术可以用于全民筛查。

2013 年后，团队总结出快速灭疟的 3 项举措：①全民服药（青蒿素复方 + 伯氨喹 8mg）两个疗程（服药率≥95%），2 个月可使每月疟疾病例下降 90% 以上；②第 60 天开始实施 PCR 查源灭源，进一步使疟疾患者例数下降 99% 以上；③早诊断早治疗。

该研究团队不断从抗疟经历中总结经验，改进方法，在秉承传统的同时不断创新，为世界提供新的抗疟方法、技术和思路。

三　抗疟是无硝烟的战争

抗疟之路充满了艰辛和传奇，研究团队先后到过东南亚的越南、柬埔寨、缅甸，非洲的科摩罗、圣多美和普林西比、多哥等国家或地区，他们在当地防治疟疾，传授抗疟经验。

科摩罗被称为“月亮之国”，是非洲一个位于印度洋上的岛国，这个国家风景优美，民风淳朴，但常年遭受疟疾流行病的折磨，居民的健康及国家经济的发展都受到了严重的威胁，年龄不超过 5 岁的幼儿基本都受到疟疾的影响，而对于许多贫困家庭来说，治疗疟疾是一笔不小的费用，让这些本不富裕的家庭雪上加霜。

2007 年，广州中医药大学青蒿素抗疟研究团队从万里之外赶赴科摩罗，在科摩罗实行复方青蒿快速除疟项目，即采取全民服用复方青蒿、全民防治的办法来达到消灭人群体内疟原虫的目的，进而消灭疟疾源头。该项目于2007 年、2012 年和 2013 年分别在莫埃利岛、昂儒昂岛和大科摩罗岛实施，有超过 220 万人次参与。在科摩罗清除疟疾的过程中，广州中医药大学的宋健平、李国桥教授发挥了重要作用，科摩罗联盟在 2013 年授予了他们总统奖章。2014 年，科摩罗实现疟疾零死亡，疟疾发病人数比 2006 年项目实施之前下降 98%。广州中医药大学青蒿素抗疟研究团队仅花费八年时间，便将科摩罗疟疾发病率降低了 98%，死亡率更是降低到 0。2017 年，与项目实施前的 2006 年相比，科摩罗全国疟疾发病率下降超 99%，除了大科摩罗岛以外，不论是昂儒昂岛还是莫埃利岛，疟疾本地感染患者都已清零。

授人以鱼不如授人以渔。广州中医药大学研究团队不仅帮助当地相关部门遏制疟疾流行，同时也帮助其建立了监测、防控疟疾的体系，并且对当地的医师进行培训，传授专业技术，为当地培养了大批基层抗疟人才。

但是抗击疟疾的道路并不是一帆风顺的。研究团队所面临的不仅是当地糟糕的卫生条件、贫困的生活和艰苦的工作环境，他们在工作过程中还会遇到各种状况，比如当地居民不理解，利益团体给予阻碍。尽管抗疟过程中遭遇了许多困难与阻碍，但是他们从来没有想过放弃，李国桥教授也坦然说道："我就让他们吵，我干我的，我们要用成绩说话。"最后，从被怀疑到被肯定，中国给世界带来了抗击疟疾流行病有效的"中国抗疟方案"，也为其他非洲国家抗击疟疾提供了经验和借鉴。

广州中医药大学青蒿素抗疟研究团队还相继奔赴非洲的多哥、圣多美和普林西比（以下简称"圣普"）、马拉维，南太平洋的巴布亚新几内亚（以下简称"巴新)"，为这些国家消除疟疾。在圣普，研究团队在各疟疾流行区域进行调查，并对疟疾流行和卫生情况进行调研，最终根据疟疾感染率把圣普所有的村庄分为四类——疟疾高发区、疫情不稳定区、传播控制区和传播阻断区。团队借助在科摩罗抗疟的成功经验，研究出了一套"中国抗疟方案"，即利用复方青蒿素进行群防群治，并因时因地制宜，加强对疟疾高发和暴发区域的监测。未来，研究团队会积极宣传中国青蒿素抗疟经验，将

中国的抗疟经验与圣普的实际情况相结合，推动“中国抗疟方案”在圣普实施，早日帮助圣普摆脱疟疾的困扰。

在南太平洋的巴新，研究团队建立了“中国－巴布亚新几内亚疟疾防治中心”，并且培养了一支本土疟疾防治队伍。团队先在基里维纳岛开展复方青蒿快速除疟项目试点，实施大半年后，居民平均疟疾感染率下降至0.3%，成效显著；之后，团队计划以点带面，将青蒿素抗疟示范区扩大到米尔恩湾全省，继而推广至巴新全国，帮助巴新早日摆脱疟疾的肆虐。

2019年10月，援圣多美与普林西比共和国疟疾防治顾问组组长李明强指导当地工作人员开展疟疾流行病学基线调查。2020年9月16日，圣普卫生部举行颁奖仪式，代表圣普政府为广州中医药大学援圣普疟疾防治顾问组颁发圣普疟疾防治突出贡献奖。

青蒿素复方得到世界卫生组织推荐，双氢青蒿素哌喹片被世界卫生组织列入“基本药品目录”，成为第一线抗疟药。广州中医药大学研发的双氢青蒿素－磷酸哌喹复方被写入世界卫生组织疟疾治疗指南。

青蒿素成为当之无愧的救命药。根据世界卫生组织的统计数据，自2000年起，撒哈拉以南非洲地区约24亿人口受益于青蒿素联合疗法，约150万人因该疗法避免了因疟疾导致的死亡。

四　青蒿精神永流传

鼓舞我们的，从来不只是青蒿素的研发，还有它背后感人的故事和精神。在此，我们谨以李国桥教授和朱拉伊企业家的青蒿故事为例，向青蒿素背后许许多多感人的故事和无私奉献的人们表达敬佩之情。

（一）李国桥教授的青蒿故事

1974年，李国桥教授证实，利用青蒿素对恶性疟疾进行治疗，不仅存在低毒性，而且还能够获得快速疗效，并且在此之后研发了五个青蒿素类复方。抗疟过程中，他勇往直前、不顾自身安危，有着为科学献身的伟大精神。在青蒿素的研发获得成功后，他却又淡泊名利，拒绝了拉斯克奖推荐。他这种艰难困苦冲在前、荣誉名利走在后的精神，感动并鼓舞着一代又一代的中医人。

1. 拒绝了拉斯克奖推荐

由媒体报道可知，Louis Miller（美国国家科学院院士）是屠呦呦两个奖项的推荐者，这两个奖项一是美国拉斯克奖，二是诺贝尔奖。实际上，Louis Miller当时在确定美国拉斯克奖提名者时，也找过李国桥教授，教授回忆当时情况，说当时Louis Miller交给自己一张申请表，申请表上的最后一个问题令他印象深刻，内容是：若您获得此奖，您觉得还有人应该获得此奖吗？

教授填写的答案中有两个人，一个是屠呦呦，一个是罗泽渊。教授在填写完表格后，对Louis Miller说了这样一段话："若以青蒿素斩获拉斯克奖，我只能排在第三，因为青蒿提取物有效的首个发现者是屠呦呦，首次将抗疟单体从菊科黄花蒿提取出来的是罗泽渊，如果没有他们的发现和贡献，我并无法完成青蒿素有效的临床验证工作。"在这番谈话之后，教授表示自己不应享有这份殊荣，因此对于Louis Miller的推荐邀请，教授表示了拒绝。

2. 自注毒虫以身试药写遗书

虽然李国桥教授说得十分淡然，但其实际研究之路却是十分艰难的。

20世纪60年代后期，我国云南梁河县有一个山寨成为疟疾多发地，此寨虽然仅有20多户人家，但是每家每户都有人患疟疾，为了治疗、控制疟疾，李国桥教授来到此山寨，为了对针灸治疗效果进行检验，李国桥让护士采集疟疾病患血液，并将其注入他体内，想要在令自己感染疟疾后检验针灸疗效。

在感染后，李国桥教授利用针灸治疗法对自己进行治疗，在治疗4天后，他出现了高烧、肝脏肿大的症状，情况已经十分危险，直到这时，他才将试验停止。他发现，疟疾是无法依靠针灸治愈的，因此之后就开始研究中草药治疗法。

为了摸清恶性疟疾发热规律，李国桥教授在20世纪80年代初期，再次

让护士采集恶性疟疾病患血液，并将其注入体内，想要在令自己感染恶性疟疾后体验病情的变化。

由于此次试验十分危险，很可能丢失性命，李国桥教授提前写好了遗书，遗书上有这样一段内容：“此次试验出于我本人自愿，若是在试验中我昏迷过去，暂时先不使用抗疟药……此试验是研究计划所必需的，因此不论是领导，还是我的家人，都不要对试验执行者产生责备之心，如果真出现不幸，只需要在用花圈为我送行时，在上面绘上一只疟原虫，我便无憾了。”

3. 勇担责任救患者

20 世纪 70 年代中期，云南边境某公社出现脑型疟疾。该公社首例病患是一名孕妇，在诊治前她已经昏迷不醒。李国桥教授通过诊治发现，如果运用奎宁类常规抗疟药来治疗这名患者，其死亡可能性极大，因此这一方法不可行。由于之前在非脑型疟疾病患者治疗中青蒿素疗效不错，因此李国桥教授准备使用青蒿素治疗法来治疗这名孕妇。然而如果治疗无效，令病患死亡，李国桥教授便需要负责。在这样的情况下，为了令病患拥有治愈的可能，李国桥教授还是使用了这一方法，万幸在用药后，病患苏醒了过来。李教授勇于承担责任、以患者生命健康为先的精神感动了所有人。

2004 年，李国桥教授决定把中国的抗疟经验带到非洲去。他昔日的学生、民营企业家朱拉伊毫不犹豫掏出 6000 万元，支持新药研发。此后多年，又陆续投入十几亿元，支持非洲抗疟。

青蒿素的成功研发是鼓舞人心的，而更加感染和激励我们的，是一位位像李国桥教授这样大爱无疆、精诚济世、淡泊名利、不畏艰苦和牺牲的中医药科研人的伟大精神！

（二）朱拉伊企业家的青蒿故事

屠呦呦发现了青蒿素，李国桥将青蒿素应用于临床，朱拉伊为青蒿素药物的创新、推广、生产提供资本支持。这是一张完全由中国人打造的“中国名片”。

1. “没有市场不代表没有作用”

2003年，广州中医药大学首席教授李国桥正准备开发第四代青蒿素抗疟药物，一个重大问题却出现在他面前——原有合作方决定不再继续投资。在那个时候，离屠呦呦获奖还有12年的时间，青蒿素尚未声名大噪。况且中国并非疟疾疫区，就算药物顺利研发成功，也几乎没有国内市场。而药品本身的特殊性，又使其进军国际市场充满了极大的不确定性。从任何角度来看，这都不是一个好的投资项目。无奈之下，李国桥教授找到了朱拉伊。这位广东新南方集团的总裁，曾经是他的学生。朱拉伊是1978年考上的大学，也就是全国恢复高考的第二年。其时广州中医药大学还叫广州中医学院，而朱拉伊在校时，李国桥教授正好担任他们学院的副院长。因此，一方面出于自己的专业判断，一方面出于对李国桥教授的信任，朱拉伊很快就做出决定——投资青蒿素复方药物的研发，即使这一决定在当时许多人看来都“不太能够理解”。

李国桥教授的专业团队并没有让朱拉伊失望。三年后，也就是2006年，他们研发的复方青蒿素药物获得了国家一类新药证书；2007年，团队正式在非洲科摩罗的莫埃利岛开展示范项目。

作为世界最具灾难性的三大疾病之一，疟疾至今依然在全球91个国家肆虐，有超过2亿人口受疟疾困扰。仅2016年一年，全球因疟疾而死亡的病例就高达44.5万例。疟疾是一种流行性传染病，主要依靠蚊子叮咬进行传播，因此传统的防治措施就是通过控制蚊子来掐断疟疾传播渠道。相比之下，用青蒿素治疗疟疾则是一种完全不同的方法——它能直接消灭人体内的疟原虫。李国桥教授所发明的“快速灭源灭疟法”（FEMSE），是一套以复方青蒿素药物为核心、全民服药、系统监控的治疗方案。这一套方案在非洲取得了令人震惊的成果——在短短不到七年的时间里，非洲岛国科摩罗疟疾发病率降低了98%。在第二届中非部长级卫生合作发展会议上，科摩罗副总统穆哈吉表示，在这套治疗方案的作用下，科摩罗全国疟疾住院率从42%降到0，2014年以后更是不再有死亡病例出现。

朱拉伊认为，中国抗疟项目，符合构建人类命运共同体这一理念，然而实际上让青蒿素走向国际比我们想象中还要困难得多。药品不像一般的产

品，市场准入规则非常严格。而非洲因为受到殖民历史的影响，各个国家在准入标准上更是各不相同。以前是英国殖民地的国家，用的是英国的标准；以前是法国殖民地的国家，用的又是法国的标准。每个国家都不一样，推广的难度非常大。另一个难关则是来自相关国际组织。一直以来，新药评估、审核标准的制定者都是西方国家，所以当我国自主研发出新药之后，这类新药要想得到国际组织的认证十分困难。西方国家作为“游戏规则”的制定者，从整个既有体系中获得了经济与制度上的双重利益。中国这个“新玩家”的加入，势必会在某种程度上对既得利益集团产生影响。

然而，世界卫生组织现有的治疟方案，不仅成本相对高，在现实效果上也并不十分理想。2016 年全世界共发生疟疾 2.16 亿例，比 2015 年增长 500 万例。就算与 2010 年相比，也仅仅下降了 2100 万例。数据显示，世界卫生组织现有的治疗方案，并没有取得令人乐观的成效。中国的这套方案，显然要比原有的更加优越。当我国治疟方案在科摩罗获得不错的反响之后，WHO 的态度也出现了变化，从 2015 年开始，WHO 开始推荐在疟疾控制和消除等四类场景中使用这一方法。世界卫生组织多次邀请开展科摩罗抗疟项目的广东青蒿抗疟团队代表到日内瓦参加全民服药的主题研讨会，并先后在 2015 年和 2017 年发布了关于全民服药的操作指南。中国方案用自己的力量改写了世界卫生组织的“游戏规则”。

2. “中医是一种很深邃的智慧”

虽然经过三十多年的发展，朱拉伊已经在环保、房地产等多个领域获得了不错的成绩，然而他却依旧记得自身的“老本行”。回顾朱拉伊的成长历程发现，其在高中毕业后，便回到家乡做赤脚医生。1983 年从广州中医学院毕业后，他又再度回到家乡从医。直到 1991 年“弃医从商”，朱拉伊前前后后当了 11 年的医生。但要说“弃医”，其实也并不准确。一方面，新南方集团从 2000 年开始进军中医药产业，旗下拥有邓老凉茶、紫和堂等医药品牌；另一方面，朱拉伊个人也一直保持着对中医药发展的关注与热情。近些年来，有关中医的争论不绝于耳，甚至有声音认为中医是“应该被彻底抛弃的伪科学”。这样的观点对于朱拉伊来说，是完全无法认同的。在他看来，不论是中医还是西医，其本质上都是一种主流医学，“中医不需要经由西医来证明它的效用”。这两种存在于不同体系中的医学流派，“可以相互补充，但不能互相取代”。

中国千年传承的中医，既是医学，也反映出历史和哲学的智慧。

传说广东惠州罗浮山是葛洪采药之处，2006 年在朱拉伊的多方努力下，此处立起青蒿治疟之源纪念碑。在刚刚立碑时并没有多少人关注此碑，而当前它却吸引了无数游客，从纪念碑的受关注度也能看出青蒿素地位的变化。

参考文献

[1] 世界卫生组织：《疟疾》，https：//www. who. int/topics/malaria/zh/。

[2] 吕强、万宇：《中国的无私帮助，我们感念在心》，《人民日报》2019 年 10 月 29 日。

[3]《广州中医药大学青蒿素抗疟科研团队简介》，《广州中医药大学学报》2017 年第 3 期。

[4] 李国桥、郭兴伯、符林春：《青蒿素抗疟研究的不断追求：快速消灭疟疾——纪念执行“523”任务 50 周年》，《广州中医药大学学报》2017 年第 3 期。

[5] 曹斯、李霄、谭钦允、陈枫、罗彦军：《青蒿素：走向世界的中医药》，《南方日报》2015 年 6 月 29 日。

[6] 黄锦辉、王聪、吴珂、姚燕永、林亚茗、曹斯：《月亮之国的广东“驱魔人”》，《南方日报》2019 年 10 月 14 日。

[7] 赵志友、熊颖婕：《一个广州团队的抗疟之路》，《新快报》2015 年 12 月 28 日。

[8] 黄锦辉、曹斯、叶剑华：《为广州这个抗疟团队打 call，他们帮非洲这些地方实现疟疾零死亡》，南方网，2018 年 1 月 19 日。

[9] 陆金国、温天时：《中医用“中国方案”助圣普抗疟》，《中国中医药报》2017 年 4 月 10 日。

[10] 曹媛媛、刘珩、王瑜玲：《三代“青蒿人”接力　解决世界疟疾难题》，《南方日报》2018 年 10 月 21 日。

[11] 刘仲华、李锋、曲翔宇、赵成、王云松：《中国 – 巴新互利合作之路越走越宽》，《人民日报》2018 年 11 月 14 日。

[12] 亚布力中国企业家论坛：《专访朱拉伊：青蒿素改写世界规则》，https：//www. sohu. com/a/242199649_ 99947734。

B.11
向最好的中医院学管理：广东省中医院管理实践

钟艾霖　周智华*

摘　要： 本报告从广东省中医院的发展历程以及医院文化着手，分析总结广东省中医院的管理历程及其沉淀的宝贵经验；在组织文化层面，从科学和人文两个方面入手，整理了广东省中医院作为现代化综合性中医院典范所提出的相关管理理念，以期为我国中医院的管理发展提供一定参考材料。

关键词： 广东省中医院　文化建设　医院管理

广东省中医院以“以病人为中心”的管理文化，在一代代省中医人的努力传承下，慢慢形成了独一无二的省中医文化，使得省中医年门诊量连续18年位居全国同行前列，成为全国年服务患者人数最多、全国规模最大、实力最强的中医院之一。

一　广东省中医院发展概述

（一）广东省中医院发展现状

广东省中医院（广州中医药大学第二临床医学院、广东省中医药科学

* 钟艾霖，广州中医药大学公共卫生与管理学院在读博士研究生，主要研究方向为卫生政策、疾病负担；周智华，广州中医药大学公共卫生与管理学院在读硕士研究生，主要研究方向为社会医学与卫生事业管理。

院）始建于 1933 年，是我国近代史上成立最早的中医院之一，被誉为“南粤杏林第一家”。目前，医院已发展成为一家拥有大德路总院、二沙岛医院、芳村医院（广州市慈善医院）、珠海医院、大学城医院五家三甲医院及广州下塘、天河、罗冲围三个分门诊的大型综合性中医院。广东省中医药科学院和广东省中医药研修院也已经落户该院。2016 年，该院门诊量达 741.6 万人次，出院量达 11.8 万人次，是国内年服务患者人数最多、规模最大、实力最强的中医院之一。

广东省中医院历来重视患者就医体验，不断借鉴现代管理理念，着力为患者提供安全、可及、优质的医疗服务，以及最佳的诊疗方案和诊疗体验。早在 2006 年，医院就先期导入精益理念，开始了精益改善之旅。10 年精益医疗改善实践之路帮助广东省中医院优化了一系列服务流程，提升了患者的就医体验。同时，在培养精益医疗人才方面广东省中医院也进行了深入的探索。“以病人为中心”是一代代广东省中医院人根植于内心的理念，“病人至上、员工为本、真诚关爱”的核心价值观培养着一代代广东省中医院人精益求精、尽善尽美的管理理念，为广东省中医院打造了一种持续改进、追求卓越的精益文化。

（二）广东省中医院发展历程

1. 发展初期（1933 ～1956年）

1913 年，广东中医药两界人士联合粤九大善堂力量筹办粤省中医中药学堂事宜，成立“中医药学校省港筹备处”，在此力量推动下 1924 年广东中医专科学校正式开学。为方便学生的实习，1933 年建成广东省中医院。1937 年抗日战争爆发，次年广州沦陷，医院被日军强占。1945 年抗日战争胜利，但医院却被转做省妇幼保健院。之后直到国民党军队溃退，医院才得以恢复。新中国成立后，在党和政府的支持下，医院得以发展，1953 年更名为广东省中医实验医院。

2. 发展新机遇（1956 ～1978年）

1956 年，在原广东中医专科学校基础上组建广州中医学院（现广州中

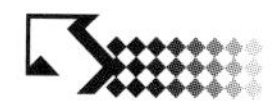

医药大学)，广东省中医实验医院遂成为广州中医学院的附属医院。1958年医院正式定名为广东省中医院。医院名医荟萃，有着广东省中医界宝贵的学术传统。

3. 改革开放后迎来快速发展期（1978～1992年）

1983年，广东省中医院建院五十周年。沐浴着改革春风，医院启动了运行机制改革，建立责任制，提出了“病人至上，质量第一”的宗旨，推出了一系列服务措施，如在门诊实行病人选医生，开设夜诊、午诊、优诊、速诊、星期天诊等，医院门诊量迅速增加。1987年，医院门诊量首次突破百万。1992年，住院楼一号楼投入使用，同年5月，与日本合作的“广东高野大肠肛门病防治研究中心”开业。

4. 发展跨上新台阶（1992～2003年）

1992年10月，医院被国家中医药管理局评为全国第一批“三级甲等”医院。同年，被国家人事部、卫生部、国家中医药管理局评为“全国卫生系统先进集体”，被广东省中医药管理局评为“广东省文明医院”。1993年，建院六十周年，医院成为“全国首批示范中医院”。时任卫生部副部长、国家中医药管理局局长张文康向医院提出了“建设全国一流的、现代化的、综合性的中医院”的奋斗目标。被广东省高教工委评为“党风和廉政制度建设先进单位”。1995年，被广东省执行物价计量政策法规最佳单位评选委员会评为“第三届广东省执行物价计量政策法规最佳单位”。同年成为“文明医院”。1996年，被评为“广东省卫生系统纠正行业不正之风先进单位”“2016年度文明医院”。1997年，二沙岛分院全面竣工，并投入使用。由于医院建设改变了传统的模式，体现“服务患者”的人性化理念，二沙岛分院成为我国医院建设的一个典范，吸引了全国各地大量的参观者，在社会上产生了巨大的影响，被广东省委、省政府评为“广东省文明单位”。1998年，医院被命名为“广东省百家文明医院”与“‘抗洪抢险，救灾防病’先进集体”。1999年，医院被命名为“全国百佳医院”、“全国创建文明行业工作先进单位”和“广东省高等院校先进基础党组织”。2000年，医院由人事部、卫生部、国家中医药管理局评为“全国卫生系统先进集体”。2002

年，医院被命名为“全省卫生系统行业作风建设先进集体”“广东省文化中医院”“全国创建文明行业示范点”。

5. 时代新机遇（2003年至今）

2003 年，广东省中医院 29 层的新门诊住院综合大楼投入使用，被评为“全国防治非典型肺炎工作先进基层党组织”“广东省模范基层党组织”“先进基层党组织”“广东省抗击非典模范单位”。2007 年，广东省中医药科学院挂牌成立，广东省中医院大学城医院投入使用。同年获得“广东省首批中医名院”“广东省教育纪检监察工作先进集体”称号。2008 年，医院获得“全国卫生系统先进集体”“广东省中医‘治未病’健康工程示范单位”称号。2009 年，医院被评为“四川汶川地震伤员广东康复救治工作‘先进集体’”。2012 年，医院获得“2012 中国健康年度总评榜——广州十佳三甲医院”“2012 中国健康年度总评榜——最受欢迎便民门诊医院”“第四届全国医院（卫生）文化建设先进单位”称号。

（三）广东省中医院发展大事件

1. 抗击非典

2003 年非典暴发后，广东省中医院结合中西医优势，成为沟通中西医之间的桥梁。广东省中医院汇集全国中医大家的意见，针对不同症状因人施方。在与非典抗争的 100 多天里，广东省中医院共收治 112 例病人，其中 105 例患者恢复健康。

2. 抗击新冠肺炎疫情

2020 年为抗击新冠肺炎疫情，广东省中医院先后派出 9 批 88 名队员驰援湖北，队员分别在湖北省中西医结合医院、武汉雷神山医院、武汉市汉口医院等开展救治工作，充分发挥中医药特色优势，精准打出中医药“组合拳”，努力救治新冠肺炎患者，疗效显著，得到国家的高度肯定和患者的一致认可。医院专家还作为国家援助马来西亚抗疫医疗专家组组长带队前往马来西亚开展支援工作，中医药治疗方案受到马方的关注和认可。

2020 年元旦，广东省中医院在大学城院区发热门诊率先启动医院传染

病应急防控工作。在发热门诊腾出足够的空间，准备好防护用品，并立即对重点科室医护人员进行院感培训，适时开展演练。2020 年 1 月 21 日，依据上级的统一部署，广东省中医院开始全面启动新型冠状病毒感染的肺炎疫情防治工作。成立新型冠状病毒感染肺炎应急防控工作领导小组及专家小组，并在大学城院区开辟隔离病区集中收治疑似病例，组建应急医疗队轮流值班防控院内交叉感染。2020 年 1 月 30 日，基于新冠疫情暴发危险区与院本部之间的地理间隔，广东省中医院针对湖北省中西医结合医院隔离病区重症患者病情，创新开展第一次远程会诊。2 月 19 日，广东省中医院副院长、重症医学学科带头人邹旭作为国家第四批援助湖北中医医疗队广东队领队，带着队员接管雷神山医院 C6 病区。与此同时，广东省中医院本院的疫情防控工作也在平稳推进。1 月 28 日，医院开通了广东省中医院新型冠状病毒肺炎免费网络在线咨询门诊。2 月 2 日，广东省中医院在确保实验室条件允许的情况下，启动了新型冠状病毒核酸检测工作。广东省中医院治未病中心团队也在该院副院长杨志敏的组织下先后推出《广东省 2020 年冬春季节中医药扶正固本养生保健指引》以及《广东省新冠肺炎中医治未病指引》，充分发挥中医治未病的优势，为群众健康保驾护航。

二　文化建设助力医院良性发展

组织文化可以定义为组织在长期生存和发展中所形成的以价值观为核心的行为规范、制度规范和外部形象的总和。医院的组织文化是指社会文化在医疗领域的表现形态。医院的物质文化即物质文明表现在医院建筑、就医条件、诊疗设备、工作和生活环境等方面。这是医院形象和实力的真实标志，它在硬件方面客观地反映了医院建设的水平。医院的精神文化即意识文化，主要指医务人员长期在医疗实践中形成的价值观、精神信仰、思维方式、生活方式、行为规范等。医院需要一种精神力量作为前进的动力，否则就不可能迈入现代化医院的行列。

价值观和态度决定着一个人的行为，价值观具有指导人的价值活动、调

节和控制人们的情绪、兴趣、意志态度的功能，价值观对行为有着强烈的动机作用和引导作用，有什么样的价值观就会产生什么样的对应行为。同时，态度直接决定个人的行为是积极进取的还是消极怠工的。在管理工作中，了解并正确引导员工的价值观，对增加员工积极性、提高员工工作满意度有着很重要的作用，员工具有较高的工作满意度就会表现出更加积极的工作行为。

广东省中医院建院已经超过80周年，是我国近代史上最早的中医院之一，被誉为“南粤杏林第一家”。经过历史的沉淀，广东省中医院虽然积累了丰富的资源，但同样要找到其独特的价值，它的地位最终是由其独特的价值所决定的。这一价值既要对接历史，也要面对当下，更要开创新的未来。广东省中医院的医院文化包含两个主题，一个是科学精神，另一个是人文精神。作为近十几年来全国医院年门诊量最大的医院之一，作为广东省知名的三甲医院，广东省中医院需要应对各种疑难杂症，必须走研究型医院的发展道路，因此医院不但要有刻苦钻研、严谨求实的科学精神，还要有历史发展沉淀的人文精神，体验人文关怀。在医院服务流程设计中，广东省中医院构建了“一切以病人为中心”的服务流程来体现人文精神。

（一）科学精神奠定发展基础

1. 科研发展现状

文化作为内在发展动力，是广东省中医院取得如今成就不可或缺的部分，科学精神作为医院文化的一个方面，在广东省中医院科研发展进程中起到精神支撑作用。科研离病人很远却也离病人很近，医学上的每一个重大突破都意味着世界上患相应疑难杂症的病人多了一分新的希望。广东省中医院科研人秉承为解决病人心头大患、为病人谋福利的总目标，努力实现从零到一、从一到多的突破。

中国科学文献计量评价研究中心依托中国知网海量、权威学术信息资源和先进技术，对全国11875家医院及其220万学者近13年的科研产出及学术影响力进行了统计，并于2017年推出《医院科研产出统计分析与评价数据库》，提供了全国各家医院发表在国内期刊的高被引、高下载论文等科研产出和学术影响力统计数据。在医学领域高被引论文总量 Top100 医院榜单中，广东省中医院位居第 13；在中医、中药学、中西医结合高被引论文总量 Top10 医院排行榜中，广东省中医院名列第一。

广东省中医院作为广东省首批高水平医院建设单位，充分发挥自身优势，并在此基础上不断创新。在临床方面，贯彻落实精益精神，大幅度提升术前术中术后效率。在研发方面，发挥医院自身人才、设备、理论以及实践经验，将中西医做到完美融合，最大限度地发挥不同医学体系优势。医院鼓励人才发展，注重培养科研人才，充分发挥团队激励带动作用。营造浓厚科研氛围，打造培育科研的温床，为取得新进展新突破提供环境支持。此外，还将中国经验带出国门，积极开展研讨会议，与世界前沿尖端医学技术做到充分互通，将交流中获得的启发带入实践临床。

2. 学术研讨，联合各方尖端力量

广东省中医院联合筹建中医药防治免疫疾病粤港澳联合实验室。实验室面向国际科学前沿，围绕重大健康需求，充分发挥中医药优势，依托三方资源优势，深入开展中医药防治免疫相关疾病的“临床－基础－产业化”全链条研究，搭建开放共享的中医药免疫研究平台，推动学术合作与交流。实验室的主要研究方向为自身免疫性疾病、变态反应性疾病、肿瘤等免疫疾病的中医药防治研究。成立以来，有关科研团队联合开展科研项目 10 项；联合发表 SCI 论文 12 篇，申请专利 3 项，其中 1 项获得授权。培养本科、硕士、博士、博士后 57 名。

该实验室建立了定期学术交流制度，已先后在广州、澳门、香港三地举办了四次学术交流会。充分发挥三方优势，设立人才培养基金，凝练三方共同参与的重大科研专项，促进科研取得突破进展。

3. 与时俱进，推动病种系统智能化构建

抓住大数据时代优势，2019 年 12 月，广东省中医院牵头的国家重点研发计划中医药现代化研究重点专项“中医药优势病种证据系统的智能化构建及应用示范”项目获得立项。吴大嵘主任医师为项目负责人，他联合 8 家高等院校、科研院所及企业联合攻关。项目预期构建系统化、结构化、规

范化的涵盖10个中医药优势病种的临床和基础研究数据库，实现中医文献数据Meta分析自动化和结果可视化；完成中医药优势病种智能化证据系统的构建，并示范应用于20种中成药临床优势循证评价和10个优势病种临床指南快速制修订，为中医药证据临床转化提供支撑，促进优势病种临床疗效提升。

该项目针对当前中医药研究证据分散、转化低效、对临床优势支撑不足、优势病种证据相对不足等困境，借助大数据与人工智能等现代化高新技术，开展数据分析自动化和可视化呈现研究，开展中医药治疗优势病种证据转化研究，对现有的大量中医药证据进行系统化、规范化、结构化转换和严格评价，形成中医药治疗优势病种的证据链，构建中医药优势病种智能化证据系统，实现数据易取、证据易懂、证据可见、证据可用和证据共享的愿景，为中成药说明书修订、临床指南制修订和基本药物医保目录修订提供数据支撑。该项目在充分发挥中医药临床优势、提高临床与卫生决策效率与质量、提升中医药的国际竞争力等多个层面都具有重要意义。

广东省中医院高度重视该项目的实施进展，将其作为科研成果的培育点，一方面制定了各项保障措施，另一方面加强课题质量监控，全面配合支持课题研究工作的开展；认真总结项目进展成效，梳理存在的问题，寻求合理可行的解决办法，切实推进项目实施；进一步优化实施方案，让各项科研成果尽快转化应用、造福社会。

4. 营造良好科研环境，实行科研PI制

广东省中医院建立以科研创新团队PI制为核心的系列科研运行机制，形成既有动力又有压力的科研氛围。依托原有临床学科、研究室和实验室，医院建立科研创新团队，团队实行负责人PI制（Principal Investigator），给予专职科研人员编制，配备相关研究场地和设备。医院通过“自愿报名、竞争遴选”确定PI，通过“双向选择、任务导向”组建团队，形成“成果导向、目标管理”的管理模式，推动“绩效挂钩、优绩优酬”的薪酬制度改革；形成优势互补、重点突出的不同研究方向的尖端科研团队。在不断的

 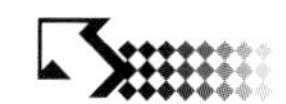

PI 考评下，充分调动全医院科研创新的积极性，形成良性竞争，起到正面激励的鼓舞作用。

5. 仪器先进，搭建领先科研平台

广东省中医院科研实验室配备达到全国先进水平，医院实验室分为三层。其中一层是中医药免疫学、分子生物学实验室，拥有流式细胞仪、定量和定性基因扩增仪、多重功能免疫分析仪等先进的细胞基因免疫检测分析仪，四间万级净化细胞培养室，两间微生物培养室，一间一百多平方米的公共实验室。还有一层是中药药代动力学实验室，拥有两台液质联用仪，三台高效液相色谱仪，完成了三项中药一类新药的一期临床实验的药代动力学研究工作，积累了丰富的中药药代动力学研究经验。

6. 精益管理，促进医院高效发展

广东省中医院运用精益管理，科学地提高了术前术中术后效率，致力于发现准备和实行过程中的问题，通过科学的方法论指导，进行不断地探索实验，寻求最高效的路径方式，减少了人力物力财力的无谓损耗。

精益医疗以客户价值、一线员工参与、跨部门合作、到现场去为核心，坚持问题导向，患者至上，创新、协调、绿色、开放、共享发展，培育精益文化，不掩盖问题，营造解决问题的环境和氛围，不轻视问题，关注问题背后的问题。

（1）提高中重度癌痛患者入院 72 小时疼痛缓解率项目

项目组中肿瘤内科医生、肿瘤内科护士、临床药学科临床药师、大院药剂科中心药房、信息处通力协作，规范了中重度癌痛患者入院后的疼痛管理，使癌痛患者的疼痛得到更及时的关注以及更有效的治疗，为医疗、护理、药学联合工作模式提供了一种有益探索。

通过精益项目实施，在临床科研一体化系统（CHAS，Clinical & Health Records for Analytics & Sharing）创建了疼痛评估综合查询界面，有效简化了疼痛评估结果查询步骤，提升了临床医生工作效率，缩短了护士取药时间，中重度癌痛患者入院 72 小时疼痛缓解率从改善前的 41% 提升至改善后的 74%，较实施前缓解率提升 80%。

(2) 提高一代测序一次成功率项目

运用精益工作方法找出一代测序流程中影响成功率的因素，运用ERCS原则对技术流程进行改善，有效缩短了测序时间，显著提高了一代测序一次成功率，降低了测序成本，助力核发病理报告提速。项目实施过程中，改善了实验室的工作环境，增进了同事之间的沟通，营造了员工自主改善、尽善尽美的精益氛围。

通过精益项目的开展，病理科一代测序一次成功率由改善前的65.59%提升至改善后90%以上；测序三个主要步骤时间由改善前的330分钟缩短至改善后的175分钟；单位成本下降约20%。

7. 总结

广东省中医院如今的成就离不开它自身坚实的科研基础，以精益精神指导，竭力提高效率，避免资源浪费，在先进的科技基础和设备条件下，实施PI绩效制度，营造培育科研的土壤，与国内外学者充分交流，获取前沿知识，积极主动地推进科研项目，让科研更好地应用于实践。

（二）人文精神提升发展凝聚力

1. 广东省中医院的文化和价值观

价值观是一个组织基本的观念和信念。广东省中医院文化精神的八字方针是仁爱、敬业、务实、进取。在一切工作和学习中贯彻这八字精神，形成一代代广东省中医院人共同的认知。正如正确的行为需要正确的思想来指导，医院的改革、建设和发展也需要正确的团体价值观来指导。广东省中医院很早意识到了这一点，所以相当重视员工的思想工作。把“一切以病人为中心”“仁爱、敬业、务实、进取”的精神，作为医院思想和文化建设的总目标和医院价值观的核心内容，把思想建设、转变观念的任务同提高服务质量、争创服务优势的活动结合起来；事实证明，员工思想观念的转变、“以病人为中心”意识的增强，为医院实施优势战略、进行机制改革、提高业务质量等多方面工作的顺利进行，提供了强大的思想动力。

根据文化制定有关制度，又用制度来规范文化。在坚持开展体现广东省

 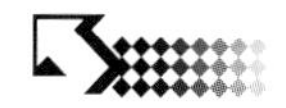

中医院人精神的系列文化活动的同时，制定了各种体现广东省中医院人精神的服务规范，如制定了《医技人员服务规范》《护士语言行为服务规范》《礼貌服务的基本要求》等服务行为标准，通过文化活动和制度建设双向加强，将以病人为中心的医院文化建设落到实处，体现在医疗服务的各项具体工作和行动中。

2. “以病人为中心”的医院文化建设影响

广东省中医院一直重视统一患者、员工、医院三者利益，将各项工作的总体目标分解为绩效考核指标落实到科室层面，再分解落实到个人层面，从而使医院战略目标与员工利益相统一。医护人员在实现医院目标和社会目标时，自然而然也就实现了个人目标。

（1）患者维度——“以患者为中心”

医院坚持以患者需求为导向，形成了“病人至上，真诚关爱”的核心价值观，坚持“中医水平站在前沿，现代医学跟踪得上，管理能力匹配到位，为患者提供最佳的诊疗方案，探索构建人类最完美的医学”的发展理念，不断追求将高水平的中医治疗方法与现代医学治疗手段相结合。患者满意度是促进医院健康良性发展的重要指标，为了给患者提供更好的服务、提高科室对疑难重症患者的救治积极性，医院会采取月度考核方式对科室诊治患者的质与量进行考核，按劳分配，实现及时奖励，强化绩效考核的效果，提升员工的工作积极性。

提高 CMI 值、积极颁发中医特色疗法的年度奖项如“中医特色疗法应用奖”“中医特色奖”“中医特色疗法操作能手”，患者相关指标如医疗纠纷、患者满意度以及患者投诉是关键性指标。在 CMI 评分体系中，除国际通用标准的指标外，广东省中医院还结合医院的战略目标，在提高疗效、鼓励中医药临床应用方面增加了以下两个指标：①加大运用中医特色项目进行治疗的权重；②提高中药饮片使用权重。即同类病种，使用中医特色治疗所得分值高于非中医特色治疗、使用中药饮片所得分值高于纯使用西药分值，且分值大小与金额不挂钩。患者维度的关键性指标与员工的成长和学习高度相关，体现了患者层面和医务人员层面利益的平衡，也体现了医院长期发展

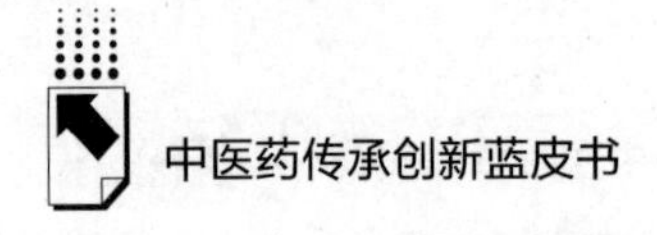

和医生发展的平衡。

(2) 医务人员维度——“控制财务指标，灵活激励手段”

在绩效评价体系中，广东省中医院有意识地对财务性指标进行弱化，对员工行为的引导以外部为主，即以患者角度为主，避免员工对于利润层面的关注引导。同时，积极控制损害患者利益的相关指标，建立绩效指标“黑名单”，阻断员工在医疗行为中的趋利因素。如分离医生开单与药品之间的利益关系，在绩效中除去了检查收入与药品收入等财务性指标。又如不以固定成本为绩效指标对科室进行考核，新技术的引进往往伴随着高新设备的购入，不以固定成本为绩效指标，可以从另一层面鼓励科室创新。为了有针对性地激励员工，医院在灵活组合绩效激励手段的同时，将绩效的个人层面向关键人才和关键岗位倾斜。用收入体现个人价值，如正高职称人员实行分级管理，为患者服务的贡献度越大，在分配中体现的价值就越高，让医务人员拥有的知识、技能、管理等要素成为决定分配水平的重要因素。

(3) 领导的模范作用

模范人物可为职工提供仿效的实际榜样，是中医院价值观的人格化。首先，提出在管理上医院领导要有人格力量，要自觉成为中医院精神的楷模。无论是在住房分配、奖金分配还是在物质性分配工作中，管理者都要带头执行有关规定，医院的领导班子一直受到群众的高度评价。其次，医院每年评选出的十佳员工和科室，是全院职工的学习榜样。

广东省中医院积极建设健康良好的医院文化，完善医院运行机制，探索新时代中医院发展之路，发扬中医药的精粹，积极发展提高临床疗效、推动中医药事业发展的多学科成果，使医院获得健康长足发展。

三　广东省中医院管理启示

广东省中医院在现代医院管理制度体系构建过程中，坚持社会效益优先的原则，体现医院的公益性；坚持三者利益相统一，形成利益共同体；体现中医院的特点和发展规律；打破旧有观念束缚，与时俱进、不断创新，构建医院制度体系，从而达到坚持公益、调动积极性、保证可持续的目标。广东省中医院不断探索实行市场导向式的“双线六制”的管理模式，将患者、医院、员工三者利益相统一，在不断优化医护工作者激励手段的情况下，通过绩效体系、病人服务中心等方式，将患者满意度放在首位。广东省中医院是我国中医药行业的一面旗帜，从创建初期经多年建设，不断探索公立中医院的服务模式和长效发展机制，并融合中华民族传统文化、现代先进管理制度、党的优良作风，使其有机结合起来，秉承公益性办院方针，加强医院中医药文化建设，不断发扬中医特色、优势，深化内部运行机制改革，以各种有效措施调动医务人员积极性，为中医院建设和中医学术发展献策献力。

参考文献

[1] 赵克强、张冬、周健编著《精益实践在中国Ⅲ》，人民邮电出版社，2017。

[2]《广东省中医院　历史沿革》，http：//www. gdhtcm. com/sitecn/lsyg/index. html。

[3] 崔光成主编《管理心理学》，人民卫生出版社，2013。

[4]《广东省中医院　核心价值观与核心价值体系》，http：//www. gdhtcm. com/sitecn/yyjshe/index. html。

[5]《广东省中医院大力推进国家重点研发计划“中医药优势　病种证据系统的智能化构建及应用示范”项目》，http：//www. gdhtcm. com/sitecn/yyxw/13867. html。

[6]《广东省中医院启动国家重点研发计划“中医药优势病种证据系统的智能化构建及应用示范”项目》，http：//www. gdhtcm. com/sitecn/yyxw/13627. html。

[7]《广东省中医院团队在 2020 年中国质量技术与创新成果发表赛获佳绩》，http：//www. gdhtcm. com/sitecn/yyxw/13868. html。

[8] 魏东海：《新时期的医院管理：由政策依赖转入市场导向——析广东省中医医院“双线六制”管理模式》，《中国医院管理》1999 年第 5 期。

[9] 张伟旋、谭俊军、杨细玉等：《以战略规划指引绩效管理　以绩效管理落实战略目标——广东省中医院绩效管理实例研究》，《中医药管理杂志》2020 年第 14 期。

[10] 汤越：《广东省中医院管理建设研究的调研报告》，《中医药管理杂志》2015 年第 15 期。

Abstract

Inheritance, innovation and development of traditional Chinese medicine (TCM) is an important part of socialism with Chinese characteristics in the new era, as well as a major event for the great rejuvenation of Chinese nation. Therefore, objective evaluation of the internal structure and regional competitiveness of traditional Chinese medicine possesses great significance to the inheritance and innovation of traditional Chinese medicine. This report took the development of traditional Chinese medicine as evaluation object, took constitution theory of traditional Chinese medicine and performance evaluation theory of health system as theoretical basis, and took inter-provincial development of traditional Chinese medicine as judgment standard. This report selected 46 index from 7 dimensions: TCM medical service, TCM industry, TCM health preservation, TCM education, TCM scientific research, TCM culture and international exchange, and TCM policy, to build an evaluation index system of the inheritance and innovation development of traditional Chinese medicine. Comprehensive evaluation and analysis method was used based on the hierarchical structure of indexes, and the weight of each evaluation index was determined by Delphi expert consultation method. On the basis of statistical data of traditional Chinese medicine field in 2018, this report made a comprehensive evaluation on the inter-provincial development of traditional Chinese medicine cause, which reflected the relative comprehensive level of development of traditional Chinese medicine in each province. The evaluation of TCM medical service, TCM industry, TCM health preservation, TCM education, TCM scientific research, TCM culture and international exchange, and TCM policy represented the characteristics and differences of development of TCM in China's provinces.

Compared with the medical situation of TCM in 2017 reflected the development, regional differences and dynamic changes of traditional Chinese medicine. Combined with the releases of TCM policies and development plans, this report conducted in-depth analysis of different provinces, finds out the regional characteristics of development of traditional Chinese medicine in China, and provided relevant thinkings for inter-provincial inheritance and innovation of traditional Chinese medicine, thereby to promote population health by traditional Chinese medicine. In addition, this report summarized typical cases including *Deep Involvement of TCM in Fighting with COVID - 19*, *Story of Artemisinin* and *Successful Management of Guangdong Hospital of Traditional Chinese Medicine.*

Keywords: Traditional Chinese Medicine (TCM); Inheritance and Innovation; Comprehensive Evaluation

Contents

I General Report

Abstract: In the new era, traditional Chinese medicine is faced with new historical opportunities for development . The continuous improvement of people's health demands has put forward new requests for the development of traditional Chinese medicine. The nation has fully affirmed the important role of developing traditional Chinese medicine in maintaining people's health. Based on the Seven-in-one constitution theory of traditional Chinese medicine and performance evaluation theory of health system, this report defined the weight of each evaluation index by Delphi expert consultation method, and made comprehensive evaluation on the inter-provincial competitiveness of traditional Chinese medicine in China using national statistical data of traditional Chinese medicine field. The results shown that the development of traditional Chinese medicine in China has obvious regional characteristics, and the provincial development of traditional Chinese medicine cause was influenced by foundation of medical conditions of TCM, TCM education, and release and implement of TCM policies. Therefore, to fully understand the cultural basis, economic conditions and current development status of each province, and to formulate development direction of TCM which in line with local characteristics, would be the foundation for healthy development of traditional Chinese medicine cause.

Keywords: Traditional Chinese Medicine (TCM); Inheritance and Innovation; Provincial Competitiveness

Ⅱ Sub-reports

Abstract: TCM medical service capability is the core of TCM development and an important foothold for the inheritance and innovation of TCM. In Order to objectively evaluating the development of Chinese medicine in different provinces and regions can provide guidance for the country or region to formulate policies for the development of Chinese medicine, this report uses the Delphi method to conduct two rounds of expert consultations, and establishes a TCM medical service capability evaluation system based on existing evaluation indicators at home and abroad, from TCM medical services, TCM medical efficiency, TCM medical costs, and TCM rehabilitation development. 19 indicators were selected from various aspects to evaluate the TCM medical service capacity of 31 provinces, municipalities and autonomous regions (except Hong Kong, Macao, and Taiwan) in 2017 and 2018. The Result is in 2018, the total scores of TCM medical services in 31 provinces across the country have increased, and the scores of secondary indicators in all provinces have also increased, but most provinces have problems with low scores on certain indicators. The top three provinces in terms of per capita ownership of TCM medical resources are Beijing, Inner Mongolia Autonomous Region and Qinghai Province. Shanghai ranks first in terms of medical efficiency, followed by Gansu Province and Sichuan Province. In terms of medical expenses, medical expenses account for The proportion of per capita disposable income has declined, and the lowest cost burden is in Shanghai. Sichuan and Chongqing (Sichuan and Chongqing) have the best development of traditional Chinese medicine rehabilitation medicine. Conclusion: In 2018, the capacity of TCM medical services in various provinces across the country has improved, but there is a gap in development among different regions, and the development of different aspects of TCM medical services in most provinces is uneven. All provinces should give full play to their own advantages to drive the overall development of TCM medical services.

Keywords: TCM Service; TCM Medical Expenses; Provincial Competition

Abstract: This study describe and analyzes the present situation of traditional Chinese medicine industry in various provinces of China. Provide a referable TCM industry evaluation report for the development and scientific decision-making of TCM industry in China. In this study, statistical analysis, data comparison, literature collation were adopted to systematically analyze and compare the status quo of TCM industry from three industries. The results shows that Guangdong, Chongqing, Yunnan, Beijing and Hunan are the top five provinces in terms of industrial score. The western region ranked high on the list in the Chinese herbal medicine planting industry, and the eastern provinces and cities ranked high on the list in the development of Chinese herbal medicine business. The provinces and cities which put forward the policy of strengthening provinces of TCM are higher than those that did not put forward the policy in the average ranking of TCM industry. In terms of agricultural development of TCM, western China has advantages in traditional Chinese medicine planting. In terms of traditional Chinese medicine business, the market circulation in eastern China is relatively active. Policy support can promote industrial development.

Keywords: TCM Industry; Provincial Competition; TCM Policy

Abstract: In order to understand the development status of traditional Chinese medicine health care and provide relevant suggestions, this report explained the related concepts of traditional Chinese medicine health care and analyzed the comprehensive scores of traditional Chinese medicine health care in 31 provinces, municipalities and autonomous regions in China. This report through six indicators were selected from two aspects of traditional Chinese treatment services and traditional Chinese medicine health tourism. Weights were determined through two rounds of the Delphi method. An evaluation system was constructed to evaluate the development status on traditional Chinese medicine health care of 31 provinces, municipalities and autonomous regions in China. Results show that the average score of 31 provinces, municipalities, and autonomous regions for traditional Chinese medicine health care is 68. 34. Among them, Beijing has the highest score with 83. 31. The second to fifth places are Chongqing City, Shaanxi Province, Jiangsu Province and Sichuan Province. The average ranking of traditional Chinese medicine health care is highest in the western region. Compared with the traditional Chinese medicine treatment of disease prevention services, traditional Chinese medicine health tourism still needs more development.

Conclusion: In China, the development of traditional Chinese medicine health care was uneven and unbalanced during different indicators and regions. It is necessary to optimize the development environment of traditional Chinese medicine health care and improve the personnel training of Chinese medicine health care and the construction of supporting facilities.

Keywords: Traditional Chinese medicine; Health Care; Preventive Treatment of Disease; Health Tourism

Abstract: "To develop TCM, education must go first." The report provides a reference for the development of Chinese medicine education in various provinces and regions by evaluating the development of Chinese medicine education. Method: The report selects 6 indicators, and uses the Delphi to assign weights to the indicators of Chinese medicine education, constructing an evaluation index system for Chinese medicine education. We take Chinese medicine education in 31 provinces, autonomous regions, and municipalities directly under the Central Government as the research objects to conduct a comprehensive evaluation of the development of Chinese medicine education. Results show that the top three provinces in the comprehensive evaluation are Beijing, Tianjin, and Shanghai. The eastern region ranks better than the central and western regions in the comprehensive evaluation. The 17 provinces that have proposed to build a "strong province of TCM" are significantly better than those that have not, and are higher than the average ranking of the national comprehensive evaluation. Provinces and regions that are relatively backward in the comprehensive evaluation of Chinese medicine education should increase their investment in education, expand the enrollment scale of Chinese medicine undergraduates and graduate students, and provide stable and high-quality human resources for the development of Chinese medicine.

Keywords: Traditional Chinese Medicine; Education; Provincial Competition

Abstract: By selecting 5 three-level indexes as evaluation indexes of Chinese medicine's scientific innovation ability, using Delphi method to carry out multi-round expert consultation, to determine the weight of indexes at all levels, to calculate the score of Chinese medicine's scientific innovation index, and to analyze the regional differences and reasons of Chinese medicine's scientific innovation ability. This paper analyzes the current situation of scientific research and development of TCM from the aspects of funds, personnel, subjects, papers and patents. Some of these regions, especially those with developed economy and high scientific research level, attach great importance to the scientific research and innovation of TCM, and there is still great room for progress in the scientific research and innovation of TCM in areas with backward economy and low scientific research level. The present report argues that there are short-board problems in the field of scientific research and innovation of traditional Chinese medicine in China. Local administrative departments should draw lessons from other regional experiences on the basis of local advantages and formulate appropriate development plans to further promote the benign development of the field of scientific research and innovation of traditional Chinese medicine.

Keywords: Traditional Chinese Medicine; Scientific Research; Provincial Comparison

Abstract: This report establishes the index system of Chinese medicine culture and foreign exchange through expert consultation, aiming at ranking and evaluating the comprehensive strength of Chinese medicine culture and foreign exchange in various provinces of China. The results show that the development of traditional Chinese medicine culture and foreign exchange in a province, municipality directly under the Central Government or autonomous region is mainly related to economy, policy, history, opening-up, the acceptance of traditional Chinese medicine in people's lives, transportation and the construction of traditional Chinese medicine colleges and universities. In addition, Chinese medicine culture and the development of foreign exchanges, and other sectors, including health care costs, education, industry, scientific research, policy development is inseparable. The report holds that TCM culture and foreign exchange is an important link in the inheritance and development of TCM, and efforts should be made to inherit and develop TCM culture and strengthen the communication and dissemination of TCM.

Keywords: Traditional Chinese Medicine; Culture; International Exchange

Abstract: Since the State Council issued the "Regulations of the People's Republic of China on Traditional Chinese Medicine" in 2003, some provinces in China that have combined with the country's successive Chinese medicine policies, and considered the conditions of each province to design and construct the development plan of Chinese medicine in each province. Since the 18th National Congress of the Communist Party of China, the Party Central Committee has given deep policy attention and strong support to the development of Chinese medicine. Based on this background, in order to conduct a systematic and comprehensive evaluation of Chinese medicine policies across provinces, this report reviews the history of the development of Chinese medicine policies since the founding of New China 70 years ago, and focuses on the current promulgation of

Chinese medicine policies in various provinces and cities. The medical policy evaluation system selects appropriate indicators, assigns weights to indicators at all levels through the Delphi method, and uses the indicator evaluation system to summarize and analyze the differences in the development and support of traditional Chinese medicine policies between provinces and cities. The evaluation found that the goal of building a "powerful province of traditional Chinese medicine" has an obvious promotion effect. Finally, this report will propose measures to promote the development of Chinese medicine policies in the new era, with a view to promoting the comprehensive and balanced development of Chinese medicine policies and the cause of Chinese medicine. Build a healthy China and work hard to realize the Chinese dream of the great rejuvenation of the Chinese nation.

Keywords: Traditional Chinese Medicine Policy; Policy Evaluation; Provincial Competition

Ⅲ Hot Spots

Abstract: This case is based on the unique value of traditional Chinese medicine (TCM) in the case of non-effective drugs against new crown virus in western medicine, the concrete contribution of TCM in the process of fighting new crown pneumonia is analyzed, and the related policies of using Chinese medicine to prevent new crown virus pneumonia in 31 provinces/ municipalities and autonomous regions are reviewed. In this paper, 11 provinces/ municipalities/ autonomous regions with the first anti-epidemic policy of traditional Chinese medicine (TCM) in the top five were analyzed. It is believed that TCM has been deeply involved in the practice of fighting the pneumonia epidemic in Xinguan, which fully embodies the spiritual connotation of "inheriting essence and keeping integrity and innovation" of TCM.

Keywords: Traditional Chinese Medicine; Novel Coronavirus Pneumonia; Anti-epidemic Policy

Ⅳ Case Studies

Abstract: Malaria is an important public health problem that needs to be solved urgently in the world. Tu Youyou, a scientist at the Chinese Academy of Chinese Medical Sciences, was inspired by the ancient Chinese medicine book "Elbow Reserve Emergency Recipe" . From traditional Chinese medicine, she discovered artemisinin, the active ingredient of Artemisia annua with 100% inhibition of malaria parasites. Through clinical research conducted by Professor Li Guoqiao of Guangzhou University of Traditional Chinese Medicine and others, it is proved that artemisinin can bring back the dangerous and deadly cerebral malaria patients and also cure the chloroquine-resistant malaria patients who are on the verge of death. The discovery of artemisinin became a life-saving medicine in malaria endemic areas. Guangzhou University of Chinese Medicine has been cooperating with Southeast Asian countries and African countries to carry out anti-masochistic research. This article mainly describes the discovery and extraction of artemisinin, research on compound prescriptions, research on artemisinin's rapid elimination and malaria elimination methods, as well as touching stories in the battle against malaria, which is a smoke-free war, especially Guangzhou Traditional Chinese Medicine The story of the university's overseas Chinese medicine clinical anti-malarial. Record the origin and development of artemisinin and pay tribute to the spirit of artemisinin.

Keywords: Artemisinin; Guangzhou University of Chinese Medicine; Malaria

Abstract: This case starts from the development course and hospital culture of Guangdong Province Traditional Chinese Hospital, analyzes and summarizes the management process and valuable experience of Guangdong Province Traditional Chinese Hospital, and, from the organizational culture aspect and from the scientific and humanistic aspects, summarizes the related management concept of Guangdong Province Traditional Chinese Hospital as a model of modern comprehensive Chinese Hospital, in order to provide some reference materials for the management and development of Chinese Traditional Hospital.

Keywords: Guangdong Province Chinese Hospital; Culture Construction; Hospital Management

皮 书

智库报告的主要形式
同一主题智库报告的聚合

✤ 皮书定义 ✤

皮书是对中国与世界发展状况和热点问题进行年度监测，以专业的角度、专家的视野和实证研究方法，针对某一领域或区域现状与发展态势展开分析和预测，具备前沿性、原创性、实证性、连续性、时效性等特点的公开出版物，由一系列权威研究报告组成。

✤ 皮书作者 ✤

皮书系列报告作者以国内外一流研究机构、知名高校等重点智库的研究人员为主，多为相关领域一流专家学者，他们的观点代表了当下学界对中国与世界的现实和未来最高水平的解读与分析。截至 2021 年，皮书研创机构有近千家，报告作者累计超过 7 万人。

✤ 皮书荣誉 ✤

皮书系列已成为社会科学文献出版社的著名图书品牌和中国社会科学院的知名学术品牌。2016 年皮书系列正式列入“十三五”国家重点出版规划项目；2013~2021 年，重点皮书列入中国社会科学院承担的国家哲学社会科学创新工程项目。

权威报告·一手数据·特色资源

皮书数据库

ANNUAL REPORT(YEARBOOK) DATABASE

分析解读当下中国发展变迁的高端智库平台

所获荣誉

- 2019年，入围国家新闻出版署数字出版精品遴选推荐计划项目
- 2016年，入选“‘十三五’国家重点电子出版物出版规划骨干工程”
- 2015年，荣获“搜索中国正能量 点赞2015”“创新中国科技创新奖”
- 2013年，荣获“中国出版政府奖·网络出版物奖”提名奖
- 连续多年荣获中国数字出版博览会“数字出版·优秀品牌”奖

成为会员

通过网址www.pishu.com.cn访问皮书数据库网站或下载皮书数据库APP，进行手机号码验证或邮箱验证即可成为皮书数据库会员。

会员福利

- 已注册用户购书后可免费获赠100元皮书数据库充值卡。刮开充值卡涂层获取充值密码，登录并进入“会员中心”—“在线充值”—“充值卡充值”，充值成功即可购买和查看数据库内容。
- 会员福利最终解释权归社会科学文献出版社所有。

数据库服务热线：400-008-6695
数据库服务QQ：2475522410
数据库服务邮箱：database@ssap.cn
图书销售热线：010-59367070/7028
图书服务QQ：1265056568
图书服务邮箱：duzhe@ssap.cn

社会科学文献出版社 皮书系列
SOCIAL SCIENCES ACADEMIC PRESS (CHINA)
卡号：486246258392
密码：

S 基本子库
UB DATABASE

中国社会发展数据库（下设 12 个子库）

整合国内外中国社会发展研究成果，汇聚独家统计数据、深度分析报告，涉及社会、人口、政治、教育、法律等 12 个领域，为了解中国社会发展动态、跟踪社会核心热点、分析社会发展趋势提供一站式资源搜索和数据服务。

中国经济发展数据库（下设 12 个子库）

围绕国内外中国经济发展主题研究报告、学术资讯、基础数据等资料构建，内容涵盖宏观经济、农业经济、工业经济、产业经济等 12 个重点经济领域，为实时掌控经济运行态势、把握经济发展规律、洞察经济形势、进行经济决策提供参考和依据。

中国行业发展数据库（下设 17 个子库）

以中国国民经济行业分类为依据，覆盖金融业、旅游、医疗卫生、交通运输、能源矿产等 100 多个行业，跟踪分析国民经济相关行业市场运行状况和政策导向，汇集行业发展前沿资讯，为投资、从业及各种经济决策提供理论基础和实践指导。

中国区域发展数据库（下设 6 个子库）

对中国特定区域内的经济、社会、文化等领域现状与发展情况进行深度分析和预测，研究层级至县及县以下行政区，涉及省份、区域经济体、城市、农村等不同维度，为地方经济社会宏观态势研究、发展经验研究、案例分析提供数据服务。

中国文化传媒数据库（下设 18 个子库）

汇聚文化传媒领域专家观点、热点资讯，梳理国内外中国文化发展相关学术研究成果、一手统计数据，涵盖文化产业、新闻传播、电影娱乐、文学艺术、群众文化等 18 个重点研究领域。为文化传媒研究提供相关数据、研究报告和综合分析服务。

世界经济与国际关系数据库（下设 6 个子库）

立足“皮书系列”世界经济、国际关系相关学术资源，整合世界经济、国际政治、世界文化与科技、全球性问题、国际组织与国际法、区域研究 6 大领域研究成果，为世界经济与国际关系研究提供全方位数据分析，为决策和形势研判提供参考。

法律声明

“皮书系列”（含蓝皮书、绿皮书、黄皮书）之品牌由社会科学文献出版社最早使用并持续至今，现已被中国图书市场所熟知。“皮书系列”的相关商标已在中华人民共和国国家工商行政管理总局商标局注册，如LOGO（ ）、皮书、Pishu、经济蓝皮书、社会蓝皮书等。“皮书系列”图书的注册商标专用权及封面设计、版式设计的著作权均为社会科学文献出版社所有。未经社会科学文献出版社书面授权许可，任何使用与“皮书系列”图书注册商标、封面设计、版式设计相同或者近似的文字、图形或其组合的行为均系侵权行为。

经作者授权，本书的专有出版权及信息网络传播权等为社会科学文献出版社享有。未经社会科学文献出版社书面授权许可，任何就本书内容的复制、发行或以数字形式进行网络传播的行为均系侵权行为。

社会科学文献出版社将通过法律途径追究上述侵权行为的法律责任，维护自身合法权益。

欢迎社会各界人士对侵犯社会科学文献出版社上述权利的侵权行为进行举报。电话：010-59367121，电子邮箱：fawubu@ssap.cn。

社会科学文献出版社